MANUEL ILLUSTRÉ DES REMÈDES DE FLEURS DU Dr BACH

DANS LA MÊME COLLECTION CHEZ LE MÊME ÉDITEUR

– La guérison par les fleurs du Dr Edward Bach.
– Les conférences du Dr Edward Bach (1927-1936).
– Remèdes de fleurs du Dr Bach, questions et réponses de John Ramsell.
– Les écrits originaux du Dr Bach, réunis par Judy Howard et John Ramsell.

A paraître

– Les fleurs de Bach à l'usage des enfants de Judy Howard.
– La femme des 4 saisons ou l'art de vivre au féminin grâce aux remèdes floraux du Dr E. Bach, de Christine Wildwood.

MANUEL ILLUSTRÉ DES REMÈDES DE FLEURS DU Dr BACH

PHILIP M. CHANCELLOR

Traduit de l'anglais par Albuisse

Le Courrier du Livre
21, rue de Seine, 75006 PARIS

Traduit de *Illustraded Handbook of the Bach Flower Remedies* (reprinted 1985) publié par : The C.W. Daniel Company Ltd, Ashingdon, Rochford, Essex 554 3JD (Great Britain).

ISBN 85207-002-0

ISBN 2-7029-0179-4.

SOMMAIRE

Avertissement du traducteur 10
Préface 11
Les trente-huit remèdes 13
Introduction 15

I - Prescription

Avant-propos 17
Prescription et entretien avec le malade 19
Prescription pour Soi-même 21
Prescription pour Grossesse et Accouchement 23
Prescription pour Enfants 24
Prescription pour Détresse Mentale 28
Prescription pour Animaux 28
Prescription pour Plantes 31

Les Aspects Prophylactiques des Remède Bach 32

II - Les Trente-Huit Remèdes

Agrimony (Agrimoine) 37
Aspen (Tremble) 41
Beech (Hêtre) 45
Centaury (Centaurée) 49
Cerato (Plumbago) 53
Cherry Plum (Prunier myzobolan) 57
Chestnut Bud (Bouton de marronnier) 61
Chicory (Chicorée sauvage) 65
Clematis (Clématite) 69
Crab Apple (Pommier sauvage) 73
Elm (Orme) 79
Gentian (Gentiane) 83
Gorse (Ajonc) 87

Heather (Bruyère) 91
Holly (Houx) 95
Honeysuckle (Chèvrefeuille) 99
Hornbeam (Charme) 103
Impatiens (Impatiens) 107
Larch (Mélèze) 111
Mimulus (Muscade) 115
Mustard (Moutarde) 119
Oak (Chêne) 123
Olive (Olivier) 127
Pine (Pin) 131
Red Chestnut (Châtaignier rouge) 137
Rock Rose (Hélianthème) 141
Rock Water (Eau de Roche) 145
Scleranthus (Alène) 151
Star of Bethlehem (Etoile de Bethléem) 155
Sweet Chestnut (Châtaignier) 161
Vervain (Verveine) 167
Vine (Vigne) 171
Walnut (Noyer) 175
Water Violet (Nicolette d'eau) 181
White Chestnut (Châtaignier blanc) 185
Wild Oat (Folle Avoine) 189
Wild Rose (Eglantine) 195
Willow (Saule) 199

Le Remède Composé

The Rescue Remedy 207
Bibliographie 213
Index 215

Les flacons de base séparés ou les séries complètes des trente-huit remèdes peuvent être délivrés par le Centre :

The Dr Edward Bach Centre,
Mount Vernon,
Sotwell, Wallingford,
Oxon. OX10 OPZ (England)

Ce livre est respectueusement dédié à Nora Weeks et à Victor Bullen, les colonnes Jackin et Boaz du Temple de la Guérison édifié par Edward Bach. Ces dévoués disciples ont travaillé en commun à l'accomplissement de la prédiction du Docteur Bach : « Cette méthode de traitement est la médecine de l'avenir et elle se répandra à travers le monde. » Puisse ce merveilleux mode de traitement spirituel découvert par Edward Bach et propagé par Nora Weeks et Victor Bullen continuer de prospérer sous la bénédiction de Dieu jusqu'au jour où l'Arbre de Vie prodiguera ses feuilles pour le salut des Nations.

En plus du Centre Ed. Bach en Angleterre (adresse page précédente), voici d'autres adresse pour contacts :

Les Amis du Dr Edward Bach, 7, route de Fournes, 59320 Escobecques

Amicale du Dr Edward Bach, Avenue du Houx 14, B 1170 Bruxelles

Ellon (Bach U.S.A.), Inc., P.O. Box 320, Woodmere, NY 11598 (U.S.A.)

Bach/Canada
PO BOX, 68, Stations J, Toronto, Ontario M4J 4X8

AVERTISSEMENT AU LECTEUR

On a laissé aux trente-huit remèdes figurant dans ce livre le nom anglais sous lequel ils sont produits par le Dr Edward Bach Centre, mais on trouvera aux pages suivantes la liste de ces noms en français et en latin, qui permettra de mieux les identifier et de constater leur innocuité.

Edward Bach ne faisait aucun mystère de ses découvertes et ne désirait rien tant que de les faire connaître et de les mettre à la portée de tous. Cette préparation est à la fois extrêmement simple et très délicate et, si désireux qu'ils soient de favoriser la croissante extension des procédés du Docteur Edward Bach, ses fidèles continuateurs veillent jalousement à la pureté de ceux-ci et ne patronnent pas d'approximatives initiations qui ne peuvent que décevoir.

Le présent livre expose, avec de nombreux exemples, l'application de la méthode de traitement et de chacun des trente-huit remèdes de Fleurs de Bach, lesquels ne tiennent compte que du malade et non de sa maladie, indépendamment de tout autre traitement qui peut lui être appliqué.

L'auteur connaît bien la question, puisqu'il est praticien de cette méthode depuis nombre d'années. Il a en outre supervisé la traduction en espagnol des livres d'Edward Bach.

Philip M. Chancellor appartient lui-même à une famille de médecins et a fait ses études médicales à Tai Pe et à Tokio, où il s'est qualifié en acupuncture. Diplômé de la Société Hinashin-Ho, il est probablement le seul membre occidental de ce groupe réputé d'acupuncteurs japonais. Il pratiqua l'acupuncture à Mexico, de même que d'autres formes de traitement telles que l'homéopathie et la phytothérapie. Il est l'auteur de sept livres traitant de l'acupuncture et de la médecine orientale.

Le « Handbook of the Bach Flower Remedies », paru en 1971, a été rapidement épuisé et a dû être réédité dès 1973. Il en est à sa neuvième réimpression, illustré depuis 1980.

ALBUISSE

PRÉFACE

Ce manuel est composé de matériaux recueillis de différentes sources. La plupart ont été pris directement dans « The Bach Remedy News Letter » avec l'aimable autorisation de Nora Weeks qui édite ce bulletin au Dr Edward Bach Healing Centre en Angleterre.

Licence a été donnée à l'utilisateur d'adapter ces matériaux comme il le jugerait bon. Il en a été usé librement, sans référence de nom d'auteur, sauf quand il s'agit de citations. Le rédacteur assume cependant la pleine responsabilité de toute erreur ou contradiction qui pourrait apparaître dans le texte.

Il tient à remercier Miss Weeks non seulement pour sa générosité qui lui a permis de se servir des matériaux provenant de « News Letter », mais surtout pour avoir mis à sa disposition un grand nombre de dossiers médicaux inédits appartenant aux archives du Dr Edward Bach Healing Centre. Bien qu'extrêmement occupée, elle trouva toujours le temps de donner à l'auteur le bon conseil ou les renseignements particuliers qu'il lui demandait. En vérité, sans son bienveillant concours, ce manuel n'aurait jamais pu voir le jour.

L'auteur exprime également sa vive reconnaissance à Rosaleen Spiesse. Elle a fort généreusement donné son temps non seulement en apportant de précieuses suggestions pour la composition de l'ouvrage, mais encore en corrigeant soigneusement le manuscrit.

Ce travail est une œuvre commune et ceux qui y ont contribué espèrent faire de ce livre un juste hommage à la mémoire du Docteur Edward Bach et à la méthode de traitement qu'il découvrit et mit au point quand il était sur terre. Depuis sa mort, en novembre 1936, cette forme de traitement a progressé et pris de l'extension. Elle vient à l'aide de l'humanité souffrante dans la presque totalité du monde civilisé, exactement comme il l'avait prédit.

Philip M. Chancellor

Ixtapan de la Sal
Mexico, 1970

LES TRENTE-HUIT REMÈDES

LISTE DES REMÈDES AVEC LEUR NOM BOTANIQUE

(Cette liste, qui ne figure pas dans l'édition originale, a été ajoutée par la traductrice pour la commodité du lecteur)

AGRIMONY (Agrimoine) .... *Agrimonia eupatoria*
ASPEN (Tremble) .... *Populus tremula*
BEECH (Hêtre) .... *Fagus sylvatica*
CENTAURY (Centaurée) .... *Centaurium umbellatum*
CERATO (Plumbago) .... *Ceratostigma villmottiana*
CHERRY PLUM (Prunier Myrobolan) .... *Prunus cerasifera*
CHESTNUT BUD
(Bourgeons de marronnier) .... *Aesculus hippocastanum*
CHICORY (Chicorée sauvage) .... *Cichorium intybus*
CLEMATIS (Clématite) .... *Clematis vitalba*
CRAB APPLE (Pommier sauvage) .... *Malus pumila*
ELM (Orme) .... *Ulmus procera*
GENTIAN (Gentiane) .... *Gentiana amarella*
GORSE (Ajonc) .... *Ulex europeus*
HEATHER (Bruyère) .... *Calluna vulgaris*
HOLLY (Houx) .... *Ilex aquifolium*
HONEYSUCKLE (Chèvrefeuille) .... *Lonicera caprifolium*
HORNBEAM (Charme) .... *Carpinus betulus*
IMPATIENS (Impatiens) .... *Impatiens glandulifera*
LARCH (Mélèze) .... *Larix decidua*
MIMULUS (Muscade) .... *Mimulus guttatus*
MUSTARD (Moutarde) .... *Sinapis arvensis*
OAK (Chêne) .... *Quercus robur*
OLIVE (Olivier) .... *Olea europoea*
PINE (Pin) .... *Pinus sylvestris*
RED CHESTNUT (Marronnier rouge) .... *Aesculus carnea*
ROCK ROSE (Hélianthème) .... *Helianthemum nummularium*
ROCK WATER (Eau de roche) .... Voir page 125

SCLERANTHUS (Alène) .... *Scleranthus annuus*
STAR OF BETHLEHEM (Etoile de Bethléem) *Ornithogalum umbellatum*
SWEET CHESTNUT (Châtaignier) .... *Castanea sativa*
VERVAIN (Verveine) .... *Verbena officinalis*
VINE (Vigne) .... *Vitis vinifera*
WALNUT (Noyer) .... *Juglans regia*
WATER VIOLET (Violette d'eau) .... *Hottonia palustris*
WHITE CHESTNUT (Marronnier blanc) .... *Aesculus hippocastanum*
WILD OAT (Folle avoine) .... *Bromus ramosus*
WILD ROSE (Eglantine) .... *Rosa canina*
WILLOW (Saule) .... *Salix vitellina*

Une méthode simple et naturelle de guérison par la personnalité, au moyen de l'essence de fleurs sauvages, découverte par Edward Bach, M.B., B.S., M.R.C.S., L.R.C.P., D.P.H. (Cambridge).

« Que la simplicité de cette méthode ne vous détourne pas de son emploi, car plus vous avancerez dans vos recherches, mieux vous comprendrez la simplicité de toute la Création.

« Ne tenez pas compte de la maladie ; ne pensez qu'à la perspective de vie de celui qui est dans la détresse.

« La guérison définitive et complète viendra de l'intérieur, de l'Ame elle-même, qui par Sa bienfaisance répand l'harmonie dans toute la personnalité quand on le lui permet. »

Edward Bach

INTRODUCTION

La thérapie de Bach et les remèdes de fleurs

Cette méthode de traitement et les trente-huit remèdes que comprend sa pharmacopée furent découverts par Edward Bach, médecin réputé, qui exerça pendant plus de vingt ans à Londres comme consultant dans Harley Street et comme bactériologiste. Son nom (et sa renommée) se perpétue par les sept Nosodes Bach qu'il découvrit et qui sont encore en usage à ce jour. Edward Bach, M.B., B.S., M.R.C.S., I.R.C.P., D.P.H. (Cambridge) abandonna en 1930 sa pratique et ses travaux lucratifs pour se consacrer entièrement à la recherche des Remèdes et à la mise au point de sa méthode de Traitement par les Fleurs. Il rechercha dans le monde végétal les remèdes qui redonneraient la vitalité au malade et au mal portant, de telle sorte que le patient fût capable de surmonter son souci, sa crainte ou sa dépression, aidant ainsi à sa propre guérison.

Les remèdes employés dans cette méthode de traitement sont tous préparés à partir des fleurs de plantes, arbustes ou arbres sauvages. Aucun d'eux n'est nocif ni ne crée l'accoutumance. On ne les prescrit pas directement pour le mal physique, mais plutôt selon l'état d'esprit du patient, selon ses dispositions craintives, soucieuses, coléreuses ou dépressives. Un état d'esprit inharmonieux non seulement fait obstacle au rétablissement de la santé et retarde la convalescence, mais il est la cause première de la maladie.

On sait qu'un souci, une crainte continue sape la vitalité d'un individu, qui ne se sent plus tout à fait lui-même, comme désaxé, mal à l'aise. Dans ces conditions, le corps perd sa résistance naturelle au mal. Il se trouve dans un état propre à devenir la proie d'une infection et d'une forme quelconque de maladie, rhume, rhumatisme, troubles digestifs ou d'une affection plus sérieuse encore. C'est donc le patient lui-même qui doit être traité, non la maladie. C'est là un parfait exemple de ce vieux dicton selon lequel « il n'y a pas de maladies, seulement des malades ! » Quand l'esprit retrouve la paix et l'harmonie, le corps retrouve santé et force.

Dans son livre, « The Twelve Healers and Other Remedies », le Docteur Bach présente trente-huit Remèdes, un pour chacun des états d'esprit négatifs les plus communs ou dispositions particulières qui affligent l'homme. Il divise ces états d'esprit négatifs en sept groupes intitulés : peur, incertitude, insuffisance d'intérêt dans le présent, solitude, hypersensibilité aux influences et aux idées, découragement ou désespérance et souci excessif du bien-être des autres.

On trouve, par exemple, sous la rubrique PEUR, cinq remèdes pour cinq différentes sortes de peur telles que : terreur, peur dont on connaît la cause, peur sans raison apparente, peur de perdre le contrôle de l'esprit, peur pour les autres. C'est ainsi que l'on donnera le Remède contre la terreur ou une peur extrême (ROCK ROSE) si le patient ou ses proches sont saisis d'une véritable terreur lorsque l'accident ou la maladie semble si grave qu'il y ait peu d'espoir de rétablissement. Quel que soit le cas ou le nom de la maladie, s'il y a terreur, c'est le Remède contre la terreur qu'il faut au patient (comme à sa famille et aux amis qui l'entourent).

Les Remèdes Bach agissent en douceur ; ils ne peuvent en aucun cas causer une réaction fâcheuse. Ils peuvent donc être prescrits sans crainte et employés par tous, et c'était l'intention du Dr Bach que l'homme puisse opérer son propre traitement. On peut en toute sécurité prendre les Remèdes Bach avec toute autre sorte de médecine ; il n'y a pas le moindre risque d'un effet nocif ou qu'elles se contrarient l'une l'autre.

L'utilisation de ce manuel est subordonnée à celle du livre « The Twelve Healers and Other Remedies » qui donne des indications pour la préparation et le dosage. On ne saurait trop insister sur le fait qu'il doit être lu en ayant toujours ce dernier à portée de la main, car une profonde connaissance du livre du Dr Bach est essentielle pour la compréhension des trente-huit Remèdes de Fleurs. On trouvera dans la bibliographie d'autres livres importants pour l'étudiant et le praticien [1].

---

1. Les deux livres essentiels du Dr Edward Bach : *« The Twelve Healers and Other Remedies »* et *« Heal Thyself »* sont traduits en français et réunis en un seul volume sous le titre : *La Guérison par les Fleurs* (Ed. Le Courrier du Livre, Paris) (N.d.T.).

PRESCRIPTION

AVANT-PROPOS

« Le plus beau des dons que vous puissiez faire aux autres, c'est d'être vous-même heureux et rempli d'espérance ; vous les tirez alors de leur accablement. »

« Ces Remèdes ont pour effet d'élever nos vibrations et de nous ouvrir à la réception du Moi Spirituel, de baigner notre nature de la vertu particulière dont nous avons besoin et de nous laver du défaut qui est cause du mal. Ils peuvent, comme une belle musique ou tout ce qui par sa beauté nous exalte et nous inspire, élever notre véritable nature et la rapprocher de notre âme et, par ce fait même, nous apporter la paix et alléger nos souffrances. Ils guérissent, non en s'attaquant à la maladie, mais en baignant notre corps des belles vibrations de notre Etre Supérieur, en présence desquelles la maladie fond comme neige au soleil. »

« Il n'y a pas de vraie guérison s'il n'y a changement de perspective, paix de l'esprit et félicité intérieure. »

Edward Bach

CHAPITRE 1

PRESCRIPTION

Prescription et entretien avec le patient

N.B. : l'auteur a demandé à Nora Weeks de bien vouloir lui exposer dans les grandes lignes la méthode et les procédés employés par elle et Victor Bullen — comme sans doute aussi par maints et maints autres praticiens — pour interroger leurs patients. Elle a fort aimablement répondu à cette requête par une description complète de sa méthode, et ce chapitre est écrit d'après sa lettre.

Voici une courte description de la manière dont nous prescrivons. Nous n'avons pas une liste de questions-type. Nous avons le sentiment qu'il vaut mieux traiter chaque patient individuellement, comme un être en quelque sorte différent de tout autre. Cela signifie qu'il faut parler à chacun selon son degré de compréhension, sa formation et son attitude générale envers la vie. Le plus important est de mettre le patient à l'aise, de lui faire sentir que vous êtes son ami et que vous voulez sincèrement l'aider. Faites en sorte qu'il soit bien assuré de pouvoir en toute confiance parler avec vous de lui-même. Ce n'est qu'en parlant sans réserve de lui-même qu'il vous donnera la possibilité de l'aider en lui prescrivant le Remède convenant exactement à son état. Ne manquez pas de lui répéter qu'il est une personne bien et qu'il n'est pas le seul au monde à connaître de telles difficultés, que celles-ci ne sont que temporaires et que ses craintes témoignent du grand courage qui croît déjà en lui, car la crainte, après tout, n'est rien d'autre que l'épreuve du courage. Dites-lui aussi qu'il est au fond compréhensif et tolérant pour les autres, que ses vrais sentiments ne sont que momentanément masqués par l'impatience et l'irritabilité. Assurez-le de nouveau qu'il n'est pas le seul dans ce cas et que les émotions mêmes qui lui sont les plus pénibles peuvent être totalement éliminées. Ainsi gagnera-t-il sa liberté. Le Dr Bach avait coutume de dire : « Mettez-les en valeur ! Faites ressortir leurs qualités positives ! Dites-leur d'y songer et de se concentrer sur elles. » Enfin, n'oubliez jamais que l'Esprit est omniprésent, à la fois dans votre patient et en vous-même.

Que chaque patient qui se présente à votre cabinet reçoive un chaleureux accueil. Dites-lui combien vous êtes heureux qu'il se soit décidé à prendre les Remèdes Bach qui ont secouru tant de personnes au cours des quarante années passées ! Veillez à ce qu'il soit confortablement assis, détendu, parfaitement à l'aise.

Vous pourriez lui dire quelque chose de ce genre :

« Comme vous ne connaissez sans doute pas encore très bien les Remèdes de Fleurs Bach, dites-moi d'abord, je vous prie, quels sont vos troubles physiques et je vous poserai ensuite quelques questions sur vous-même. » Ne perdez jamais de vue que le bon praticien ou médecin sait écouter. Cultivez cette habitude et laissez parler le patient, mais ayez soin d'écouter attentivement ! Si nous le disons, c'est qu'en nous parlant de ses symptômes physiques, le patient révélera beaucoup de lui-même, et ce sont là les renseignements que nous, praticiens, recherchons. Il se peut qu'il vous dise, tout à fait inconsciemment, qu'il a *peur* que son mal ne s'aggrave (MIMULUS) ou qu'il a *perdu l'espoir* d'en être jamais guéri (GORSE). Il peut être amené à dire : « Je deviens si *impatient* ou mon *état de tension* est tel que mon travail en souffre (IMPATIENS). » Un patient peut indirectement faire remarquer qu'il est « réellement *plein de ressentiment* envers telle ou telle personne ou telle ou telle situation (WILLOW). » Ces phrases apparemment banales sont toutes de la plus grande importance, spécialement parce qu'elles sont spontanées.

La façon de parler du patient est très révélatrice. Comment parle-t-il ? Parle-t-il précipitamment ou nerveusement, ou lentement, en hésitant ? Parle-t-il avec grande détermination ou autorité ; murmure-t-il sur un ton mal assuré d'incertitude et de crainte ? Etudiez bien l'expression du visage du patient, car il reflète ses émotions. Est-ce une expression soucieuse, fronce-t-il les sourcils ou rougit-il ? Sourit-il franchement ou son sourire est-il forcé pour dissimuler quelque profond chagrin ou détresse ? Observez les gestes du patient. Reste-t-il tranquillement assis ou remue-t-il mains ou pieds ; change-t-il sans cesse de position sur sa chaise ? Tous ces détails sont des signes éclatants pour ceux qui ont des yeux pour voir !

La règle est d'écouter calmement et de bien observer le patient pendant qu'il parle. Posez-lui quelques questions de temps à autre, mais ayez soin de ne pas l'interrompre ; attendez que s'établisse un silence favorable pour parler. Vous pouvez demander : « Depuis combien de temps avez-vous ces troubles ? Sont-ils liés à un *choc* physique ou émotionnel (STAR OF BETHLEHEM) ? Avez-vous eu une *déception ?* Y a-t-il encore, en liaison avec ces troubles, un *souci* qui vous tracasse (WHITE CHESTNUT) ? » Tenez compte de son âge et de sa situation : marié, veuf ou célibataire, etc. ; reste-t-il *fixé au passé* (HONEYSUCKLE) ?

Permettez au patient de faire les frais de la conversation. Poussez-le si nécessaire et demandez-lui au besoin des éclaircissements en l'engageant même à une relation détaillée, s'il semble que l'événement en vaille la peine ou s'il paraît avoir un effet direct sur son état émotionnel. Si le patient montre des caractéristiques telles que le *ressentiment* ou même des émotions plus fortes comme la *haine, l'envie* ou la *jalousie* (WILLOW), ne donnez aucun signe de surprise ou de répugnance. Assurez le patient que de telles émotions sont les produits naturels d'un esprit troublé qui se trouve dans un état de discordance ; insistez sur le fait qu'il sera bientôt remis en harmonie et qu'il trouvera bonheur et joie dans la vie. La joie de vivre n'est pas le privilège de quelques-uns, mais bien plutôt le *droit* pour chacun de nous d'en jouir. Montrez-lui que des pensées négatives intoxiquent l'organisme et apportent mauvaise santé et chagrin, que de telles pensées font de plus positivement obstacle à l'efficacité de tout traitement. Assurez-le encore de sa valeur en tant qu'être humain et de l'importance des relations interpersonnelles entre enfants du même Esprit !

Qu'il sache bien que vous êtes pleinement conscient de ses difficultés et que chacun est affligé de pensées négatives un jour ou l'autre. Certains ont appris à y faire face, après avoir mis en harmonie leur organisme et leur esprit. C'est précisément ce que vous allez faire avec lui, mais vous aurez besoin de sa coopération. C'est ainsi qu'agissent les Remèdes Bach. Parlez alors de ses multiples qualités positives ; montrez-lui le courage qu'il a déployé en arrivant jusqu'ici sans perdre espoir. Dites-lui enfin qu'il n'y a rien d'autre à craindre que la crainte et que les Remèdes que vous lui prescrivez vont l'aider sous tous les rapports, mentalement et physiquement. Soyez positif avec votre patient ; donnez-lui tout espoir. Naturellement vous ne pouvez garantir sa guérison, car seuls Dieu et sa propre force de volonté le peuvent, mais en tant qu'être humain et en vous basant sur votre expérience, vous pouvez l'assurer qu'il notera une grande amélioration s'il suit fidèlement la prescription que vous lui donnez. Répétez-lui qu'il n'est pas le premier et ne sera pas le dernier à souffrir ainsi, mais qu'il aura certainement le bonheur d'être une fois pour toute libéré de ses difficultés. N'oubliez pas que la conversation que vous avez avec votre patient peut dès maintenant lui apporter une aide considérable. Elle constituera aussi la base de la confiance qu'il mettra en vous comme praticien, et dans les Remèdes comme médecine. Faites en sorte que chaque patient quitte votre cabinet beaucoup mieux qu'il ne l'était en y entrant. Que ce soit là une règle fondamentale de votre pratique et votre succès sera assuré !

Prescription pour soi-même

Quand on prescrit des Remèdes pour se traiter soi-même, il est utile de noter comment on réagit dans certaines circonstances. Observez vos propres réactions quand vous êtes très fatigué, ou dans une situation critique, ou si une décision importante doit être prise, ou même si le temps est sombre et menaçant ! A de tels moments nos défenses sont à plat et nos véritables sentiments, nos sentiments nus, pourrait-on dire, sans fard, viennent à la surface exempts de justifications qui nous serviraient d'excuses ! (Voir aussi référence au traitement pour soi-même à la rubrique « Prescription pour Détresse Mentale », page 28).

Quand nous sommes fatigués, irritables, de méchante humeur avec l'entourage, nous avons besoin d'IMPATIENS. Si nous sommes déprimés et s'il semble que la vie ne nous apporte aucune joie, aucune lumière, il nous faut GENTIAN OU MUSTARD. Il nous arrive parfois de rire ou de chanter en nous efforçant de nous montrer gais ou pour paraître moins las ; cet état demande AGRIMONY. Si nous donnons dans le pathétique en nous apitoyant sur nous-mêmes, CHICORY nous est nécessaire pour nous retremper. Si nous perdons intérêt à tout, ne prêtons aucune attention à la conversation qui se poursuit autour de nous, CLEMATIS est tout indiqué. Si, d'autre part, nous estimons que la vie nous a maltraités et que c'en est trop, c'est WILLOW qu'il convient de prescrire.

Si nous gardons notre sang-froid alors que la maison prend feu, nous sommes du type VINE. Si quelque chose nous effraie, nous avons besoin de MIMULUS, et si nous sommes réellement terrifiés, ROCK ROSE.

Voyons maintenant l'importante question d'une décision à prendre, car on trouve dans notre réaction une correspondance avec notre type ou caractère. Les Remèdes nous sont d'un très grand secours à de tels moments ; sachons tirer parti de leurs bienfaisantes propriétés. Si nous nous montrons hésitants, indécis, en nous disant : « Dois-je faire ceci ou cela », SCLERANTHUS est clairement indiqué. Si, par contre, nous nous décidons immédiatement sur la base d'un jugement « éclair » et si nous avons le sentiment que les autres, eux, traînent pour prendre un parti, il nous faut IMPATIENS et sans doute aussi réfléchir un peu plus à la question ! Si nous craignons que notre décision ne soit pas la bonne, MIMULUS nous fera oublier notre crainte et attaquer de face la difficulté. Si nous sommes poussés à rechercher l'avis de chacun, sauf celui d'un spécialiste qualifié, nous avons sûrement besoin de CERATO et autant que possible de prendre un avis autorisé !

La question se réduit à ceci : une fois reconnues nos difficultés, prendre tout de suite le ou les Remèdes appropriés. Ne pas attendre d'être malade ou mal en point ! Nous devrions accueillir avec joie la force que nous donnent les Remèdes pour triompher de nos états d'esprit négatifs. Réjouissons-nous de pouvoir rester calmes et sereins alors même que nous sommes fatigués, que nous devons faire face à un cas imprévu, prendre une décision ou tout simplement affronter un nouveau jour gris.

Prescription pour les cas de grossesse et accouchement

Durant la période de grossesse, travail et accouchement, les Remèdes sont prescrits exactement comme à tout autre moment, car c'est l'humeur et la façon de voir les choses que l'on traite, non la condition. De fait, les Remèdes sont particulièrement utiles dans ces moments-là. Grossesse et accouchement sont des conditions naturelles et normales, mais il arrive que les humeurs et les états d'esprit soient plus changeants qu'ils ne le sont habituellement. Comme les humeurs sont généralement clairement définies, la future mère peut les traiter elle-même ou bien son conseiller. Une disposition d'esprit calme, heureuse, est un des facteurs les plus importants contribuant à un accouchement aisé et sans douleur, et nombreuses sont aujourd'hui les mamans qui suivent des cours pour apprendre à se relaxer. Ces leçons seront infiniment plus faciles et la relation assurée grâce à l'emploi des Remèdes qui aideront la future mère à contrôler ses humeurs et revirements émotionnels.

Certaines jeunes mères sont nerveuses et voient avec appréhension arriver le terme. Elles, qui avaient été jusque-là calmes et heureuses, ont le corps et l'esprit tendus. MIMULUS s'est révélé d'un grand secours dans ces cas-là et si la crainte est très grande, ROCK ROSE sera salutaire. On peut donner VERVAIN et IMPATIENS pour aider à calmer l'esprit et à relaxer le corps. L'expérience a prouvé que le RESCUE REMEDY, décrit au chapitre 40, apportait une aide efficace. Il est préférable de commencer à le donner quelques jours avant la parturition ; les mères auxquelles on a donné le RESCUE REMEDY ont eu généralement un accouchement facile et doux et se sont relevées très rapidement.

Un médecin qui emploie les Remèdes Bach depuis de nombreuses années nous a exposé comme suit la manière dont il en a fait usage au cours d'un accouchement :

« M. W., âgée de 33 ans, dont c'était le premier accouchement, craignait de mourir à la naissance de l'enfant. On prescrivit MIMULUS et ROCK ROSE, qui éliminèrent crainte et terreur. La naissance de l'enfant fut exceptionnellement facile et rapide. A part quelque difficulté avec le placenta, l'état de la mère etde l'enfant était excellent. Le neuvième jour après la naisance, la température de la mère commença à monter pour atteindre le lendemain 40°. La patiente était agitée et disait qu'elle allait mourir ; elle avait très peur de la mort. Son état était des plus alarmants et, à la demande de sa famille, un spécialiste fut appelé en consultation. Celui-ci ne put trouver aucun raison physique à cette température élevée et il ordonna un sérum antistreptococcique. Le lendemain matin, la température était de près de 40°, et la patiente était toujours très malade. Elle dit : « Si je pouvais chasser de mon esprit ces paniques nerveuses, ma température baisserait. » On lui donna ASPEN, une petite gorgée toutes les demi-heures pour commencer, et quand la température commença à tomber, toutes les heures. A 21 heures, la température était normale : un peu moins de 37°, etle pouls stable à 74. Les lochies, qui avaient cessé avec la montée de la température, revinrent et la patiente redevint normale à tous points de vue. Elle continua de prendre ASPEN pendant un certain temps, parce qu'elle disait qu'elle était encore prise de panique nerveuse plusieurs fois par jour. Elle se rétablit complètement. Depuis lors, elle est restée en bonne santé et sans paniques nerveuses. »

Prescription pour les enfants

La question se pose souvent de savoir comment faire des prescriptions pour des enfants, spécialement pour des bébés qui, eux, ne peuvent décrire leur état. En réalité, les enfants souffrent de nombreuses émotions autres que la peur et la terreur, et toutes ces émotions peuvent leur causer grande détresse et les rendre très malheureux. Si ces difficultés peuvent être surmontées dans la première enfance, il pourra leur être épargné par la suite beaucoup de souffrance et de mauvaise santé.

Les enfants, en principe, ne cachent pas leurs émotions. Leur comportement reflète en général leurs sentiments. Certains bébés sont si agités qu'on ne peut les apaiser qu'en les berçant. Ce sont les bébés CHICORY, qui veulent avoir *toujours près d'eux* ceux qu'ils aiment et qui les aiment. D'autres sont réellement *impatients* et crient pour attirer l'attention ; ce sont, bien entendu, les bébés IMPATIENS. Il y a les bébés heureux, qui gazouillent sans cesse et ne donnent aucun souci, à moins qu'il n'y ait vraiment *quelque chose qui n'aille pas.* Ce sont les bébés AGRIMONY. Il y a le type de bébé nerveux, qui *s'effraie* d'un rien ; c'est l'enfant MIMULUS. Il y a encore les bébés qui semblent être de « vieilles » âmes *vivant dans un monde à eux.* Ils ne prêtent apparemment attention à rien ni à personne. Ce sont les bébés CLIMATIS. Il semble presque que le bébé CLEMATIS dorme trop et il lui arrive même de se désintéresser de son biberon.

Certains enfants, par contre, tentent de cacher leurs sentiments. S'ils sont malheureux à l'école ou malmenés par d'autres, ils ne le disent pas à leurs parents. Ces enfants qui *ruminent* leurs secrètes difficultés ont besoin de WHITE CHESTNUT pour *les pensées qui reviennent sans cesse,* qui tournent et tournent dans leur tête. D'autres apparemment gais, mais qui souffrent néanmoins grandement en eux-mêmes, ont besoin d'AGRIMONY pour soulager leur *torture mentale.* Les enfants qui cachent leur *ressentiment* et leur *haine* et qui essaient vaillamment de dominer de tels sentiments appellent WILLOW s'ils estiment *n'avoir pas mérité une si grande épreuve,* ou HOLLY s'ils souffrent de pensées de *jalousie,* d'*envie,* de *vengeance* ou de *soupçon.*

Chaque enfant, chaque être en vérité, est une personnalité distincte. Dans une famille nombreuse, où tous les enfants sont élevés dans les mêmes conditions, avec les mêmes avantages et désavantages, il n'y en a pas deux qui aient un tempérament semblable. Chacun d'eux sera un individu unique, avec sa propre personnalité. Chacun, à sa manière à lui, affrontera la vie avec ses heurts et ses vicissitudes, avec ses imprévus et ses déceptions ; chacun réagira différemment selon son tempérament.

Les émotions sont choses très importantes dans la vie d'un enfant, et tout enfant lutte courageusement contre elles. Courageusement, parce qu'il ne peut pas encore comprendre pourquoi il devrait avoir des sentiments qui l'attristent ou le dépriment au lieu de le rendre joyeux et heureux. Il ne comprend pas qu'il fait l'expérience des caractéristiques négatives des belles qualités qui sont en lui.

Dans une conférence sur le traitement des enfants, le Dr Bach a dit :

« Nous savons tous combien une même maladie peut affecter différemment des personnes différentes. Si Tommie attrape la rougeole, il peut être irritable et Dorothy tranquille et somnolente. Johnny voudra être câliné ; le petit Peter pourra être tout nerfs et craintif alors que Bobby voudra être seul.

« Si donc une maladie a des effets aussi divers, il ne sert certainement à rien de traiter la maladie seule. Il vaut mieux traiter Tommy, Dorothy, Johnny, Peter et Bobby et les guérir ; alors adieu la rougeole ! Ce que je veux vous faire bien comprendre, c'est que ce n'est pas la rougeole qui détermine le traitement à suivre, c'est la manière dont l'enfant est affecté ; l'humeur de l'enfant est le guide le plus sûr pour nous montrer ce dont ce patient particulier a besoin.

« De même que dans la maladie les humeurs nous guident pour le traitement à suivre, de même peuvent-elles nous avertir de l'approche d'une maladie et nous permettre d'en stopper l'attaque. Le petit Tommy rentre de l'école anormalement fatigué, somnolent ou irritable ; il peut avoir envie qu'on s'empresse auprès de lui ou bien qu'on le laisse tranquille. Il n'est pas « dans son assiette » comme on dit. D'aimables voisins entrent et disent : « Tommy couve quelque chose ; il va falloir attendre. » Mais pourquoi attendre ? Si l'on traite immédiatement Tommy selon son humeur, il se peut qu'il retrouve bientôt « son assiette » et, quelle qu'elle soit, la maladie qui menaçait ne se déclarera probablement pas ou, si elle se déclare, ce sera sous une forme si légère qu'on la remarquera à peine.

« Il en est ainsi pour chacun de nous. Avant que se manifestent la plupart de nos maladies, se situe habituellement un temps pendant lequel on se sent « pas très en forme », où l'on est « un peu à plat » ; c'est le moment de penser aux conditions pour être en forme et empêcher les choses d'aller plus loin. Il vaut mieux prévenir que guérir et ces Remèdes nous aident d'une façon merveilleuse à retrouver la santé et à nous préserver de déplaisantes attaques. »

Puisque les Remèdes Bach agissent en douceur et n'entraînent jamais de réaction, et comme ils n'ont aucun goût, on peut en toute confiance les donner aux bébés et aux enfants de tout âge. La dose est la même que pour les adultes, c'est-à-dire quatre gouttes du Remède, préparé avec de l'eau bouillie pour les enfants, données dans du lait, du jus de fruit ou de l'eau. Si le bébé est nourri au sein, la mère elle-même peut prendre le Remède. La prise quotidienne est normalement de quatre doses ; en cas de maladie aiguë, on pourra donner une dose tous les quarts d'heure ou toutes les demi-heures. On devra continuer ainsi jusqu'à ce que l'enfant montre une amélioration marquée ; on pourra alors allonger les intervalles jusqu'à ce que tout danger soit écarté et que l'enfant soit rétabli. N'oubliez pas que les Remèdes Bach ne sont jamais nocifs, mais qu'un superdosage n'ajoute rien à leur efficacité. Il est bon de continuer à administrer les Remèdes quatre fois par jour pendant un certain temps après le rétablissement complet de l'enfant.

Dans les cas graves, les Remèdes doivent être changés dans la mesure où change l'humeur de l'enfant. Par exemple : la terreur ressentie au début par les parents demande ROCK ROSE (à la fois pour eux et pour l'enfant !). Quand la situation devient moins grave, la terreur fait place à l'anxiété qui appelle MIMULUS. Veuillez noter que, dans ce cas, l'enfant est traité pour l'état mental des parents. Ceci est très important, et c'est l'humeur des parents qui sert de guide quand de très jeunes enfants sont gravement atteints. Enfin, si l'état de l'enfant s'est amélioré de telle sorte qu'il se montre d'humeur irritable et avide d'attention, l'indication ne vient plus de l'humeur des parents mais de celle manifestée par l'enfant lui-même. C'est l'humeur de l'enfant qu'il convient de traiter et elle demande CHICORY. Si l'enfant est dans un état de somnolence d'où l'on a peine à le tirer, CLEMATIS est tout indiqué. L'enfant peut montrer de l'humeur, de l'impatience, auquel cas le Remède est IMPATIENS. S'il devient exigeant et veut que la famille tout entière s'occupe de lui, il est clair qu'il lui faut VINE.

En résumé : Changer le Remède quand l'humeur ou l'état d'esprit change. Si les changements sont fréquents, préparer de petits verres d'eau contenant des gouttes du Remède requis, dont l'enfant pourra prendre une gorgée quand ce sera nécessaire. Prenez soin d'apposer sur chaque verre un petit morceau de scotch avec l'indication des Remèdes afin de pouvoir les reconnaître. L'administration des Remèdes est un art. Faites-le dans un esprit de prière et d'amour. Changez de Remèdes comme un organiste change de registres sur un grand orgue pour obtenir les délicates inflexions tonales qui distinguent celui qui est maître de son instrument.

Cas traités

Fillette, 6 ans. Elle avait vu pour la première fois un convoi funéraire et on avait répondu à ses questions d'une manière simple et directe en lui expliquant le processus de la mort. Cependant elle devint subitement obsédée par la crainte que sa mère ne mourût bientôt et lui fût enlevée dans un convoi semblable. Elle ne voulait pas perdre sa mère de vue. Elle perdait l'appétit, avait des pensées morbides pendant le jour et de mauvais rêves la nuit. RED CHESTNUT fut prescrit pour sa crainte morbide à l'égard de sa mère et ROCK ROSE pour l'état de terreur qui était le sien. Après avoir pris les Remèdes pendant six semaines, elle était complètement rétablie et de nouveau une enfant normale, heureuse.

Fillette, 9 ans. Depuis qu'elle avait commencé d'étudier à l'école la biologie élémentaire, elle était obsédée par la crainte de la malpropreté. Elle se lavait continuellement les mains pour les purifier d'inexistantes « souillures ». On prescrivit CRAB APPLE comme Remède purifiant. En un mois elle était complètement remise de son idée d'être impure.

Fillette, 12 ans. Elle était très affectée par les boutons qu'elle avait au front et au menton. C'était une jolie fillette, affectueuse avec sa famille, mais réservée avec les étrangers. A l'école, elle n'arrivait pas à se concentrer. Elle rêvassait la plupart du temps et ne prêtait aucune attention à ce qui ne l'intéressait pas. CLEMATIS fut prescrit pour ses rêvasseries et son manque de concentration, CRAB APPLE pour purifier son organisme des boutons qui, à son avis, la défiguraient. On lui dit aussi d'ajouter quelques gouttes de CRAB APPLE à un peu de lait et de s'en baigner le visage chaque soir. En l'espace de trois mois les boutons avaient disparu et elle se montrait de nouveau une jeune fille éveillée pleine d'entrain.

Bébé, 9 mois. Durant un raid aérien au cours de la dernière guerre, l'enfant avait été emmené par sa mère dans un cabinet noir. Le bruit et l'obscurité l'avaient grandement effrayé, à tel point qu'il ne pouvait par la suite rester seul dans une pièce, surtout dans une petite pièce comme une salle de bains. Quand il eut six ans, on nous l'amena pour suivre un traitement. ROCK ROSE fut prescrit pour la terreur, MIMULUS pour la peur du bruit et des espaces restreints. Il prit cette médecine régulièrement pendant trois mois. Au bout de ce temps, non seulement ses craintes l'avaient quitté, mais il s'était acquis parmi ses camarades de classe une réputation de grand courage.

M. E.L.G. nous a écrit d'Allemagne ce qui suit : « Ma nièce a eu récemment une petite fille. On donne régulièrement au bébé le RESCUE REMEDY spécialement préparé avec de l'eau bouillie. Elle est sage comme une image. Si elle se met à pleurer pendant la nuit, on lui donne quelques gouttes du Remède dans une cuiller à thé d'eau et elle se rendort immédiatement. Elle n'a jamais eu de ces crises de larmes si redoutées. Ma nièce met aussi un peu du même RESCUE REMEDY sur sa poitrine quand elle lui donne le sein, de sorte que le bébé en prend quelques gouttes dans sa bouche avec le lait. Nous sommes très fiers de la petite fille et nous l'aimons tendrement. »

Prescription pour Détresse mentale et Tension émotionnelle

En raison de la pression et de la tension auxquelles nous soumet la vie d'aujourd'hui, bien des gens ont à faire face à une extrême torture mentale. Un praticien est enclin à penser d'abord, et parfois exclusivement, à AGRIMONY seul dans ces conditions pénibles et éprouvantes. De fait, chacun des trente-huit états d'esprit peut, sous une forme extrême, causer une atroce torture mentale. Heureusement, le bon Remède donné au bon moment soulagera tension et souffrance.

Il y a ces personnes incessamment torturées par des pensées tristes ou indésirables *qui semblent tourner en rond dans leur tête,* ne leur laissant aucun repos ; le Remède dans ce cas est WHITE CHESTNUT. D'autres souffrent d'une *angoisse dépressive* telle qu'ils ont parfois le sentiment d'avoir atteint la limite de l'endurance humaine ; SWEET CHESTNUT est pour eux. Nombre de personnes sont souvent assaillies par des pensées de *jalousie, d'envie, de haine* ou *de fureur ;* HOLLY convient pour ces émotions. Certains tombent sans cause apparente dans une si *profonde dépression* qu'il n'y a pour eux ni espoir ni joie dans la vie, seulement le sombre spectre grimaçant d'une *mélancolie désespérée ;* MUSTARD est le Remède pour cet état. *L'indécision* et *l'incertitude* peuvent aussi causer la détresse mentale et détourner l'esprit de l'évidente résolution à prendre, ce qui demande SCLERANTHUS. Il y a cette dangereuse humeur de *profond désespoir* qui conduit aux pensées de *suicide* ou de toute autre action violente ; CHERRY PLUM peut soulager ce lamentable état d'esprit. Dans certaines conditions, un *choc* (STAR OF BETHLEHEM), le *remords* (PINE) ou la *perte de confiance en soi* (LARCH) peuvent tous être cause d'une extrême angoisse mentale.

Le praticien, tout comme le profane qui prescrit pour lui-même, devrait être en alerte au plus léger changement d'humeur. Un changement d'humeur présage souvent un état plus sérieux dans le futur. C'est le drapeau rouge qui nous avertit. Il est payant d'en tenir compte.

Prescription pour animaux

Maintes personnes ont constaté que les Remèdes Bach étaient d'un grand secours à la fois pour les animaux et pour les plantes. On ne peut guère s'en étonner si l'on songe que les animaux et les plantes ont les mêmes difficultés constitutionnelles que nous ! Ils peuvent tout comme nous s'effrayer, devenir nerveux, se mettre en colère, se montrer impatients, rêveurs ; ils peuvent avoir envie d'être seuls ou au contraire réclamer une continuelle attention. Chaque chien ou chat, ou d'ailleurs tout animal et toute plante, est un être individuel bien déterminé, et nous sommes tous de la même substance. Il n'est donc pas étonnant que les créatures moins évoluées et les plantes aient aussi leur propre personnalité et leurs propres caractéristiques. Si on les observe bien, il n'est pas difficile de prescrire pour elles.

Cas traités

« Mon Chihuahua avait été grièvement blessé par un violent coup sur la tête et le vétérinaire pensait qu'il pourrait perdre un œil. J'appliquai immédiatement le RESCUE REMEDY et quand on retira le pansement, quatre jours plus tard, l'œil était intact. Son état s'est depuis lors constamment amélioré. »

« Les veaux atteints de teigne tondante ont bien répondu au CRAB APPLE et à AGRIMONY, ce dernier donné parce qu'ils étaient torturés par l'irritation. »

Voici un des cas traités par le Dr Bach. Il vit un homme creusant un grand trou dans un champ près duquel se tenait un poney. Au Dr Bach qui lui demandait à quoi devait servir le trou, l'homme répondit : « Pour le poney. Il est en train de mourir. » « Refermez le trou », dit le Dr Bach, « le poney vivra ». Il traita alors l'animal avec ROCK ROSE et en l'espace de quelques jours le poney était de nouveau en bonne forme.

« Notre chat avait été heurté par une voiture et grièvement blessé à deux pattes. Il était donc dans un état épouvantable. Je lui donnai ROCK ROSE pour le choc, IMPATIENS pour la douleur et la tension nerveuse, CRAB APPLE pour nettoyer son organisme des toxines accumulées par le choc. Je ne pouvais appliquer ces Remèdes qu'autour de la tête et dans la bouche ; je n'osais pas toucher à ses pattes. Le lendemain, j'ajoutai STAR OF BETHLEHEM aux Remèdes et en humectai le coussin dans lequel il se tenait. Au bout d'une semaine, il montrait des signes évidents de rétablissement et, maintenant, même les orteils écrasés vont mieux. »

« Ma dernière provision de RESCUE REMEDY a été utilisée avec de très bons résultats sur un sansonnet. Le pauvre oiseau était pris au piège depuis environ trois jours derrière ma cheminée, et quand je le délivrai il était plus mort que vif. Je lui donnai quelques gouttes de RESCUE REMEDY et l'en lotionnai. Il se rétablit merveilleusement et repartit vers la liberté. »

« Il vous intéressera peut-être de savoir comment le RESCUE REMEDY a sauvé la vie d'un beau paon. Un renard avait tué la paonne, mordu le paon au cou et lui avait arraché toutes les plumes de la queue. L'oiseau

« Notre petite Chihuahua a fait une mauvaise chute et bien que le

était vraiment dans un triste état. Je remis un peu de RESCUE REMEDY à son propriétaire pour qu'il le lui fasse prendre dans sa nourriture. Les résultats ont été tout à fait remarquables. Le paon s'est rapidement rétabli et il sera tout à fait normal quand ses plumes auront repoussé. »
vétérinaire ne lui ait rien trouvé, elle a été sérieusement malade. La première dose de RESCUE REMEDY a immédiatement opéré. Elle s'est ranimée de façon étonnante et en peu de temps était complètement rétablie. Le RESCUE REMEDY lui a été aussi d'un grand secours quand elle a eu ses petits. Je ne sais comment j'aurais pu faire si je ne l'avais pas eu. Chaque fois que l'un des chiens se blesse, j'en tamponne la plaie et il prend le Remède en se léchant lui-même. Ils se lèchent parfois sur mes doigts. »

Enfin, voici un rapport complet et détaillé de Mrs Guy des Iles Scilly. Nous lui sommes très reconnaissants de nous l'avoir envoyé. Mrs Guy nous dit que la patte de derrière de son chat siamois avait glissé dans une profonde friteuse pleine de graisse chaude. Le pauvre animal hurlait de douleur et de saisissement. Mrs Guy rapporte : « Je jetai immédiatement sur sa patte le RESCUE REMEDY ajouté à de l'eau et en enduisis le côté de sa bouche là où je pus. Il cessa bientôt de crier. Le vétérinaire n'était pas en Islande et je continuai de traiter le chat avec AGRIMONY pour la douleur et la torture qu'il endurait, et avec CRAB APPLE pour le purifier et le guérir de ses brûlures. Je continuai d'appliquer des gouttes de ces Remèdes sur sa patte où la pulpe digitale s'était fendue. Comme je crois que tout traitement doit être doux, je ne le dérangeai pas pour voir où en était le mal à ce stade ; je comptais sur les remèdes pour le guérir. Le lendemain matin, la patte était vilainement enflée et l'odeur épouvantable, mais il mangea et but comme il faut et se reposa tranquillement. Vers la fin de la semaine, il avait arraché la peau morte et l'odeur avait disparu. La pleine étendue du mal m'apparut alors, plaies ouvertes et grandes plaques nues, mais la patte à laquelle j'avais apporté le plus d'attention était guérie et c'était aussi cette patte qui avait reçu le plus violemment la graisse. Pendant tout ce temps, ses yeux restèrent brillants, ses fonctions corporelles intactes ; il avait bon appétit et ne montrait aucun signe de choc. Ses gencives avaient été très enflées là où il avait essayé d'enlever la graisse bouillante de sa patte en la léchant. Maintenant, au bout de six semaines, il ne reste plus qu'une petite plaie et le poil a repoussé sur toutes les parties cicatrisées. Nous ne nous y attendions pas. La patte blessée est redevenue normale. D'autres Remèdes lui ont été donnés comme son état l'exigeait et parmi eux des remontants : CENTAURY, OLIVE et HORNBEAM. Quand il réclamait plus d'attention, on lui donnait CHICORY. Quand il tenta de faire plus qu'il ne pouvait, nous lui donnâmes VERVAIN. On lui fit prendre d'abord MIMULUS parce qu'il avait peur de marcher sur la patte blessée.»

Prescription pour les plantes

Quand on traite des plantes ou des arbres, il faut se mettre à leur place etessayer d'imaginer quelles peuvent être leurs sensations. Un arbre torturé par la cloque des feuilles a besoin de CRAP APPLE comme remède purifiant aussi bien que d'ACRIMONY pour le tourment qu'il endure. Un arbre ou une plante que l'on transplante peut en éprouver un choc et ceci demande STAR OF BETHLEHEM. S'il semble que la force leur manque pour se remettre de la transplantation, il faut leur donner HORNBEAM OU OLIVE. Le RESCUE REMEDY s'est également révélé très utile pour des plantes ou des arbres qui ont souffert. Une plante faible ou qui s'affaisse se trouverait bien des qualités fortifiantes de CENTAURY, HORNBEAM OU OLIVE. Un sol appauvri peut être arrosé avec les Remèdes vivifiants OLIVE, VINE OU WILD OAT.

Voici comment nous préparons les Remèdes destinés aux plantes et aux arbres : nous remplissons d'eau de pluie une bouteille de la contenance d'une once [1] et nous y ajoutons deux gouttes de chacun des Remèdes choisis. Nous mettons une cuiller à café de ce mélange dans un gallon [1] d'eau de pluie pour en vaporiser feuilles et branches et arroser les racines. Pour les arbres, il faut prendre soin d'arroser le sol dans un rayon égal à la longueur des branches, afin d'atteindre toutes les racines. En fait, ici, à Mount Vernon, nous n'avons guère eu le loisir de faire beaucoup de travail expérimental dans notre jardin, mais nous avons un bon exemple. Nous avions un vieux pommier qui, un été, se couvrit de rouille. Nous avons vaporisé le tronc et les branches avec CRAB APPLE et AGRIMONY, car nous sentions que le vieil arbre détestait se voir impur et en était torturé. Nous avons poursuivi la vaporisation pendant une semaine et en même temps arrosé l'étendue des racines. La rouille a bientôt disparu et l'arbre n'en a jamais souffert depuis !

Cas traités

« Mon brugnonier, issu d'un noyau de brugnon pour devenir en sept mois un bel arbre bien droit, commença subitement à dépérir et à s'affaisser. Je découvris que notre chat avait rongé le tronc de l'arbre à deux ou trois centimètres au-dessus du sol. J'arrosai abondamment l'arbre avec RESCUE REMEDY et le protégeai contre de nouvelles atteintes. Quand le printemps arriva, il se mit à pousser littéralement comme fou ! Il avait trois parfaites branches latérales et trois ou quatre dards ! »

Voici la relation assez remarquable d'une amie des Remèdes Bach, qui a bien voulu nous écrire pour nous faire part de son expérience : « Quand

1. 1 once = 28,4 cc.
1 gallon = 4 l 54 ; U.S. : 3 l 78 (N.d.T.).

notre chat a été malade, son bol d'eau contenait les Remèdes prescrits pour lui. J'avais l'habitude de le vider chaque jour dans le jardin, au même endroit, là où l'année précédente j'avais mis en terre des bulbes de jacinthe bon marché. Quand les bulbes se mirent à pousser cette année-là, nous vîmes à notre grande surprise qu'ils étaient tous divisés, et au lieu de trois fleurs rigides, nous avions un tapis de fleurs de première qualité, qui étaient vraiment belles. Les bulbes placés de chaque côté de l'allée et qui n'avaient pas reçu de Remèdes, ne donnèrent comme toujours que de simples fleurs. Depuis lors, quand je rince les bouteilles qui ont contenu des Remèdes, je verse toujours l'eau sur les bulbes le long de l'allée. Ils viennent tout juste de sortir, en grandes quantités, tous divisés ! »

Les aspects prophylactiques des remèdes Bach

Un ami des Remèdes Bach, qui les emploie depuis de nombreuses années, a écrit au Dr Edward Bach Healing Centre et posé la question suivante : « Combien se trouve-t-il de personnes qui pensent à utiliser les Remèdes Bach quand elles ne sont pas malades ? Il est bien certain qu'on peut les prendre pour développer la personnalité, amener un état d'excellente santé ? »

La réponse à cette question est un oui sans équivoque. Il est hors de doute que l'on peut employer les Remèdes Bach non seulement pour amener un état de santé supérieure, mais encore pour la conserver. Les Remèdes influent sur les émotions ; les émotions influent sur la santé physique du corps ; les émotions servent aussi de baromètre pour le bien-être physique, car tout déséquilibre émotionnel ou toute désharmonie est tout simplement l'annonce des conditions physiques qui vont suivre. Corrigez les émotions et vous aurez prévenu un trouble physique avant qu'il n'ait eu le temps de se manifester comme maladie. Mieux vaut certainement prévenir que guérir, et c'est un grand malheur que tant de gens ne prêtent pas une attention suffisante à ces signaux émotionnels, aussi simples que sûrs, qui reflètent un changement dans l'humeur ou dans l'état d'esprit. S'ils y prenaient garde, que de souffrance physique et mentale pourrait être évitée !

On appréciera mieux encore le don que le Dr Bach a fait au monde si l'on se rappelle que sa méthode de guérison est si sûre et sans danger que toute personne « compatissante et intelligente » peut l'employer sur-le-champ, en toute sécurité, et avec des résultats prouvés. Si même il y avait une erreur dans la prescription, le pire qui pourrait en découler serait de n'avoir que de médiocres résultats. Le Remède donné à tort ne pourrait d'aucune manière léser le corps ni causer une réaction de quelque nature que ce soit.

La prévention prophylactique de la maladie devrait bien certainement être un des principaux objectifs de la thérapie du Dr Bach. Une mauvaise santé est la manifestation physique des qualités négatives qui entravent le développement du caractère vrai, et le développement du caractère est notre raison d'être sur cette terre. Les Remèdes sont destinés à ceux qui désirent vraiment surmonter les obstacles qui s'opposent à leur évolution et qui doivent être surmontés avant que des qualités hautement souhaitables telles que le courage, la tolérance, la bonté, la compréhension et la tranquillité d'esprit puissent être obtenues. Les obstacles sont toujours présents, car ce n'est qu'en les surmontant que nous pouvons progresser et à mesure que nous progressons, les obstacles se font de plus en plus subtils. Par cette même loi, heureusement, agissent les Remèdes Bach. Sur le plan plus pratique et matériel de la vie quotidienne, les Remèdes nous aident, même dans des conditions difficiles, à maintenir nos relations avec nos semblables. Il arrive qu'ils rétablissent celles qui s'étaient détériorées et étaient devenues une source de chagrin et une cause d'isolement.

L'auteur de la lettre citée plus haut disait encore : « Cette manière de prescrire me paraît beaucoup plus difficile que de prescrire pour quelqu'un de physiquement malade, car lorsqu'une personne *semble* être en bonne santé, tout doit probablement se jouer en mineur. »

L'observation est très juste. Mais quand le désir de dominer un état d'esprit négatif est assez fort, que ce soit pour nous-même ou pour quelqu'un d'autre qui nous demande assistance, prescrire n'est pas difficile si nous découvrons les émotions responsables de l'état disharmonieux. Pour cela, il nous faut asseoir notre opinion sur le caractère considéré dans son entier. Notre jugement doit être absolument honnête. Nous ne devons pas nous laisser abuser par un désir de justification ou le faux masque de la personnalité.

Nous recélons pour la plupart, au plus profond de nous-mêmes, des traits de caractère dont nous ne sommes pas fiers, et nous donnerions beaucoup pour en être libérés. Pourtant, nous manquons souvent de courage pour amener au grand jour ces traits déplaisants et les regarder en face une bonne fois. Le résultat, c'est qu'au fil des ans nous nous leurrons en nous persuadant que ces traits sont partie intégrante de notre nature immuable. Nous acceptons cette fausseté et, plutôt que d'essayer de la corriger, nous nous inclinons devant ce qui paraît être l'inévitable, en espérant secrètement qu'il finira par disparaître et nous laisser en paix ! Soyez sûrs qu'il n'en fera rien ; bien plutôt, aussi longtemps que nous n'en aurons pas le contrôle, c'est lui qui nous contrôlera ! Les Remèdes nous apportent une aide appréciable dans ces conditions. Ils nous donneront la force de sortir de l'ombre les traits indésirables, de les affronter et de nous libérer une fois pour toutes de leur domination.

Outre les principaux traits de caractère dont nous sommes si fortement affectés, il y a ces dispositions passagères qui vont et qui viennent et nous influencent aussi, mais dans une moindre mesure. On dit parfois « se lever du pied gauche », et on est de mauvaise humeur au petit déjeuner. De telles dispositions devraient être traitées sans détai ! IMPATIENS, par exemple, pris au réveil, assurerait un déjeuner sans souci et un bon départ pour la journée.

En traitant un état d'esprit malheureux quand il se présente, on peut éviter mauvaise santé et même mauvaise humeur car, comme l'a dit le Dr Bach : « La maladie n'est que la consolidation d'une attitude mentale. » Combien ceci est évident si l'on considère les rides profondes qui marquent le front et les côtés de la bouche du perpétuel tourmenté ! Ou les articulations raidies chez ceux qui ont beaucoup d'orgueil ou de rigidité dans les idées ! Cela vaut bien la peine de nous prendre en main et de maîtriser nos difficultés mentales et émotionnelles ! C'est vrai non seulement du point de vue du bien-être physique, mais encore de celui, plus important, de notre avancement spirituel ! Aider un enfant à dominer la crainte, la jalousie, la colère et lui permettre ainsi d'aller dans la vie heureux et confiant, vaut bien aussi la peine qu'on en fasse l'effort !

Le Dr Bach le comprenait très bien quand il écrivait : « Il y a ceux qui ont besoin d'aide, plus même peut-être que ceux qui souffrent dans leur corps. Ce sont ceux qui n'ont eu que peu, ou même pas un seul jour de maladie dans leur vie, et souffrent cependant beaucoup mentalement ; l'angoisse de la souffrance de l'esprit est souvent plus insoutenable que la douleur physique. »

LES TRENTE-HUIT REMÈDES

CHAPITRE 2

AGRIMONY *(AGRIMOINE)*

Mots-Clés : Torture mentale, souci que l'on cache aux autres.

Extérieurement, le type AGRIMONY se montre très gai et sans souci. Il fait un bon compagnon et a habituellement un sens réel de l'humour. On se plaît avec lui. Pour ces raisons, il peut d'abord sembler difficile de trouver pour lui le Remède exact. Mais la personne AGRIMONY ne porte que superficiellement le masque de l'insouciance alors qu'au fond elle est terriblement tourmentée ; le masque cache seulement un état d'esprit agité. Ce sont des gens qui aiment la paix et que les discussions et querelles chagrinent. Plutôt que de faire supporter aux autres leurs ennuis, ils traitent souvent leurs difficultés à la légère. La nuit, quand ils se retrouvent seuls, ils sont fréquemment nerveux, tracassés par des pensées qui leur causent insomnie et inquiétude. Durant une maladie, la personne AGRIMONY est bien capable de plaisanter avec ceux qui l'entourent ou qui la soignent. Elle est portée à faire peu de cas de son indisposition et à se montrer heureuse et gaie. Les enfants AGRIMONY sont ceux qui oublient aisément leurs ennuis, mettent de côté leurs soucis et reprennent à l'instant l'apparence de la bonne humeur. Le type AGRIMONY est l'exact opposé de la personne HEATHER, qui ne peut s'empêcher de parler de ses symptômes et de ses malheurs. Les deux types détestent être seuls, mais pour des raisons différentes. La personne AGRIMONY recherche la compagnie pour échapper à ses soucis et les oublier en agréable société ; le type HEATHER désire seulement exposer sa personnalité égocentrique à quiconque a la patience de l'écouter. Parfois, quand ils sont durement harcelés, les gens AGRIMONY peuvent avoir recours à l'alcool ou aux drogues pour atténuer la torture mentale qu'ils ressentent.

L'aspect positif du type AGRIMONY se voit chez ceux qui peuvent sincèrement se moquer de leurs propres soucis, parce qu'ils sont pleinement conscients de leur relative insignifiance. Ce sont de purs optimistes, des pacifiques dans l'âme.

Cas traités

Femme, 50 ans. Elle était gaie, toujours rieuse et apparemment une personne heureuse capable de voir le côté comique de toute chose. Il y avait un an que son mari était décédé quand elle vint nous voir pour être traitée. Elle était restée seule avec des soucis financiers et autres. Le jour, elle était pleinement occupée, intéressée par beaucoup de choses, mais la nuit, elle était agitée et ne pouvait trouver le sommeil. Ses ennuis et soucis l'accablaient et elle se tournait et retournait dans son lit jusqu'à l'aube. Cela durait depuis la mort de son mari. Sa santé générale était bonne, mais elle se sentait fatiguée et il lui était difficile de se souvenir des moindres détails. Elle avait peine aussi à conserver son habituelle bonne humeur et sa gaieté. On lui prescrivit AGRIMONY pour la détresse et le tourment qu'elle cachait si courageusement à ses amis et à ses parents, ainsi que pour sa nervosité et son insomnie. OLIVE fut ajouté pour son épuisement. Il y eut immédiatement de bons résultats. Durant la première semaine, elle dormit sept heures par nuit et se réveillait détendue et bien reposée. En l'espace de six semaines elle était redevenue elle-même et capable de faire face à tous ses problèmes.

Homme, 40 ans. Il était courageux, mais inquiet et nerveux, et souffrait d'anxiété. Il avait beaucoup de soucis familiaux et buvait ferme pour trouver un soulagement à sa torture mentale. AGRIMONY fut prescrit seul. Au bout de deux mois, il avait perdu son irrésistible besoin d'alcool et était capable d'analyser et de résoudre ses nombreux problèmes. Il était redevenu une personne normale.

Garçonnet, 9 ans. Il était sujet à des crises d'asthme depuis sa naissance. C'était un enfant heureux et gai, qui supportait les crises les plus dures sans se plaindre et faisait de son mieux pour s'accommoder de son infirmité. AGRIMONY fut prescrit seul. Après avoir commencé le traitement, il eut encore une crise et ne fut plus ensuite troublé par l'asthme. Son rétablissement était complet.

Femme, 40 ans. Célibataire. Elle souffrait de douleurs rhumatismales au haut du bras gauche et à l'épaule. La souffrance était telle qu'elle l'empêchait de dormir. Quand elle s'adressa à nous pour être traitée, elle paraissait malade et épuisée, mais se montrait néanmoins gaie. On lui prescrivit AGRIMONY comme son remède type, parce qu'elle supportait la douleur sans perdre sa bonne humeur, et IMPATIENS pour la tension nerveuse. Au bout de trois jours, elle pouvait se dire beaucoup mieux, bien que la raideur subsistât à l'épaule. On ajouta VERVAIN aux Remèdes parce qu'elle faisait un trop grand effort pour se servir de son bras gauche dans ses occupations quotidiennes, malgré la raideur et la douleur. Dans les deux jours qui suivirent, elle nous fit savoir que toute la raideur avait disparu et qu'elle se sentait dans l'ensemble beaucoup mieux. On poursuivit le traitement pendant plusieurs semaines jusqu'à ce qu'elle pût se dire réellement complètement guérie.

Femme, 63 ans, célibataire. Quand elle vint nous trouver pour être traitée, son corps tout entier était atteint d'une irritation cutanée qui lui faisait parfois enfler le visage. C'était une femme normalement gaie et bien portante. Sa maison, à Londres, avait été fortement endommagée par des bombes incendiaires pendant la guerre et, à l'époque, on l'avait soignée pour suites de choc, et elle s'était apparemment rétablie. Notre traitement fut commencé en 1946. On lui prescrivit AGRIMONY en raison de son heureux caractère et comme son Remède-type. STAR OF BETHLEHEM lui fut donné à cause du choc qu'elle avait subi, et HOLLY fut ajouté parce qu'on avait remarqué que l'idée d'avoir perdu sa maison lui était odieuse et qu'elle en conservait un profond ressentiment. Au bout de trois semaines, elle disait que l'éruption avait presque complètement disparu. Elle continua de prendre la médecine et nous écrivit un an plus tard qu'elle avait été « entièrement guérie », sans cependant nous spécifier la date, et qu'elle était « de nouveau tout à fait bien ».

Homme, 42 ans. Policier. Il faisait une dépression nerveuse à la suite de troubles domestiques. Il dormait mal et se sentait généralement « patraque », mais il gardait ses ennuis pour lui et faisait bon visage au monde. On lui donna AGRIMONY, son remède type. Au bout de trois semaines, il nous dit qu'il se sentait de nouveau bien et dormait beaucoup mieux. Il poursuivit le traitement et quatre semaines plus tard se trouvait beaucoup mieux encore et n'avait plus besoin de prendre un laxatif contre sa constipation. Deux mois après le début du traitement, il nous écrivait : « Je repense maintenant à ma maladie comme à une sorte de cauchemar. Je suis complètement rétabli. »

Bébé, six semaines, nourri au sein. On avait donné à la mère de la pénicilline pour un abcès au sein et le bébé avait contracté une éruption faciale. C'était un heureux petit être. Il dormait bien et ne semblait ni agité ni dérangé par l'éruption. On lui donna AGRIMONY comme remède type et CRAB APPLE pour débarrasser son corps des effets de la pénicilline. Dans les deux jours l'éruption était stoppée et les boutons existants commençaient à se dessécher. Au bout d'une semaine il n'y avait plus aucun signe d'éruption et celle-ci ne reparut jamais.

Extrait d'une lettre d'une patiente : « Je me fais du souci et suis remplie de crainte car mes gencives sont molles et spongieuses, il y a quatre ans que je ne peux plus porter mon appareil du bas. J'étais une femme normalement heureuse, mais ce souci m'a déprimée et j'ai peur de voir s'aggraver l'état de ma bouche et de ne plus pouvoir manger. « On lui donna AGRIMONY pour son état d'anxiété et son tourment mental, ROCK ROSE pour la grande crainte qui touchait presque à la terreur, HORNBEAM pour lui donner des forces. Au bout de quatre semaines, elle nous écrivit que ses gencives commençaient à se raffermir et on répéta les mêmes Remèdes. Elle eut peu après une rechute, dont elle se montra dépitée et impatiente ; ses craintes redoublèrent. On prescrivit les Remèdes suivants : AGRIMONY, le Remède de base ; ROCK ROSE comme précédemment ; WILLOW pour son ressentiment, IMPATIENS pour son impatience et GENTIAN pour le découragement causé par la rechute. Au bout d'un mois, elle nous écrivait qu'il y avait longtemps qu'elle ne s'était sentie aussi heureuse et qu'elle pouvait de nouveau porter son dentier sans aucune gêne.

CHAPITRE 3

ASPEN *(TREMBLE)*

Mots-clés : Vagues craintes d'origine inconnue, anxiété, appréhension.

Les craintes ASPEN viennent du mental. Ce sont les craintes, les pressentiments qui nous tombent dessus sans aucune raison connue, de jour comme de nuit. On peut être tiré soudainement du sommeil par une terreur dont on ignore la cause, peut-être un mauvais rêve que l'on a oublié, et l'on craint de se rendormir, redoutant que l'anxiété ne ressurgisse. La peur de type ASPEN est souvent liée à des pensées de mort ou de religion. C'est la peur qui vous donne la « chair de poule » on vous fait « dresser les cheveux sur la tête », peur d'un quelque chose que l'on ne voit pas, que l'on n'entend pas ; elle est à la fois soudaine et, de prime abord, inexplicable. Il semble que cela vienne par hasard et la victime est assaillie d'une sensation de désastre, souvent suivie d'une intense terreur ou d'une panique émotionnelle. Elle frappe ordinairement quand la personne est seule, mais il arrive parfois aussi qu'elle s'abatte sur elle au milieu d'amis, alors qu'humainement parlant cette dernière devrait se sentir à l'aise et en sécurité. Ceux qui éprouvent cette peur en parlent rarement aux autres car, ne pouvant donner aucune raison précise à leur anxiété, ils s'attendent à ne rencontrer qu'incrédulité et à s'entendre dire : « Tout cela n'est qu'imagination. » Le Dr Bach a écrit : « La crainte de choses telles qu'une opération, une visite chez le dentiste, un orage, un incendie ou un accident sont des craintes physiques et elles sont déjà mauvaises, mais elles ne sont rien comparées à une peur mentale sans nom, qui vous enveloppe comme un nuage, amenant la peur, la terreur, l'anxiété et même la panique sans la moindre raison. Ces peurs s'accompagnent souvent de tremblements, de sueurs froides, causées par cette misérable peur de quelque chose d'inconnu. ASPEN est le Remède pour cette sorte de peur. » La crainte ASPEN est l'exact opposé de la crainte MIMULUS, car cette dernière a toujours une cause connue. La crainte ASPEN est étroitement associée à la franche terreur ROCK ROSE, car toutes deux se résolvent en panique émotionnelle ou physique.

Le Dr Bach disait des aspects positifs ASPEN : « Absence de crainte, en raison de cette connaissance que derrière tout il y a la puissance d'amour universel. Une fois que nous avons bien compris cela, nous sommes au-delà de la peine et de la souffrance, au-delà de l'inquiétude, du souci ou de la crainte ; nous sommes au-delà de tout, excepté de la joie de vivre, de la joie de la mort et de la joie de notre immortalité. Cela nous donne le désir de provoquer l'épreuve, de vivre l'événement imprévu, en sachant qu'elle nous conduit à notre demeure céleste et que nous pouvons sans crainte suivre cette voie à travers tout danger, à travers toute difficulté. » Il y a un vieux proverbe chinois qui dit : « La peur frappait à la porte ; la foi lui a ouvert et il n'y avait personne. »

Cas traités

Femme, 26 ans, célibataire. Elle était extrêmement nerveuse et avait toujours peur de quelque chose qu'elle ne pouvait expliquer. Quand la crainte la prenait, elle avait l'impression de défaillir, et en fait cela lui arrivait très souvent. Elle souffrait de palpitations et ne se sentait pas le courage de faire face aux problèmes de la vie. On lui prescrivit ASPEN comme le Remède type pour sa peur inexplicable, et on y ajouta LARCH pour lui donner plus d'assurance. Après avoir pris le remède pendant un mois, elle ne notait pas de changement appréciable si ce n'est qu'elle n'avait pas eu de syncope. A la fin du second mois, elle nous dit qu'elle n'avait eu qu'un accès de frayeur et que ses palpitations avaient à peu près cessé. Elle se sentait en général beaucoup mieux. Elle continua le même traitement deux mois encore, après quoi elle pouvait dire qu'« elle ne s'était jamais sentie aussi bien physiquement » et qu'elle était parfaitement capable de faire face à n'importe quelle situation. Elle avait perdu toute crainte, à tel point que ses amis lui demandaient quel traitement elle avait bien pu suivre pour obtenir une amélioration aussi marquée.

Femme, 50 ans. Elle souffrait depuis l'enfance de la crainte irraisonnée d'étouffer et de suffoquer. Durant les deux dernières années, cette crainte avait pris de telles proportions qu'il lui était devenu difficile d'avaler et elle avait l'impression d'avoir une bande serrée autour de la gorge. Quand elle vint nous demander de la traiter, elle avait perdu du poids et sa vitalité était très basse. La radio ne révélait aucune cause physique à son état. On lui donna ASPEN comme son Remède type, pour sa peur non fondée. On lui recommanda de le prendre par voie orale de la manière habituelle, mais également d'en faire une lotion et de l'appliquer sur sa gorge trois fois par jour. Les résultats furent rapides et satisfaisants. En trois semaines, elle put avaler sans gêne et la sensation déplaisante d'une bande serrée autour de la gorge avait entièrement disparu. On lui conseilla de continuer à prendre le remède et quelques semaines plus tard elle nous écrivit : « J'ai complètement perdu le souvenir d'avoir jamais été tourmentée par la crainte d'étouffer. »

Femme, 60 ans. Depuis l'enfance, elle était sujette à des peurs irraisonnées qui l'éveillaient la nuit et la laissaient craintive et tremblante, souvent avec des nausées et trempée de sueur froide. ASPEN lui fut prescrit comme son Remède-type. On y ajouta STAR OF BETHLEHEM à cause d'un choc qu'elle avait éprouvé dans son adolescence. Un mois plus tard elle nous apprenait qu'elle allait beaucoup mieux, mais qu'elle souffrait d'indigestions. Sa sœur avait émis l'avis qu'il pouvait s'agir d'un cancer et cela la terrifiait. On ajouta ROCK ROSE aux Remèdes précédents pour combattre la terreur d'un possible cancer. Dès lors, les progrès furent constants, sa santé s'améliora considérablement et ses craintes s'apaisèrent graduellement. Le traitement fut poursuivi trois mois encore et au bout de ce temps, elle nous fit savoir que toutes ses craintes s'étaient évanouies et qu'elle se sentait de nouveau très heureuse.

Homme, 60 ans. Pasteur. Il avait souffert l'année précédente d'un infarctus du myocarde. Quand il vint nous consulter, il nous dit qu'il était rempli de crainte. Il spécifia bien que ce n'était pas à cause de l'état de son cœur, qu'il ignorait d'où lui venait cette crainte sans fondement ni raison. Il était très déprimé et fatigué et avait perdu tout intérêt à son activité paroissiale. Sa voix était faible et lui manquait souvent durant les offices. On lui donna ASPEN comme Remède-type pour ses craintes sans fondement et OLIVE pour l'épuisement et la dépression qui en découlaient. Le traitement fut poursuivi pendant trois mois. Il commença par reprendre des forces et s'intéressa de nouveau à son travail paroissial. A la fin du traitement, il nous dit qu'il avait retrouvé sa voix normale, ainsi que son enthousiasme pour son travail. Et le plus important, c'est qu'il n'était plus obsédé par des craintes désagréables.

Homme, 80 ans. Il vivait depuis deux ans dans la peur irraisonnée d'avoir le feu dans sa maison. Cela le rendait très nerveux et déraisonnable, car il lui arrivait fréquemment de se rhabiller la nuit pour descendre de sa chambre et s'assurer que tout allait bien. ASPEN était manifestement le Remède-type pour une crainte non fondée. On lui donna également CRAB APPLE pour éliminer les effets de la crainte qui occupait son esprit et lui causait de l'oppression. A la fin du premier mois, sa femme nous écrivit que son état s'était grandement amélioré. Il ne descendait plus la nuit et respirait beaucoup plus librement. Il continua à prendre les Remèdes pendant deux mois et sa femme nous écrivit alors qu'il était « un tout autre homme, à la fois mentalement et physiquement. »

CHAPITRE 4

BEECH *(HÊTRE)*

Mots-Clés : Intolérance, critique, jugements superficiels.

Le Dr Bach a dit de la personne de type BEECH : « Il est évident que nul n'est à même de juger ou de critiquer, car le plus sage d'entre nous ne voit et ne connaît qu'un infime fragment du Grand Ordre de la Nature et, connaissant si peu, nous ne pouvons juger de la manière dont le Grand Plan doit se dérouler. » Il a écrit également : « Il nous faut être plus tolérants, indulgents et comprendre comment, par des voies différentes, chaque individu et toutes choses œuvrent pour atteindre leur perfection finale. » [1] Le type BEECH est une personne intolérante qui ne fait aucun effort pour comprendre ou tenir compte des insuffisances des autres. Plutôt que de rechercher les bonnes qualités chez les autres, le type BEECH a tendance à s'arrêter à leurs travers et à les critiquer. Les personnes de type BEECH manquent généralement d'humilité comme de la capacité de se mettre à la place de l'autre. Il leur échappe souvent que l'autre personne n'a peut-être pas eu les avantages qui ont été les leurs, ni le concours des épreuves qu'ils ont eu le privilège d'affronter. Parfois, les petites manies, les gestes, les habitudes des autres les indisposent outre mesure ; leur irritation est hors de proportion avec ce qui a pu leur déplaire. C'est bien ici le cas de chercher d'abord la poutre dans son œil à soi. Voici une déclaration typique : « J'ai une aversion profonde et fortement enracinée pour tout ce qui est superficiel. Je demande et cherche partout l'exactitude, l'ordre et la discipline. » Cette tendance à la critique est de nature à les isoler, car ils se coupent

1. « The Twelve Healers and Other Remedies », par Edward Bach (The C.V. Daniel Company Ltd., Grande-Bretagne, 12e édition 1969.) (Traduit en français sous le titre *« La Guérison par les Fleurs »* (N.d.t.).

eux-mêmes de la compagnie amicale, tolérante de leurs semblables. Le type BEECH diffère de la personne WATER VIOLET en ce que cette dernière est réellement sage et compréhensive, de sorte qu'elle peut se sentir supérieure à ceux qui ne suivent pas la même voie qu'elle. C'est ce sentiment de supériorité qui provoque une certaine réserve à l'égard du lourdaud et simple mortel. Cependant, le type WATER VIOLET ne cherche jamais à redresser ou à critiquer ceux avec qui il peut être en désaccord ou même ceux auxquels il se sent supérieur.

Le Dr Bach a dit des aspects positifs de la personne BEECH : « Un exemple de parfaite tolérance. C'est le Christ laissant les soldats lui poser sur la tête la couronne d'épines, lui percer de clous les mains et les pieds sans en éprouver d'aigreur. Au contraire, il plaidait pour eux : « Mon Père, pardonnez-leur, car ils ne savent ce qu'ils font. »

Cas traités

Homme, 54 ans. Il était célibataire et vivait avec sa mère et ses quatre sœurs. De nature irritable et impatient, il ne pouvait supporter leur manière d'être et, pour leur échapper, s'efforçait de vivre dans un monde de rêve de sa propre création. Il avait commencé à souffrir de sciatique sept semaines avant de venir nous demander un traitement. On lui prescrivit BEECH comme Remède type pour son attitude intolérante, avec CLEMATIS pour sa tentative d'évasion dans un monde de rêve afin de se soustraire à ce qui était pour lui un désagrément. Les premières nouvelles qu'il nous donna étaient encourageantes ; il disait être libéré de la douleur sciatique à la cuisse, bien que sa jambe fût encore faible et, selon son expression, « erratique ». On répéta les mêmes Remèdes et, au bout de deux mois, il nous écrivit : « Je n'ai plus du tout mal à la jambe. J'ai décidé de chercher un autre emploi dans une autre ville et de vivre indépendant. Il me sera alors plus facile de penser à ma famille avec une meilleure compréhension. »

Homme, 40 ans. Dessinateur. Il souffrait depuis plus d'un an d'une éruption au visage, aux bras et aux mains. Il jugeait sévèrement ses médecins et leur en voulait de n'avoir pas réussi à le guérir. Il critiquait beaucoup de choses en général ou, disait-il, « les choses ennuyeuses et les gens ennuyeux ». Il s'était résigné à l'éruption, mais se sentait impur. BEECH, son Remède-type, fut prescrit pour son attitude critique, et CRAB APPLE comme dépuratif pour sa maladie de peau. Seize jours plus tard, l'éruption avait totalement disparu, mais il craignait qu'elle ne reparût. On ajouta GENTIAN aux deux autres Remèdes pour son manque de confiance. On n'en entendit plus parler pendant deux ans, puis il nous écrivit qu'il n'y avait eu aucune récidive en ce qui concernait l'état de sa peau, mais qu'il souffrait maintenant de raideur dans les épaules. On lui prescrivit de nouveau BEECH, son Remède-type, avec CRAB APPLE, parce que l'on sentait qu'il subsistait en lui une façon de voir critique et rigide. Il nous récrivit le mois suivant pour nous dire qu'il était complètement délivré de la douleur comme de la raideur.

Femme, 46 ans. « J'ai une âme de réformatrice », écrivait-elle, « j'aime changer les gens, mais je n'ai pas assez d'humilité pour être un brillant exemple. Je suis trop intolérante. Les toxines et l'inflammation causées par une incurable obstruction stomacale me font beaucoup souffrir. » On lui prescrivit BEECH, le Remède-type pour son intolérance ; VERVAIN, pour son désir de convertir tous ceux qui l'entouraient ; CRAB APPLE, parce qu'elle terminait sa lettre en disant : « Je me dégoûte assez. » Elle prit les Remèdes pendant trois mois. Il n'y eut d'abord qu'une légère amélioration, puis le mieux s'accentua soudainement et elle finit par nous dire qu'elle avait le sentiment d'être devenue une autre femme et était maintenant tout à fait bien.

Homme, 70 ans. C'était un être très intolérant qui critiquait quiconque ne pensait pas comme lui. Il se minait littéralement en disant : « Pourquoi untel pense-t-il comme cela ? » ou « Je ne peux rien voir de bon dans cet homme. » Il était irritable, d'humeur difficile, et la vie était pour lui à peu près totalement dénuée de joie. BEECH, qui était manifestement son Remède-type, lui fut donné seul et, au bout de quelques semaines, il pouvait dire : « Je reconnais maintenant le défaut qui est en moi. » Il continua de prendre le Remède et se remplit progressivement de dynamisme tout en déployant un extraordinaire sens de l'humour.

Femme, 69 ans. Elle était elle-même une personne extrêmement capable, mais aussi extrêmement critique à l'égard des autres. Elle ne pouvait comprendre pourquoi ils étaient apparemment incapables d'être comme elle attentifs à tout. Elle ne leur faisait pourtant pas remarquer directement leurs fautes, mais elle se sentait toujours très supérieure à eux. En conséquence de cette attitude de supériorité, elle souffrait de gêne respiratoire et de bronchite. On lui prescrivit BEECH comme le Remède type pour son intolérance ; CRAB APPLE comme dépuratif, pour décongestionner sa poitrine aussi bien que ses pensées. Elle prit les Remèdes assez longtemps avant de reconnaître que sa façon de voir les choses avait vraiment beaucoup changé. Elle disait qu'elle avait une bien meilleure compréhension des problèmes des autres et de leurs difficultés. La congestion et la bronchite avaient disparu et elle nous écrivit quatre ans plus tard pour nous dire qu'elles n'étaient jamais revenues.

Homme, 52 ans. Retraité. Il souffrait beaucoup d'un eczéma du scrotum, dont la peau était sombre et avait pris l'aspect du cuir. Quand il vint nous voir pour être traité, il y avait plus de deux mois qu'il était dans cet état. C'était une personne intolérante et extrêmement critique, surtout à l'égard de la façon de vivre des autres. On lui donna BEECH, le Remède type pour son attitude intolérante envers ses semblables, et CRAB APPLE comme dépuratif pour son organisme. L'eczéma avait disparu en l'espace d'un mois et, à l'endroit malade, la peau avait repris son aspect normal. Il continua de prendre les Remèdes un mois encore et nous fit alors savoir que sa famille le trouvait beaucoup plus tolérant et plus facile à vivre.

Femme, 55 ans. Elle avait souffert de troubles hépatiques et rénaux et, disait-elle, avait été efficacement soignée par les plantes. Après une rechute elle vint nous demander un traitement. Elle se disait réformatrice dans l'âme, ajoutant qu'elle aimait changer ceux qu'elle estimait être sur une mauvaise voie. Elle voulait les amener à penser comme elle et, s'ils ne le faisaient pas, elle devenait très intolérante pour leur manque de compréhension. On lui donna BEECH comme le Remède-type, CRAB APPLE pour l'épuration de ses pensées et WHITE CHESTNUT, parce qu'elle se déclarait incapable de chasser de son esprit des pensées importunes. Au bout du premier mois, elle nous fit part d'une amélioration de son état de santé, mais elle disait manquer encore de tolérance. On répéta les mêmes Remèdes et, deux mois plus tard, elle nous dit que sa santé s'était beaucoup améliorée et qu'elle avait fini par comprendre qu'il fallait laisser les autres suivre leur propre voie. Elle avait appris que ce n'était pas son affaire de s'immiscer dans leur vie et de les critiquer.

CHAPITRE 5

CENTAURY *(CENTAURÉE)*

Mots-Clés : Sans volonté, trop aisément influencés, serviteurs bénévoles.

Les personnes CENTAURY sont tranquilles, parfois timides, manquant de personnalité, dociles et toujours disposées à faire n'importe quoi pour les autres. Elles sont soumises, s'en laissent facilement imposer et deviennent souvent la proie de gens sans scrupules qui profitent de leur bonne nature. Ce sont les « paillassons » dont on use et abuse parce qu'ils n'ont pas la force de volonté de refuser ; de cette manière, ils accroissent la puissance dominatrice du tyran. Ils se fatiguent aisément et semblent souvent vidés de leur vitalité. Ils se montrent fréquemment pâles et languissants, bien qu'en fait ils soient mentalement alertes, actifs et bien éveillés. Ils diffèrent en ceci du type CLEMATIS, parce que si ce dernier peut être mené et influencé c'est que ses pensées sont ailleurs et qu'il n'a que peu d'intérêt pour les circonstances présentes. A la différence du type HORNBEAM, ceux du type CENTAURY se fatiguent en en faisant trop pour répondre aux demandes des autres par d'innombrables services qui sapent leur vitalité et non parce qu'ils manquent d'empressement pour agir. Le type CENTAURY ne discute pas, ne se défend pas. Il est habituellement prompt à faire ce qu'on lui dit. Ses actes et ses pensées sont souvent colorés par les exigences et les idées de ses compagnons, aussi bien que par les conventions. En ne suivant pas leurs propres idées ou leurs ambitions dans la vie, ils laissent échapper l'occasion de beaucoup de joies que l'action indépendante et l'expérience auraient pu leur apporter. Ils passent souvent leur vie liés sans nécessité à leur famille ou à leurs parents et, ce faisant, négligent leur propre mission dans la vie. Ils prennent fréquemment la profession de leur père au lieu de suivre leur propre inclination, ou bien ils se consacrent à un parent mal portant. Dans un cas comme dans l'autre, ils ruinent leur vie par une attitude servile qui les enchaîne à un loyalisme inconditionnel, jusqu'à les faire renoncer au mariage plutôt que d'abandonner celui qui les a asservis. Ils sont en réalité des domestiques au lieu d'être des aides consentantes. CENTAURY donne de la vigueur à l'esprit et au corps. Il est très utile dans les cas de faiblesse consécutive à une longue maladie, quand le patient se sent trop las pour faire un effort de lui-même ou quand il manque complètement de vitalité.

Les caractéristiques positives de la personne CENTAURY se trouvent chez celui qui sert avec discernement, calme et discrétion. Il sait quand donner et quand refuser. Une telle personne peut se mêler aux autres sans perdre son individualité. Elle est très capable de soutenir ses propres opinions et d'obéir à la voix de son Moi intérieur. Elle peut accomplir sa mission dans la vie sans se laisser influencer par l'opinion des autres.

Cas traités

Voici la lettre d'une personne typiquement CENTAURY : « Ma mère a une puissance de volonté terrible. J'ai quasiment peur, parfois, d'émettre un avis ou de présenter des suggestions. Je n'ose dire combien j'ai envie de me rendre seule, quelque part, ne serait-ce que pour quelques heures, car je préfère y renoncer que d'affronter l'inévitable scène. Je me sens aussi très lasse et alors que j'ai le vif désir de continuer à peindre, je n'en trouve ni le temps ni l'énergie. Je voudrais dormir, je me sens tellement fatiguée. J'aspire à pouvoir disposer de moi-même. J'ai envie de m'évader, de partir me reposer seule, de réfléchir et, une fois reposée, d'agir. Un ami et sa femme sont venus l'autre jour me chercher pour que je sorte avec eux. Ma mère était furieuse, disant qu'ils n'avaient pas le droit d'agir ainsi et qu'ils auraient dû l'emmener aussi. Quelle différence avec mon mari qui, lui, se contenta de dire : « Comme c'est gentil de leur part ! J'espère que vous vous êtes bien amusés ! » CENTAURY fut prescrit comme Remède-type, parce qu'elle ne savait pas s'imposer, et elle suivit le traitement pendant trois mois. Elle commença à vivre peu à peu sa propre vie. Elle s'arrangea pour avoir du temps à elle chaque jour et à le consacrer à sa peinture, à voir ses amis. Enfin, elle insista doucement, mais fermement, pour qu'on la laisse agir à sa guise et elle se rendit compte, à sa grande surprise, que le fait de ne pas céder à tous les caprices de sa mère aidait beaucoup celle-ci qui, probablement pour la première fois de sa vie, se mit à faire preuve de beaucoup plus de considération pour les autres.

Femme, 41 ans. Mère de deux enfants. Elle souffrait beaucoup d'insomnie et n'avait pratiquement pas dormi au cours des douze dernières semaines précédant notre entretien. On lui avait fait suivre maints traitements, y compris des électro-chocs, mais aucun n'avait été très efficace. Quand elle vint nous voir, sa tension était basse, elle était anémique et se sentait épuisée, mais le pire de tout, c'est qu'elle se négligeait et avait perdu tout intérêt à la vie en général. Elle avait eu une enfance difficile. Son père dominait toute la famille et, pour lui, ses enfants n'étaient que des esclaves. Elle avait l'impression d'être un « zéro » et travaillait dur sans arrêt pour donner satisfaction. Elle était très sensible à l'opinion des autres et se sentait obligée de « faire toujours ce qu'il y avait à faire ». On lui prescrivit CENTAURY, le Remède-type, pour la libérer de la domination de son père et de son attitude servile à l'égard des conventions. HONEYSUCKLE y fut ajouté pour l'aider à briser les liens du passé, et OLIVE pour fortifier son corps et son esprit épuisés. Au bout du premier mois, elle avait une vision plus claire des choses. Elle nous écrivit qu'elle avait recommencé à jouer au golf, mais qu'il n'y avait aucune amélioration du côté du sommeil. On ajouta ROCK WATER aux Remèdes pour l'aider à se détendre et à être moins stricte envers elle, de façon à pouvoir jouir des plaisirs de la vie. Le mois suivant, elle nous dit qu'elle dormait mieux. Deux mois plus tard, son mari nous écrivit qu'elle jouait au golf deux fois par semaine. Elle avait repris goût à s'habiller et profitait à nouveau de la vie.

Garçonnet, 11 ans. Il était continuellement touché par de mauvais rhumes et la grippe. Cela lui faisait manquer souvent l'école et ses études en souffraient. Le médecin de famille avait conseillé l'ablation des amygdales. C'était un garçon plutôt effacé et facilement dominé par une volonté plus forte que la sienne. On lui prescrivit CENTAURY, le Remède type, avec HORNBEAM pour lui donner des forces. Les rhumes continuels avaient sapé ses forces et sa vitalité, et même le désir de faire un effort pour lui-même. Il prit les Remèdes pendant deux mois et passa l'hiver sans un rhume. Sa santé s'était si bien améliorée qu'on ne parla plus de l'ablation des amygdales. De plus, il acquit une ferme détermination et une forte volonté.

Femme, 62 ans. Elle vivait avec sa mère, âgée de 91 ans. La mère avait une très forte personnalité et, telle un vampire, sapait toute l'énergie de sa fille jusqu'à ce que celle-ci se sentît totalement épuisée de corps et d'esprit. On prescrivit CENTAURY, le Remède-type, pour l'aider à se dégager de la domination de sa mère. On y ajouta HORNBEAM pour lui donner la force de venir à bout de sa tâche quotidienne. Quand elle était venue nous voir, elle souffrait aussi de maux de tête et de sinusite. Au bout du premier mois, elle se sentait beaucoup mieux. Ses maux de tête étaient moins fréquents, elle était moins lasse et avait beaucoup plus d'énergie. On répéta les mêmes Remèdes en y ajoutant HOLLY, parce qu'elle nous écrivait qu'elle avait de très désagréables pensées et sentiments à l'égard de sa mère. On lui conseilla également d'élargir sa vie sociale et de sortir plus fréquemment avec ses amis, en d'autres termes, de se faire une vie indépendante. Sa dernière lettre, après une nouvelle période de deux mois, indiquait qu'elle allait très bien. Maux de tête et sinusite appartenaient au passé. Elle était à même de dominer les pensées désagréables qui lui venaient à l'égard de sa mère et elle était enfin capable de lui tenir tête. Elle menait aussi une vie personnelle et se trouvait parfaitement heureuse.

Femme, 50 ans. Cuisinière. Elle nous écrivait : « Ma mère et ma sœur sont dans une Maison de Santé. Mon père était très autoritaire et faisait de nous tout ce qu'il voulait. Je ne parviens pas à me soustraire à l'influence des autres et ne fais que ce que l'on me dit de faire. J'arrive à une telle fatigue que je ne peux dormir et je ne suis pas en état de me défendre. » On lui prescrivit CENTAURY, le Remède-type. Après avoir pris deux bouteilles de la médecine, elle nous écrivit pour dire : « C'est étonnant ! Je vais beaucoup mieux et je peux même prendre des décisions de moi-même au lieu de me fier aux autres. »

Femme, 67 ans. Mariée. Elle était de constitution très fragile, anémique et surchargée de travail à la maison. Elle était devenue anxieuse, déprimée, misérable et jalouse parce qu'on la négligeait. Bien qu'elle fît tout ce qu'elle pouvait pour aider sa famille, elle était dominée par elle et ne pouvait faire reconnaître ses droits. On lui prescrivit CENTAURY, le Remède type, pour l'aider à surmonter la domination de sa famille, et HOLLY à cause des fâcheuses pensées engendrées par ses émotions. Il y eut une amélioration physique immédiate. Une meurtrissure au genou guérit et une fibromatose à son dos disparut sans retour. Mais la dépression subsistait. On répéta les mêmes Remèdes sur une période de quatre mois, au cours de laquelle son état s'améliora graduellement à la fois sur le plan physique et sur le plan émotionnel. Finalement les dépressions disparurent et ne revinrent pas. Elle se trouva parfaitement capable de tenir tête à sa famille et d'affirmer ses droits. Les tests de laboratoire établirent que son anémie avait disparu.

CHAPITRE 6

CERATO *(PLUMBAGO)*

Mots-Clés : Défiance de soi, doute de ses propres capacités, manque de réflexion.

Il y a des gens qui possèdent beaucoup de sagesse, qui sont intuitifs, qui ont des opinions à eux bien définies et qui, cependant, doutent de leurs propres capacités. Ils sont très capables de faire des sottises en suivant l'avis des autres à l'encontre de leur bon jugement. Tel est le type CERATO, et quand ils se rendent compte que le conseil qu'ils ont suivi était mauvais, ils sont portés à dire : « Je le savais bien. Ce n'est pas cela qu'il fallait faire, mais ceci. » Voilà en vérité une bien pauvre consolation. Un patient qui demandait conseil aux autres nous écrivit en disant : « Après avoir suivi le conseil d'amis qui me poussaient à manger du miel, je me suis aperçu qu'il ramenait tous mes anciens symptômes. J'aurais dû m'en douter, car le miel ne m'a jamais réussi et c'est pour cette raison que je suis resté des années sans en manger. » Parfois, quoique rarement, le type CERATO demande conseil aux autres et agit ensuite à sa guise en se fiant à son propre jugement. Quand ils sont malades, ils sont sûrs que tel remède va les guérir jusqu'à ce qu'on leur parle de tel autre. Ils sont enclins à essayer médecine sur médecine, toujours selon la dernière recommandation. Ce sont des gens loquaces, toujours à poser des questions, qui tendent par leur persistance à saper la vitalité des autres. Le type CERATO diffère de la personne SCLERANTHUS en ce que cette dernière ne peut se décider entre deux solutions, mais elle travaillera en fin de compte la question et prendra sa décision sans demander l'avis des autres, à moins que l'affaire ne nécessite une opinion qualifiée, bien entendu. La personne CERATO diffère aussi du type CENTAURY, qui est faible est donc aisément persuadé, car le type CERATO a son opinion et, contrairement aux personnes LARCH, il a suffisamment confiance en lui pour s'en tenir à sa décision une fois qu'il l'a prise. Les gens CERATO ont une grande admiration pour ceux qui savent ce qu'il faut. Ils ont même tendance à les imiter si étroitement qu'il est parfois possible de dire quelle est la dernière personne qu'ils ont approchée ou le film qu'ils viennent de voir !

L'aspect positif du type CERATO est une paisible assurance. De telles personnes sont très intuitives ; elles sont sûres de leur capacité de distinguer le vrai du faux et elles se fient à elles-mêmes pour agir sans se laisser influencer par un avis contraire.

Cas traités

Femme, 68 ans. Célibataire. Elle nous écrivit : « Je sais toujours ce que je veux, mais il faut que ça me soit confirmé par l'opinion de plusieurs autres personnes et, quand elles ne sont pas d'accord avec moi, je suis généralement la majorité ; la plupart du temps, ça ne finit pas comme je le souhaitais. Je sais que c'est stupide de ma part, et les gens me disent que je les assomme en leur posant tant de questions. Je me fatigue également beaucoup trop et je souffre de sinusite, parfois très sérieusement. Je me sens vraiment au désespoir avec cette douleur. » CERATO était le Remède-type indiqué parce qu'elle ne pouvait se fier à son propre jugement. On y ajouta CHERRY PLUM à cause du sentiment de désespoir causé par la douleur due à la sinusite. Au bout de trois mois, la sinusite avait disparu et CHERRY PLUM était retiré de la prescription suivante. Après avoir pris la médecine pendant une période totale de six mois, elle nous écrivit : « Je m'aperçois maintenant que je n'ai pas à demander aux autres leur avis. C'est un grand soulagement. J'ai aussi le plaisir de vous dire que je ne suis plus tourmentée par la sinusite. »

Femme, 55 ans. Célibataire. Il y avait toujours en elle quelque chose qui n'allait pas : un rhume, une indigestion, un mal de tête ou une douleur rhumatismale. En tout cas, elle se sentait rarement réellement bien. Bien qu'elle fût capable de prendre des décisions, elle ne s'y fiait pas. En ce qui concernait sa santé, cela la menait d'une forme de traitement à une autre, et aucune ne lui était d'un grand secours. C'était une femme capable, qui pouvait faire bien son travail et le savait. Une personne aux multiples intérêts, qui faisait continuellement des erreurs parce qu'au lieu de compter sur son propre jugement, qui était bon, elle cherchait constamment l'avis des autres. Quand elle vint nous voir pour être traitée, elle était très découragée et déprimée. On lui prescrit CERATO, le Remède-type, avec GENTIAN pour son découragement. Elle suivit longtemps le traitement. Les maladies cédèrent assez rapidement aux Remèdes, mais il fallut deux bonnes années pour qu'elle fût enfin capable de diriger sa vie et de compter sur son propre jugement.

Femme, 45 ans. Elle était infirmière et avait de nombreuses années d'expérience. L'hôpital dans lequel elle était employée était sur le point de fermer et elle devait être mutée à l'hôpital du comté. Cependant, elle désirait depuis longtemps être infirmière de district, visiter les malades à domicile et dans les villes proches du district. Elle avait déjà pris et passé son permis de conduire. Puis, disait-elle, elle avait subitement perdu foi en son propre jugement. Bien qu'elle désirât beaucoup être infirmière de district, elle avait l'impression qu'il lui fallait d'une manière ou d'une autre aller au grand hôpital. Elle devait se décider et commença à demander conseil à ses amis qui, heureusement pour elle, se montrèrent à la fois intelligents et sincères. Ils se refusèrent à donner un avis et furent unanimes pour l'inviter à se décider elle-même et à faire ce qu'elle désirait réellement faire. On lui prescrivit le Remède-type indiqué, CERATO. Elle le prit pendant deux semaines environ et résolut alors de devenir infirmière visiteuse. Elle nous écrivit : « Si mes amis m'avaient conseillé d'aller à l'hôpital, je sais que j'aurais été déçue. Je désire visiter les malades et travailler de façon indépendante. »

Jeune homme, 22 ans. Il était le fils d'un médecin réputé. Quand il vint nous voir, il approchait de ses derniers examens en médecine. Il était très malheureux, parce qu'il ne se sentait pas fait pour être médecin. Il avait toujours désiré être ingénieur électricien, mais par déférence pour son père, à qui il avait demandé conseil, il étudiait la médecine. Ce faisant, il allait malheureusement contre sa conviction intime. On lui prescrivit CERATO, le Remède type, pour lui donner confiance en ses propres décisions et IMPATIENS, parce qu'il était devenu nerveux et irritable. Ces Remèdes l'aidèrent à voir qu'il ne suivait pas sa vocation dans la vie, mais il ne se sentait pas le courage d'opérer le changement nécessaire. On ajouta MIMULUS pour sa crainte d'effectuer un changement, et LARCH pour son sentiment d'infériorité. Il prit le remède encore deux mois. Quand il nous écrivit de nouveau, ce fut pour nous dire qu'il avait décidé d'abandonner ses études de médecine. Il était allé à Londres « pour entreprendre le travail qu'il avait toujours voulu faire ». Il était apparemment très heureux et s'était fait beaucoup de nouveaux amis. Il disait qu'il allait très bien et qu'il était enfin en train de réussir sa vie.

Femme, 72 ans. Veuve. Elle ne pouvait jamais se fier à ses propres opinions et demandait continuellement à ses amis ce qu'ils feraient à sa place et ce qu'elle devait faire pour sa mauvaise santé. Le résultat était qu'elle allait de médecin en médecin, suivant d'abord un traitement puis un autre, toujours selon l'avis qu'on lui donnait et généralement sans aucun profit pour sa santé. Elle était devenue très nerveuse à cause d'une grosse excroissance à l'abdomen qu'elle craignait pouvoir être de nature maligne, mais elle était cependant peu disposée à la faire enlever chirurgicalement. On lui prescrivit CERATO, son Remède-type, en raison de son incapacité à se fier à ses propres conclusions. On lui donna ROCK ROSE pour la terreur qu'elle éprouvait à la pensée d'une tumeur maligne et HORNBEAM pour la fortifier. Elle prit ces Remèdes pendant trois mois. Durant cette période, la grosseur diminua progressivement et finit par disparaître complètement. Elle devint beaucoup plus forte, sa santé n'était plus un problème et, disait-elle, elle était résolue à se montrer énergique et à prendre elle-même ses décisions.

Femme, 33 ans. Elle nous écrivit : « Je sais ce que j'ai vraiment envie de faire, mais je n'ai pas suffisamment confiance en moi. J'ai suivi les conseils de mes parents et de mes amis la majeure partie de ma vie et je n'ai jamais été heureuse ou satisfaite ni de ma vie ni de mon travail. Maintenant, je brûle de faire ce que j'ai envie de faire. Les Remèdes peuvent-ils m'aider à être ferme et à suivre cette impulsion ? » On ne lui prescrivit que CERATO, le Remède-type. Elle prit ce remède pendant six semaines, au bout desquelles elle nous écrivit pour nous dire : « Ça y est ! Je sens que je peux maintenant avoir confiance en moi ! »

Femme, 39 ans. Elle écrivait : « J'ai un bon et gentil mari, mais je ne l'ai jamais aimé. Maintenant, je sens que je dois le quitter, dans son intérêt comme dans le mien. J'ai trouvé l'homme de ma vie. Je suis décidée, mais ma décision me remplit de doutes et de craintes et je demande conseil à tout le monde. Les conseils qu'on me donne sont habituellement contraires à ma décision, mais je continue néanmoins à en demander. » On lui prescrivit CERATO, son Remède-type. Elle prit le Remède pendant trois mois, après quoi elle expliqua la situation à son mari, qui était un homme très compréhensif. Il accepta le divorce et lui souhaita d'être heureuse dans sa nouvelle vie.

Dans les cas cités ci-dessus, CERATO a permis à toutes les personnes concernées d'arriver à une décision *par elles-mêmes*. Chacune d'elles a développé en elle l'assurance pour se fier à sa décision, et chacune s'est basée sur son jugement, sans tenir compte de ce que les autres disaient ou pensaient. P.M.C.

CHAPITRE 7

CHERRY PLUM

Mots-Clés : Désespoir, peur de perdre le contrôle de l'esprit, crainte de faire quelque chose d'affreux.

Ce Remède convient au désespoir et au profond abattement de ceux qui sont au bord de la dépression nerveuse. Il est pour ceux qui dans leur désespoir sont tentés de recourir au suicide comme moyen d'évasion. Voici la déclaration typique d'une patiente : « J'ai perdu récemment mon mari et suis depuis terriblement déprimée avec la peur de l'avenir. Le pire, c'est que le violent désir me prend d'en finir avec une dose mortelle. » Un autre patient nous écrivait : « Je sens que je vais perdre la raison jusqu'au point de me suicider. » Telle est l'attitude de personnes désespérées et déprimées pour avoir été longtemps soumises au tourment mental et à la souffrance physique. Leur détresse devient si grande qu'ils craignent que leur esprit ne résiste pas à la tension qui lui est imposée. Elles ont peur de perdre le contrôle de leurs pensées ou de leurs actes et d'être poussées à commettre quelque chose d'affreux, quelque chose qu'en des temps plus heureux elles n'auraient pas envisagé un seul instant. Une malade nous écrivait : « ... J'ai parfois l'impulsion irrésistible de faire du mal à mon mari ou à mon enfant. » Il y a aussi ceux que l'idée de la folie épouvante, qui craignent de perdre la raison, tel ce patient qui nous écrivait : « ... un terrible état de dépression et un esprit dérangé... Je ne sais où je vais et je ne vois plus d'issue. Ce serait terrible d'être enfermé dans un asile. » Et encore : « J'ai l'impression de devenir fou, d'être « devant un mur ». Et le plus triste et le plus dangereux de tous, ce patient écrivant et disant avoir « des impulsions violentes, presque meurtrières qui subitement me passent par la tête. J'en arrive à faire les cent pas, à courir, à boxer mentalement un adversaire avec lequel j'ai un vieux compte à régler. Je n'éprouve habituellement rien de ce genre. »

L'aspect positif se voit dans le courage tranquille et l'endurance du prisonnier de guerre, par exemple, soumis à une véritable torture mentale et physique et qui cependant conserve un esprit sain.

Cas traités

Femme d'un certain âge. Elle relevait d'une longue maladie et avait invité une amie à venir habiter chez elle, mais elle se rendit compte qu'elle ne pourrait s'entendre avec elle. Elle se mit alors à traiter son amie avec brutalité, allant jusqu'à la frapper en criant de façon hystérique. C'était tout à fait contraire à son comportement normal. Son amie la quitta, mais elle maintint cette attitude à l'égard des personnes avec qui elle avait des contacts. De fait, son état empira. On lui prescrivit CHERRY PLUM, le Remède type, pour son manque de contrôle mental. Le résultat fut remarquablement rapide, car elle n'eut qu'une seule crise. On lui conseilla de continuer de prendre le Remède encore deux mois pour consolider l'amélioration survenue.

Enfant, 3 ans et demi. Il était le jumeau d'un frère beaucoup plus fort que lui et, à sa naissance, on n'avait pas pensé qu'il pourrait vivre. Il se développa cependant peu à peu et survécut. Il avait fréquemment des crises de violence, poussant des cris, se jetant à terre, se cognant la tête et éparpillant à la volée tout ce qui lui tombait sous la main. Il s'enrhumait constamment, avait peu d'appétit et vomissait souvent après avoir mangé. On prescrivit CHERRY PLUM, le Remède-type, pour l'aider à se contrôler, et SCLERANTHUS pour assagir ses humeurs changeantes. Au bout de quatre mois, sa mère nous faisait savoir qu'il était devenu un enfant normal. Son état général s'améliora, il avait meilleur appétit et les vomissements avaient cessé. Il n'était plus sujet aux crises de colère.

Homme, âge moyen. Il souffrait beaucoup de sinusite et la douleur était souvent intense. C'était un homme impatient et énergique, aux mouvements vifs, qui supportait mal la douleur qui l'affectait durant les crises. Il lui semblait qu'il allait devenir fou s'il ne trouvait pas quelque soulagement et cela rapidement. On lui prescrivit CHERRY PLUM pour son état d'esprit désespéré, avec IMPATIENS pour son extrême tension mentale. On lui en conseilla aussi l'usage externe, en application chaude. A sa grande surprise, il dormit bien dès la première nuit et à son réveil constata que la douleur avait pratiquement disparu ! Il continua quelques jours encore gouttes et applications et fut complètement guéri. Il nous fit savoir au bout de plusieurs années qu'il n'avait eu aucune rechute, mais qu'il continuait cependant à prendre les Remèdes. Il écrivait : « Je prends les Remèdes de temps en temps, car je suis devenu plus patient et désire le rester. »

Homme, 30 ans. Il était sorti de la dernière guerre traumatisé, impressionnable et nerveux. Il avait servi pendant toute la guerre comme pilote dans l'Armée de l'Air et la tension avait été trop forte pour lui. On lui avait donné sans grand succès drogues et traitements de choc. Quand il vint nous demander un traitement, il nous dit être terrifié à l'idée qu'il pourrait mettre fin à ses jours, qu'il était pris d'une impulsion presque incontrôlable de saisir un couteau ou autre instrument tranchant et « d'en finir avec tout ». Il dormait peu et, quand il dormait, faisait des cauchemars. Il avait perdu l'appétit et était agité, maigre et pâle. On lui prescrivit CHERRY PLUM, le Remède type, pour son désir de suicide. Il prit cette médecine pendant plus de deux mois. Graduellement, son agitation faiblit durant cette période et les cauchemars se firent moins fréquents ; il commença à retrouver son appétit. On ajouta ROCK ROSE au Remède de base pour combattre l'effet de choc, et il prit ce mélange pendant deux autres mois. Le mieux se poursuivit, lentement mais sûrement, et le traitement dura environ neuf mois au total. On changeait les Remèdes de temps à autre, quand son humeur montrait le besoin d'autres combinaisons, mais CHERRY PLUM y était toujours inclus. A la fin du traitement, il était un autre homme. Il avait retrouvé son calme et son assurance. Il avait pu reprendre son travail ; il mangeait et dormait bien ; il avait pris du poids et était en pleine forme. Il se maria, eut une situation comportant de multiples responsabilités et devint un important homme d'affaires. Près de vingt-trois années se sont écoulées et il n'y a jamais eu le moindre signe de rechute.

Femme, 42 ans. Enfant, comme jeune femme, elle s'était toujours montrée vive et enjouée. Elle était séparée de son mari, qui était un homme dur. Quand elle vint nous demander de la traiter, elle nous dit qu'elle sentait ne plus rien avoir à attendre de la vie et qu'il ne valait guère la peine de poursuivre la lutte pour continuer de vivre. Elle était extrêmement nerveuse et très émotive. Elle n'arrivait pas à se concentrer. Tout semblait tourbillonner dans sa tête et, par moments, son corps était secoué de tremblements incoercibles. Elle disait ne se sentir en sécurité que dans son lit ; elle y restait en pensant au suicide et ne sortait de chez elle que si elle ne pouvait faire autrement. On lui prescrivit CHERRY PLUM comme Remède type, parce qu'elle avait perdu le contrôle de ses émotions et pensait au suicide, et on y ajouta CLEMATIS pour son manque de concentration et le fait qu'elle vivait dans un monde imaginaire. Deux mois plus tard, elle allait assez bien pour se rendre en visite chez des amis. Mais l'amélioration ne fut que de courte durée et elle se sentit bientôt retomber, sans énergie, repliée sur elle-même. On ajouta MIMULUS à la prescription de base comme antidote à sa crainte et à sa nervosité, et HORNBEAM pour fortifier son corps et son esprit. Elle nous dit que le remède lui avait fait beaucoup de bien et, après l'avoir prise encore deux mois, elle nous écrivit qu'elle allait de nouveau bien. Elle avait trouvé un bon emploi et regagné une vision des choses optimiste et joyeuse.

Femme, jeune, mariée. Elle avait eu une dépression nerveuse. Peu de temps avant son mariage, on avait retiré de sous elle, en manière de plaisanterie, la chaise sur laquelle elle allait s'asseoir et elle était retombée lourdement sur le sol. Depuis cet accident, elle avait envie de faire du mal aux gens, de crier, de jeter en l'air tout ce qu'elle avait à portée de la main. Elle était obsédée par la peur d'une certaine personne, et sortir seule de chez elle la terrifiait, surtout pour faire des courses. Quand elle vint nous voir, elle était très tendue et déprimée. On lui prescrivit CHERRY PLUM, le Remède-type, pour son envie de faire du mal aux autres, pour sa crainte de commettre un acte terrible ; ROCK ROSE pour sa terreur de sortir seule et WHITE CHESTNUT pour apaiser son esprit et l'aider à acquérir le contrôle de ses pensées. En un mois de temps elle alla beaucoup mieux et se sentit capable d'aller seule à l'église. En moins de trois mois, elle pouvait se concentrer en tricotant et même y trouver du plaisir. Elle pouvait rire et sourire de ses craintes en voie de disparition. Il y eut alors récidive et toutes ses craintes revinrent une fois de plus. Au Remède de base CHERRY PLUM, on ajouta GORSE contre la désespérance et le découragement. Il y eut de nouveau progrès dans le voie du rétablissement de sa santé et elle put passer un joyeux Nœl avec sa famille. Elle continua à prendre les remèdes pendant sept mois au total, après quoi elle était complètement rétablie. Deux ans plus tard elle nous écrivit qu'elle était heureuse et en bonne santé et qu'à sa grande joie elle avait maintenant un beau bébé.

CHAPITRE 8

CHESTNUT BUD

Mots-Clés : Manque à tirer un enseignement de l'expérience ; inobservation des leçons de la vie, d'où nécessité de répétition.

C'est le Remède qui convient à ces gens qui font et refont les mêmes erreurs, sans paraître tirer la leçon inhérente à l'expérience, que ce soit par indifférence ou par hâte et inattention ou encore par défaut d'observation. Quelle qu'en soit la cause, ils tendent à répéter les mêmes erreurs et à repasser maintes fois par les mêmes difficultés. Ils peuvent finalement acquérir assez de sagesse pour apprendre à opérer avec succès en de telles circonstances ; alors seulement ils en seront libérés. Le type CHESTNUT BUD s'efforce d'oublier le passé et en cela, il diffère totalement de la personne HONEYSUCKLE qui, elle, s'acharne à se le rappeler ! Cet oubli peut être une bonne chose, mais tant que les leçons des erreurs passées n'ont pas été comprises, la personne CHESTNUT BUD n'a rien pour la guider dans le futur et rien pour l'aider dans le présent.

L'aspect positif de ce Remède se reflète chez ces personnes qui sont de fins observateurs de tout événement et surtout des erreurs commises. Elles tendent à rester attentives au présent et tirent connaissance et discernement de toute expérience. Elles apprennent en observant les autres. Le Dr Bach a écrit au sujet de CHESTNUT BUD : « Ce Remède doit nous aider à tirer pleinement profit de nos expériences quotidiennes et à nous voir, nous et nos erreurs, comme les autres les voient. »

Cas traités

Jeune femme, 20 ans, célibataire. Etudiante. Tous les deux ou trois mois, elle était affligée d'un très sérieux rhume qui durait chaque fois une semaine ou plus. En parlant avec elle, on découvrit que le rhume était le « bienvenu » parce qu'elle y trouvait un soulagement à la contrainte de ses études. Elle s'apitoyait sur elle-même et ne comprenait absolument pas pourquoi ces rhumes revenaient avec la régularité d'une horloge. On lui prescrivit d'abord CLEMATIS, parce qu'elle ne s'intéressait pas vraiment à ses études mais était plutôt portée à rêvasser, et CHICORY, en raison de son apitoiement sur elle-même. Les rhumes n'étaient qu'un moyen d'évasion. La preuve de l'efficacité des Remèdes se trouva dans le fait que le rhume suivant ne dura que trois jours. On lui donna CHESTNUT BUD, le Remède type, seul, après que le terrain eut été préparé pour ainsi dire. Elle fut très lente à prendre conscience que son intérêt n'était pas dans ses études. En fait, elle perdait son temps à l'Université et il lui aurait fallu chercher ailleurs l'occupation qui lui convenait. La seconde prescription donna d'excellents résultats. Elle nous écrivit : « J'abandonne l'Université, car j'ai compris qu'il me fallait entreprendre le travail que j'ai toujours eu envie de faire : les arts ménagers. Je viens de me fiancer à l'homme qui est fait pour moi. Je me sens merveilleusement bien et je n'ai plus de rhumes. »

Femme, célibataire. Elle souffrait depuis l'enfance de migraines et d'accès de bile. Elle était infirmière et faisait du travail social. Elle aimait s'évader et être seule aussi souvent que possible. Une fois seule, elle devenait très nonchalante et se perdait en rêvasseries. Elle se tracassait pour beaucoup de choses, pour son travail aussi bien que pour la santé de sa meilleure amie. Bien qu'elle se reprochât toutes ces fautes, elle ne les associait pas à ses migraines. On lui donna CLEMATIS comme antidote à ses rêvasseries ; AGRIMONY pour sa nature soucieuse qu'elle dissimulait de son mieux ; PINE parce qu'elle se blâmait déraisonnablement. Au bout de trois semaines, elle nous dit qu'elle se sentait mieux et qu'elle se tracassait moins pour son amie, mais qu'elle avait eu deux très dures migraines. Elle s'était inscrite à un cours de dessin et y trouvait grand plaisir, mais elle n'arrivait pas à comprendre pourquoi elle avait des maux de tête. On changea la prescription pour lui donner CHESTNUT BUD, le Remède-type, parce qu'elle était si lente à comprendre qu'elle avait essayé toute sa vie d'échapper aux déplaisantes réalités pour se réfugier dans un pays imaginaire de sa création. Les nouvelles suivantes que nous reçumes d'elle étaient encourageantes et elle finit par nous écrire : « Depuis trois mois, je n'ai plus ni migraines ni accès de bile. Je me sens beaucoup mieux et suis beaucoup plus vivante. Je comprends maintenant que j'ai toujours voulu échapper à mes soucis, mais, à présent, je peux les regarder bien en face et les affronter.

Femme, 40 ans, mariée. Elle avait un ulcère à la jambe droite qui ne voulait pas guérir. Bien que l'ulcère fût douloureux et l'empêchât de dormir, elle était de nature placide et ne se plaignait jamais. On lui avait prescrit différentes combinaisons de Remèdes Bach, mais l'ulcère ne guérissait que pour se rouvrir. Cela avait fini par la rendre malheureuse ; elle se décourageait et devenait irritable. Finalement, on lui prescrivit

CHESTNUT BUD, parce qu'on avait l'impression qu'il y avait en elle quelque chose qui l'empêchait d'apprendre, ce qui faisait qu'elle se retrouvait toujours dans les mêmes conditions. On ajouta GENTIAN à la prescription pour le découragement et la dépression qui s'emparaient d'elle devant la ténacité du mal. Les premières nouvelles qu'elle nous donna étaient encourageantes. Il y avait trois semaines qu'elle ne souffrait pas de l'ulcère, qui était décidément en bonne voie de guérison, et elle dormait mieux. On répéta deux fois de plus les mêmes Remèdes et au bout de quatre mois, environ, elle nous annonça qu'elle était complètement guérie. Un an plus tard elle nous écrivit qu'il n'y avait eu aucune récidive.

Femme, 76 ans. Elle souffrait depuis sept ans d'un tic douloureux durant l'hiver. Les crises étaient si pénibles qu'elle ne pouvait porter la main à son visage sans éprouver une douleur atroce. Elle vivait jour et nuit dans la crainte d'une crise. Quand elle vint nous demander un traitement, elle était découragée et déprimée. Elle disait elle-même qu'elle devait avoir quelque chose à apprendre, mais qu'elle était apparemment lente à le découvrir, puisque les crises revenaient chaque année ! On lui donna CHESTNUT BUD, le Remède-type, en nous basant sur sa propre remarque qu'elle était lente à apprendre ; ROCK ROSE pour sa grande peur des crises ; GENTIAN pour la dépression et le découragement. Trois mois plus tard, elle nous écrivit : « Jusqu'ici je me suis sentie exceptionnellement bien pendant tout l'automne et j'espère passer l'hiver sans crise. » Elle n'eut pas de crise cet hiver-là non plus que le suivant. Deux ans plus tard, elle nous écrivit que les crises n'étaient jamais revenues.

Femme, 40 ans, célibataire. Elle souffrait d'un eczéma périodique aux oreilles et s'en sentait impure. Elle était aussi affligée de maux de tête qui n'atteignaient qu'un côté de la tête. Elle écrivait : « Je fais et refais sans cesse les mêmes erreurs. Je ne tire pas profit de l'expérience et chaque fois que je commets ces erreurs, mes oreilles se couvrent d'eczéma. » On lui prescrivit CHESTNUT BUD, le Remède type, pour sa lenteur à tirer la leçon de ses erreurs ; CRAB APPLE pour la sensation d'impureté causée par l'eczéma. Une semaine plus tard, elle nous faisait savoir que ses oreilles étaient en voie de guérison ; deux mois plus tard, l'eczéma avait entièrement disparu et elle n'avait plus de maux de tête. Six mois après, elle nous écrivit de nouveau pour nous dire que tout allait bien désormais et qu'il n'y avait eu récidive ni de l'eczéma ni des maux de tête.

Homme, âge moyen. Il nous écrivit qu'il avait eu un accident et que, bien qu'il se ressentît de la commotion, la radio ne décelait pas de fracture du crâne. On lui envoya immédiatement le RESCUE REMEDY pour le choc et la commotion. Il nous écrivit de nouveau pour nous dire que son état s'était amélioré dans les vingt-quatre heures et il ajoutait : « J'ai eu à différentes périodes de ma vie de l'acidité gastrique et j'ai souffert l'année dernière d'une inflammation du côlon. Ceci s'est produit plusieurs fois. J'ai des responsabilités dans mon travail et je constate qu'elles deviennent pour moi une contrainte, parce que je répète les mêmes erreurs. En fait, si je fais un retour sur moi-même, je pense que cela peut être en rapport avec mon état abdominal. Toute ma vie, j'ai été ou lent à apprendre ou mauvais observateur et j'ai eu ainsi à refaire les choses maintes et maintes fois. » On lui prescrivit les Remèdes suivants : CHESTNUT BUD, le Remède type, en raison de la nécessité pour lui de répéter les expériences ; ELM pour la tension exercée par son travail et CRAB APPLE pour l'aversion que lui causait son état physique et pour purifier son mental. L'amélioration fut progressive mais paraissait certaine lorsqu'une rechute se produisit. On ajouta GENTIAN aux Remèdes précédents pour combattre son découragement. Il nous écrivit peu après pour nous dire que pour la première fois de sa vie il se sentait bien. Un an plus tard, il nous écrivait de nouveau en disant qu'il n'avait pas eu d'autres troubles et qu'il se sentait mieux que jamais.

Fillette, 8 ans. Elle était très lente à apprendre ses leçons et était toujours la dernière de sa classe. Bien qu'elle ne fût pas portée à la rêverie — c'était une petite fille heureuse et bien éveillée — elle se montrait très insouciante pour certaines choses. Quand elle partait, il fallait lui rappeler de prendre crayon et papier pour l'école et surtout de faire très attention avant de traverser une rue. Elle n'avait pas toujours conscience de ce qu'on lui disait ; on aurait dit qu'elle n'enregistrait pas. Elle était également affligée d'une série de petits furoncles, ce qui lui faisait souvent manquer l'école. On prescrivit CHESTNUT BUD, le Remède-type, pour sa lenteur à apprendre ; CRAB APPLE pour nettoyer son organisme des toxines. Le premier résultat fut physique ; les furoncles qu'elle avait aux oreilles disparurent et ne revinrent jamais. Elle prit les Remèdes pendant une longue période. Elle devint progressivement plus attentive et sa mémoire s'améliora. Elle travaillait beaucoup mieux à l'école. Deux ans plus tard, sa mère nous écrivit pour nous dire qu'elle avait été très bien physiquement. Elle était heureuse et se plaisait à l'école. Elle n'était toujours pas parmi les premières de la classe, mais avait du moins de bonnes places et l'amélioration était grande à tous points de vue.

CHAPITRE 9

CHICORY

Mots-Clés : Possessivité, amour de soi, apitoiement sur soi-même

Le désir de servir et de donner libre cours à l'amour désintéressé est habituellement développé chez nombre de personnes, mais certainement pas chez tout le monde. Il y a des gens chez qui le côté amour reste bloqué, tourné vers l'intérieur, vers le moi, et ne s'extériorise pas. C'est alors que l'individu se congestionne mentalement et physiquement, car l'amour qui se donne s'est tourné chez eux en une avide possessivité, en intérêt égoïste. Telle est la personne de type CHICORY ; tel est l'état d'esprit émotionnel que peut corriger CHICORY. La lettre d'une personne qui était soumise à l'influence du type CHICORY dit ceci : « Elle est sans cesse sur votre dos. Elle s'attendrit sur elle-même dans le genre « Personne ne m'apprécie ». Elle se froisse facilement et se sent repoussée. Elle est intoxiquée mentalement et émotionnellement. » La personne CHICORY tend à devenir extrêmement possessive à l'égard des autres. Elle aime garder près d'elle ceux à qui elle tient, contrôler et diriger leur vie (généralement à son profit) comme aussi critiquer leur manière de faire les choses. Elle jouit du sentiment de propriété et du pouvoir qu'elle acquiert sur les autres en jouant sur leur sympathie. Elle parle beaucoup de « devoir », spécialement de ceux qu'on a envers elle. Une remarque typique de la personne CHICORY est : « Pensez à ce que j'ai enduré pour vous ; pensez à ce que j'ai fait pour vous. » Quand la personne CHICORY ne peut arriver à ses fins, elle devient chagrine, souffre le martyre et, si c'est une femme, elle fond généralement en larmes devant l'ingratitude qu'on lui montre. Voici un autre exemple tiré de nos dossiers : « Elle est très fâchée si elle n'obtient pas la considération qu'elle pense lui être due. Elle est portée à s'apitoyer à l'excès sur elle-même et a la larme facile si on ne compatit pas. On est en même temps tenu de faire tout ce qu'elle dit. » La personne de type CHICORY peut même simuler ou invoquer une maladie pour que l'on s'occupe d'elle et que l'on compatisse à son malheureux sort. Cela se produit si souvent que les enfants de parents dominateurs sacrifient inutilement leur vie pour de tels tyrans, à moins qu'ils aient la force de caractère de se dégager de l'affection qui les étreint à la façon d'une pieuvre. Ils renoncent souvent à une carrière ou au mariage pour rester à la maison auprès de tels parents et de cette manière n'accomplissent pas la mission qui leur avait été assignée dans la vie. Ils finissent par se sentir frustrés et deviennent très malheureux ! Les caractéristiques du type CHICORY se rencontrent chez des personnes de tout âge et de l'un ou l'autre sexe. On a vu un exemple de cette sorte de chantage juvénile chez un petit garçon qui détestait aller à l'école. Comme il était alité et voulait qu'on s'occupe de lui, il dit : « Je guérirais bien si je pouvais rester à la maison ! » Dans une autre lettre, une mère écrit : « Mon petit garçon, âgé de cinq ans, commence à aller à l'école et je ne peux me faire à l'idée de rester seule. Il va tellement me manquer, la maison va être tellement vide sans lui. Ça me paraît au-dessus de mes forces. » Voilà un excellent exemple d'amour maternel purement égoïste et qui est l'extrême limite du spectre de l'égoïsme. Il ne vient pas à l'idée de cette mère que l'enfant va peut-être se montrer nerveux ou surexcité pour son premier jour d'école ; sa seule pensée est qu'elle va être malheureuse et bien seule sans lui. Les gens de type CHICORY ont l'air de faire tout ce qu'ils peuvent pour le bonheur des autres, alors qu'en réalité ils le font d'une manière qui ne laisse ni paix ni répit à l'infortuné bénéficiaire de leur égoïste dévouement et sapent en définitive leur vitalité. Ce sont les vampires de l'humanité, qui ne se laisseront arrêter par rien pour parvenir à leurs fins égocentriques.

L'aspect positif du type CHICORY se voit chez celui dont les attentions de la sollicitude pour autrui sont vraiment désintéressées, celui qui donne sans compter, sans rien attendre en retour.

Cas traités

Enfant, 6 ans. C'était une enfant qui voulait toujours n'en faire qu'à sa tête et qui provoquait des discussions pour attirer l'attention sur elle. Une enfant difficile, critique, portée à dire des choses désagréables. Parfois cependant, quand sa vraie nature se montrait, elle pouvait être très généreuse et de bonne volonté. Elle était sujette à de soudains changements d'humeur. On prescrivit CHICORY, le Remède type, pour son égocentrisme, avec SCLERANTHUS pour ses humeurs changeantes. Les parents nous firent savoir que de bons résultats avaient été très sensibles dès les premiers jours. Au bout d'une longue période, ils nous écrivirent que de très remarquables changements s'étaient fait jour chez l'enfant et que tout allait pour le mieux.

Femme, âge moyen, veuve. Son fils unique était sur le point de se marier et elle souffrait d'une extrême jalousie à l'égard de sa future bru. Elle avait toujours eu envers son fils une attitude très possessive et faisait maintenant tout ce qui était en son pouvoir pour empêcher le mariage. Elle avait contracté différentes maladies ; elle disait qu'elle ne pouvait pas rester seule, qu'elle perdrait sa maison s'il la laissait et que sa vie, en tout cas, serait finie. On lui prescrivit CHICORY comme le Remède type pour son égoïsme et son attitude possessive, et HOLLY pour sa jalousie. Après avoir pris les Remèdes pendant environ deux mois, elle assista au mariage de son fils et donna au jeune couple sa bénédiction. Il fallut néanmoins du temps pour qu'elle pût pardonner à son fils « de l'avoir quittée ». Elle continua à prendre les Remèdes pendant près de deux ans. Elle nous écrivit alors qu'elle s'était fait une nouvelle vie. Elle était maintenant très attachée à sa bru et comblée de joie avec son petit-fils.

Femme, 61 ans. C'était une tourmentée chronique, avec des vues très négatives. Elle critiquait les autres et voulait toujours être le centre d'intérêt. Elle était fière de son intérieur, méticuleuse pour son jardin et elle ne pouvait rester seule. Elle s'efforçait en conséquence d'avoir toujours avec elle parents ou amis. Quand elle vint nous demander un traitement, elle était au bord de la dépression nerveuse et l'on suspectait un ulcère duodénal. On lui donna CHICORY, le Remède type, pour son attitude égocentrique ; WILLOW pour sa perspective négative et pour son ressentiment du bonheur des autres. Au bout des trois premières semaines, sa famille nous écrivit qu'elle paraissait beaucoup plus gaie. A la fin du premier mois, ils nous firent savoir que « l'amélioration était marquée et qu'elle allait beaucoup mieux physiquement ». Au bout du deuxième mois, ils nous écrivirent de nouveau en disant : « Elle est devenue une personne de nature entièrement différente. Elle va également très bien physiquement et l'ulcère que l'on suspectait ne s'est pas développé. »

Fillette, 9 ans. Elle était prise chaque mardi matin de tels maux de tête qu'il lui fallait manquer l'école et rester à la maison. Quand on nous l'amena pour traitement, on découvrit que le mardi était le jour de composition, et elle était très mauvaise en orthographe. Elle avait la rédaction en horreur et le mal de tête lui fournissait une excuse pour ne pas aller ce jour-là à l'école. L'enfant s'apitoyait sur elle-même. C'était une petite fille qui demandait affection et attention et elle s'efforçait toujours d'éviter les choses déplaisantes et de faire ce qu'elle n'aimait pas faire. On prescrivit CHICORY, le Remède type, pour son apitoiement sur elle-même et son besoin d'être le centre d'intérêt. On conseilla à sa mère de l'envoyer à l'école, qu'elle ait ou non un mal de tête. Au bout de deux mois ce trouble avait complètement disparu et l'enfant devint parfaitement normale. C'est maintenant une jeune fille de 25 ans pleinement épanouie et depuis quinze ans elle n'a jamais signalé avoir eu un autre mal de tête de cette nature.

Femme, 36 ans. Chanteuse professionnelle. On ne lui avait pas témoigné d'amour dans son enfance et elle était avide d'affection et d'attentions. Elle était pleine d'apitoiement sur elle-même et jalouse à l'extrême. Quand elle vint nous voir, elle touchait à l'épuisement total. On lui prescrivit CHICORY comme le Remède type pour son apitoiement sur elle-même et son égoïsme ; CHERRY PLUM parce qu'elle s'était livrée récemment à une tentative de suicide ; HOLLY parce qu'elle avouait que la réussite de ses deux sœurs l'avait rendue malade de jalousie. Les remèdes donnèrent d'excellents résultats. Au bout de six semaines, la patiente disait qu'elle avait l'impression d'être une autre personne et qu'elle se montrait meilleure en scène qu'elle ne l'avait jamais été. En conséquence, elle avait signé un contrat pour chanter dans un opéra et nous demandait une autre bouteille du remède « pour aller jusqu'au bout ».

Enfant, 6 ans. Il fallait toujours qu'on s'occupe d'elle et elle voulait avoir sans cesse quelqu'un auprès d'elle. Quand elle ne pouvait avoir ce qu'elle voulait, elle s'en irritait. Lorsqu'on nous l'amena, elle avait eu une soudaine éruption sur tout le corps. Cela donnait des cloques et on aurait dit des brûlures. On prescrivit CHICORY, le Remède-type pour son irritabilité et son apitoiement sur elle-même, avec CRAB APPLE pour épurer son organisme. Après qu'elle eût suivi le traitement pendant un mois, sa grand-mère nous écrivit : « La petite fille va tout à fait bien maintenant. L'éruption a entièrement disparu et l'enfant est beaucoup plus calme. Les résultats ont été remarquablement rapides et elle est devenue maintenant une heureuse petite fille. »

CHAPITRE 10

CLEMATIS

Mots-Clés : Indifférence, rêverie, inattention, inconscience

Le Dr Bach disait que les symptômes suivants étaient, à des degrés divers, communs aux gens de type CLEMATIS : un regard absent, perdu dans le vague ; indifférence, inattention, préoccupation, rêverie, somnolence. En règle générale, ils ont le sommeil lourd et sont souvent d'une pâleur marquée. Ce sont des rêveurs et des gens distraits. Ils vivent davantage dans leurs pensées que dans leurs actions. Ils manquent de concentration parce que leur intérêt vis-à-vis des choses du présent, et souvent de la vie elle-même, est plutôt tiède. Ils esquivent les difficultés et les désagréments en laissant vagabonder leur attention et en se retirant dans un monde d'illusion et d'irréalité, comme ce patient qui disait : « Je me retire dans mon monde à moi, un monde de ma propre création, chaque fois qu'il y a quelque chose de déplaisant à affronter. C'est devenu tout à fait automatique. » S'ils tombent malades, ils font peu ou pas d'efforts pour se rétablir, parce qu'ils n'ont qu'un très mince intérêt pour la vie. C'est à peu près comme s'ils avaient envie de quitter cette terre, pour retrouver peut-être quelque être aimé disparu ou simplement parce que la vie ne répond pas à leur attente sur le plan matériel. Ce manque de coopération ou d'effort pour se rétablir, le Dr Bach l'appelait « une forme polie de suicide ». C'était bien dit, parce qu'ils aimeraient mieux parfois mourir avec la personne aimée plutôt que de rester sur terre, et ceci est souvent à la base de pactes de suicide. Contrairement au tempérament AGRIMONY qui recherche la compagnie pour soulager sa détresse, le type CLEMATIS préfère être seul avec ses pensées. Il est l'opposé du type VERVAIN, car il est nonchalant, apathique et inattentif, tandis que le type VERVAIN est alerté et se montre plein d'intérêt. Les gens CLEMATIS ont une mémoire déficiente parce que leurs pensées sont ailleurs et qu'ils se soucient rarement d'écouter ou de retenir ce qu'on leur dit. Ils peuvent même rencontrer un ami dans la rue sans le reconnaître, parce qu'ils sont plongés dans leurs rêves. Ce manque d'attention affecte souvent les yeux et les oreilles car ces organes ne sont utilisés que pour la vue et l'audition intérieures. Pour la même raison, le repliement inattentif peut fort bien être la cause d'accidents dans la rue ou sur la route. La personne CLEMATIS a besoin de beaucoup de sommeil ; elle se plaît dans la somnolence et peut s'endormir à peu près n'importe quand. Voici une remarque typique : « Je m'endors en répondant à des questions ou en parlant avec plusieurs personnes. Je m'endors presque invariablement à l'église ou à une conférence. » Le type CLEMATIS est médiumnique et sensible à toutes sortes de mauvaises influences ; il manque d'esprit pratique dans les choses de la vie quotidienne. Chacun de nous peut, à un moment quelconque, se trouver dans l'état CLEMATIS, quand l'esprit est occupé par des questions intimes ; joies ou soucis peuvent aussi soustraire notre attention à la situation présente. CLEMATIS est le Remède pour l'évanouissement, le coma ou pour toute forme d'inconscience, car toutes ces conditions indiquent une « perte d'intérêt » pour le moment présent, qu'elle soit imposée ou non par les circonstances.

L'aspect positif du type CLEMATIS se voit chez ces personnes qui ont un vif intérêt pour tout et un esprit ouvert à l'inspiration. On trouve parmi elles l'idéaliste pratique, l'écrivain, l'artiste, l'acteur, le guérisseur, en un mot celui qui est maître de ses pensées, qui vit avec entrain la vie quotidienne parce qu'il se rend parfaitement compte qu'il y a derrière tout cela un grand dessein.

Cas traités

Fillette, 12 ans. L'enfant avait des boutons au visage. Bien que le docteur eût donné à sa mère l'assurance qu'ils disparaîtraient par la suite, cela la chagrinait et elle manquait de confiance. C'était une enfant tranquille, réservée et toujours à rêver. On prescrivit CLEMATIS, le Remède type, pour son état général et sa rêverie. Les résultats furent rapides. Elle devint beaucoup plus vivante et se montra plus intéressée à l'école aussi bien que chez elle. Selon sa mère, elle se mit à faire les choses « presque avec ardeur ». Les boutons disparurent complètement après la seconde bouteille de remède.

Homme, 37 ans. Il nous fut envoyé par la firme qui l'employait et dans laquelle il occupait un poste à responsabilités. Durant les derniers mois, il était devenu indifférent à son travail et semblait ne se soucier nullement de ses manquements dans l'accomplissement de son service ou de ses obligations envers sa firme. Sa femme était décédée l'année précédente. Il nous dit qu'il avait toujours eu le sommeil profond et qu'il avait beaucoup de mal à se réveiller le matin. Il lui avait été récemment difficile de se concentrer sur son travail, mais il semblait être parfaitement satisfait de tout et, manifestement, ses occupations quotidiennes ne l'intéressaient guère. Sa totale indifférence à l'égard d'un possible échec, l'absence de tout effort de sa part et son apathie rêveuse désignaient CLEMATIS comme Remède type. Il prit le remède pendant deux mois. Il y eut dès le début amélioration constante et l'homme fut capable de continuer à travailler avec une efficience croissante. Au bout des deux mois, il avait retrouvé toute sa capacité normale.

(Extrait des dossiers du Dr Bach)

Homme, 47 ans. Il s'était beaucoup surmené dans les affaires depuis de nombreuses années. Il souffrait depuis trois mois d'une perte de mémoire quasi complète. Il lui arrivait de ne pas se rappeler son adresse ou son numéro de téléphone. Il était somnolent dans la journée et se désintéressait de son travail. Il avait été éprouvé sept années auparavant par une bouleversante tragédie domestique. Son expression était vide. Il était complètement apathique et résigné à n'être plus bon à rien. Ses amis avaient eu beaucoup de peine à le décider à consulter un médecin. Pour cette apathie, cet état de somnolence et son absence de tout intérêt, on lui prescrivit CLEMATIS, le Remède type. Il le prit pendant deux mois. Il y eut rapidement amélioration ; il put reprendre ses affaires et travailler convenablement. Il cessa de prendre le Remède pendant un mois et connut alors une rechute. Il reprit le remède pendant deux mois et depuis ce temps il se porte bien.

(Extrait des dossiers du Dr Bach)

Homme, 38 ans. Il passait par une période de désaffection pour son travail, qui consistait à reclasser de jeunes inadaptés. C'était un jeune homme naturellement zélé et dynamique, mais il s'était surmené et, quand il vint nous voir, il était endormi, fatigué, déprimé. Son travail s'en ressentait sérieusement et cela lui avait valu des rapports défavorables de son supérieur. Il ne se sentait presque jamais bien et avait un catarrhe dans la gorge qui, disait-il, « me donne l'impression d'être impur ». On lui prescrivit CLEMATIS, le Remède type, en raison de son manque d'intérêt pour son travail et sa nonchalance (qui n'était qu'une évasion de son travail, pour lequel il éprouvait momentanément de l'aversion), ainsi que CRAB APPLE pour le sentiment d'impureté provoqué par le catarrhe. Il prit les Remèdes pendant quatre mois, au bout desquels son état s'était beaucoup amélioré. Il avait retrouvé son ardeur et son intérêt au travail et le catarrhe avait complètement disparu.

Femme, 67 ans. Dactylographe. Elle disait qu'elle avait été toute sa vie une rêveuse, même en plein travail. Pendant ses heures de loisir, elle se mettait chez elle à dormir et se réveillait pour constater que son ménage n'était pas fait. Le bruit et les pleurs des enfants la gênaient dans ses pensées et sa tranquillité. Elle avait été affligée toute sa vie d'engelures aux mains et aux pieds, même pendant les mois d'été. Comme elle s'efforçait d'échapper au présent, il ne faut pas s'étonner que sa circulation fût mauvaise ! Le retrait dans un monde imaginaire causait une stagnation à la fois mentale et physique. On prescrivit CLEMATIS, le Remède-type, pour son désir de se soustraire à la réalité et de vivre dans un monde de sa création. On y ajouta CENTAURY pour lui donner la force de dominer son envie d'échapper à la réalité et au présent. Elle commença le traitement en octobre. Bien qu'il fît froid, elle n'eut qu'une mauvaise engelure sur le gros orteil ; à part cela, rien aux mains ni aux pieds. Elle continua de prendre les Remèdes et en décembre, elle nous signala qu'elle avait quelques engelures, mais qu'elles étaient loin d'être aussi mauvaises que les années précédentes et qu'elles cédaient rapidement. Elle continua à prendre le remède et nous écrivit au mois de février suivant qu'elle remarquait une grande amélioration aux mains et aux pieds. Elle disait : « Je peux travailler sans gants, ce que je n'aurais jamais osé faire avant. Je ne rêvasse plus. » Deux ans plus tard, elle nous écrivit de nouveau pour nous dire : « Je suis remarquablement bien à tous points de vue. Les engelures ne sont plus revenues. »

CHAPITRE 11

CRAB APPLE

Mots-Clés : Le Remède purifiant ; abattement, désespoir

CRAB APPLE est le Remède qui nettoie l'esprit ou le corps de ce qu'il déteste et qui le remplit de désespoir et de dégoût. C'est le Remède qui nous rend le sens de la mesure. Il y a des moments où quelque côté négatif en nous peut nous donner un sentiment de dégoût ou d'impureté. Peut-être avons-nous dit ou fait quelque chose de mal qui était contraire à notre vraie nature ; ou bien n'arrivons-nous pas à nous défaire d'une habitude qui fait que nous nous sentons mentalement impurs. CRAB APPLE nous fait voir que dès qu'une difficulté est reconnue, elle est déjà en voie d'être totalement éliminée. Ça peut aussi bien être quelque condition physique telle que l'eczéma, une éruption, un défaut, une verrue, un bouton, une excroissance ou un grain de beauté qui nous donne cette sensation d'impureté. C'est à ces conditions que répond CRAB APPLE. C'est la réponse au patient qui nous écrivait : « Il me semble qu'il me faudrait le même traitement que celui que vous appliquez au radiateur de votre voiture quand vous le voyez obstrué par la rouille. » CRAB APPLE est également utile quand la pensée se concentre exagérément sur quelque chose d'insignifiant, sur une question sans réelle importance, mais qui néanmoins absorbe notre esprit et nos pensées à l'exclusion de choses beaucoup plus sérieuses. C'est le cas, par exemple, de cette mère beaucoup plus soucieuse de voir les enfants essuyer leurs souliers crottés avant d'entrer dans la maison qu'elle ne l'est de leurs pieds mouillés et du rhume qu'ils risquent d'attraper. Il convient aussi pour ces personnes qui viennent avec une idée fixe demander qu'on les soigne, mais qui parlent du bouton qu'elles ont sur le nez en oubliant de mentionner un douloureux lumbago. De fait, ces sortes de gens ressentent si fortement les choses que tout traitement qui ne les guérit pas rapidement les laisse déprimés et abattus. Le Remède vaut à la fois pour usage interne et pour usage externe, car on peut l'employer en lotion, compresse ou cataplasme chaud. On peut aussi l'ajouter au bain normal ; six gouttes du remède préparé suffisent généralement pour une baignoire de taille moyenne.

L'aspect positif de CRAB APPLE se voit chez ces personnes qui gardent le parfait contrôle de leurs pensées et qui ont la sagesse d'envisager les choses dans leurs justes proportions. Ce sont des gens à l'esprit large qui ne s'appesantissent pas sur des vétilles et qui ont conscience que toute manifestation d'un désordre physique est due à une disharmonie intérieure ; ils savent donc qu'il est en leur pouvoir de la transmuer en harmonie.

Cas traités

Femme, 40 ans. Quand elle vint nous voir, elle était depuis des mois affligée d'une éruption aux mains. De petites boules dures étaient apparues à la base des doigts. L'irritation était intense et empirait quand la patiente était nerveuse ou tendue. C'était une femme aimable et normalement heureuse. Elle était fière de son intérieur et portée à se tourmenter pour des riens ; elle était souvent débordée et trouvait rarement le temps de se relaxer. L'éruption la faisait se sentir « impure », ce qui la gênait dans la préparation des repas pour sa famille. On lui prescrivit CRAB APPLE, le Remède type, parce qu'elle attachait trop d'importance à des choses insignifiantes et aussi pour son sentiment d'être impure. On y ajouta VERVAIN pour l'aider à se détendre et à prendre les choses moins à cœur. Trois semaines après avoir commencé le traitement, elle nous fit savoir que l'éruption et l'irritation avaient cessé et que les petites excroissances s'amollissaient et commençaient à disparaître. Elle ajoutait que, du plus loin qu'elle pouvait se souvenir, elle avait toujours souffert de constipation ; maintenant, à sa grande surprise, les Remèdes l'avaient complètement débarrassée de ce trouble. Elle nous disait aussi qu'elle ne se tracassait plus pour la maison et que c'était « un grand soulagement, car j'ai beaucoup plus de temps pour m'occuper d'autres choses. » Un mois plus tard, elle nous écrivit de nouveau pour nous dire que sa peau était redevenue douce et saine, les boules avaient disparu et elle n'avait plus été gênée par la constipation. Elle disait qu'elle paraissait et se sentait rajeunie d'au moins vingt ans.

Femme, 65 ans. Son travail consistait à se rendre chez des personnes âgées pour les aider à tenir leur ménage. Elle écrivait : « Voir tant de misère, tant de saleté et de crasse a pesé sur mon esprit et je me sens moi-même malpropre. Je me concentre sur la poussière et la saleté et la cherche partout, même quand il n'y a aucune nécessité de le faire. » CRAB APPLE, le Remède type, fut prescrit à la fois par voie orale et en lotion qu'on lui dit d'ajouter à son bain. Dans les deux semaines, elle nous fit part d'une grande amélioration en nous écrivant qu'elle était maintenant très souvent capable de diriger ses pensées vers des choses plus gaies. Elle n'était cependant pas entièrement guérie. Elle continua à prendre le remède encore deux mois et nous écrivit alors : « C'est merveilleux d'avoir de nouveau des pensées nettes et agréables. »

Femme, 70 ans. Mariée. C'était une femme d'une nature active et elle s'impatientait de la lenteur des autres, du bruit et du désordre. Quand elle s'adressa à nous, elle était sur le point de déménager. Son principal souci semblait être un dégoût d'elle-même. Elle avait le sentiment d'avoir en elle beaucoup à épurer. Elle souffrait de bronchite chronique et d'une douleur au côté gauche de la poitrine, ainsi que d'essoufflement asthmatique. On prescrivit CRAB APPLE, le Remède type, pour le besoin qu'elle ressentait d'être purifiée, et IMPATIENS, pour son tempérament impatient et tendu. Au bout du premier mois elle signala une amélioration au point de vue bronchite et une diminution de la douleur à la poitrine. Le mois suivant, elle nous écrivit en disant qu'il y avait une amélioration marquée dans sa manière d'être. Malgré l'ennui d'emménager dans une nouvelle maison, elle avait conservé tout son calme, mais elle se sentait fatiguée. On ajouta HORNBEAM à la première prescription pour lui donner des forces. Le traitement dura cinq mois au total et elle nous écrivit alors qu'elle allait mieux à tous points de vue. Les douleurs de poitrine avaient beaucoup diminué, l'essoufflement était chose du passé et elle se sentait tranquille et assurée.

Garçonnet, 12 ans. Il avait été sujet l'année précédente à des convulsions et à des syncopes. Il avait travaillé très durement à l'école pour être à la tête de la classe. Avant que les crises ne le frappent, il se portait bien et était heureux, mais il souffrait maintenant de fréquents maux de tête et était devenu très irritable. Il avait beaucoup aimé la course, mais comme la première crise était survenue pendant une course de cross country, il avait été contraint de renoncer à ce sport. Il réagissait très violemment aux médicaments qu'on lui donnait. Les crises augmentaient, il voyait double et il commençait à perdre l'usage de son bras droit. On découvrit alors qu'il avait les amygdales infectées, ce qui, d'après les médecins, était cause de ses rhumes fréquents. On procéda à l'ablation des amygdales ; son état général s'améliora légèrement, mais les syncopes continuèrent. On augmenta la médication avec pour résultat la reprise des crises et il perdit la mémoire. On changea la médication et, cette fois, les médicaments affectèrent la parole et le faisaient tomber dans un profond sommeil. Il devenait de plus en plus tourmenté et irritable, de sorte que l'on suspendit la médication et il s'en sentit mieux. C'est alors que ses parents pensèrent à nous consulter. Nous fûmes d'avis que la première chose à faire était de nettoyer son organisme des effets toxiques des médicaments qui lui avaient été appliqués. On prescrivit à cette fin CRAB APPLE comme agent purificateur. On y ajouta CLEMATIS pour la perte de mémoire et « l'évasion du présent » qui se produisait au cours des crises ; et ROCK ROSE pour combattre sa peur du retour des crises. Après avoir pris les Remèdes pendant un mois, il écrivit à sa mère, de son école, qu'il allait beaucoup mieux et dans la lettre qu'elle nous écrivit, sa mère ajoutait que le ton de sa lettre était beaucoup plus vivant. Deux mois plus tard, elle nous dit : « Il va beaucoup mieux et travaille pour ses examens d'entrée au collège, mais il s'inquiète au sujet de sa perte de mémoire. Il n'a plus eu de crises. » On ajouta WHITE CHESTNUT à la prescription de base pour l'aider à surmonter tout souci au sujet de la possible perte de mémoire et des examens à venir. Un mois plus tard, sa mère nous écrivait : « Son directeur considère le résultat comme un miracle. Il s'est remarquablement rétabli et il a même recommencé à faire du cross country sans aucun inconvénient. Il est maintenant pratiquement normal. » On continua les Remèdes encore deux mois et depuis lors il n'y a eu aucune récidive.

Femme, 63 ans. Elle était séparée de son mari depuis quelques années et conservait du ressentiment à son égard. Bien qu'elle eût subi deux opérations et fût sous une constante surveillance médicale, elle avait des pertes utérines persistantes qui lui inspiraient le dégoût d'elle-même. Quand elle vint nous consulter, elle était impatiente et irritable. On prescrivit CRAB APPLE pour le dégoût qu'elle avait d'elle-même ; WILLOW pour le ressentiment qu'elle conservait envers son mari ; IMPATIENS pour son irritabilité. Sa première réaction aux Remèdes fut émotionnelle ; elle devint incontestablement moins irritable et elle accepta plus philosophiquement le fait que les pertes persistaient. Elle continua de prendre les Remèdes pendant six mois, au bout desquels elle nous écrivit : « Je suis guérie des pertes après trente années ! Me voilà satisfaite. Je me tiens occupée et active et je m'intéresse à beaucoup de choses dans la vie. »

Femme, 43 ans, célibataire. Extérieurement, c'était une femme gaie et sympathique, mais elle cachait aux autres ses vrais sentiments. Elle gardait pour elle la répugnance que lui inspirait un mauvais psoriasis au visage, au cou et aux oreilles. Elle était dans cet état depuis de nombreuses années et aucun traitement n'avait pu l'en soulager. On lui avait dit récemment où elle travaillait « de ne plus y remettre les pieds ». Cette réflexion cinglante l'avait cruellement atteinte. On lui prescrivit les Remèdes suivants : CRAB APPLE pour le sentiment d'impureté qu'elle éprouvait ; AGRIMONY, son Remède-type parce qu'elle était de natue aimable, gaie ; STAR OF BETHLEHEM pour le choc qui lui avait été causé. On lui conseilla aussi de se baigner le visage avec du lait auquel elle aurait mêlé quelques gouttes du remède. Au bout de deux semaines, elle écrivit : « Les résultats sont merveilleux à tous égards. La peau n'est pas aussi irritée et s'écaille moins. La lotion lactée fait merveille. Je vais retourner travailler et je suis maintenant beaucoup plus calme. » On continua les Remèdes encore trois mois, au cours desquels il y eut une rechute due à l'inquiétude et à son état de tension parce qu'elle était déprimée et se décourageait. On ajouta GENTIAN à la prescription de base pour combattre le découragement. Après cela, l'amélioration fut certaine et rapide. Elle écrivit enfin pour dire : « Il y a fort longtemps que je ne m'étais sentie aussi bien et que ma peau n'avait eu si bonne apparence. Vous comprendrez à quel point je me sens sûre de moi si je vous dis que je pars pour les Etats-Unis où je vais travailler. »

CHAPITRE 12

ELM

Mots-Clés : Sentiment occasionnel d'insuffisance ; découragement ; épuisement par recherche excessive de la perfection

Ce Remède, fait de fleurs d'orme, est pour ceux qui se sentent parfois écrasés par les responsabilités et l'étendue de leur tâche. Il y a des moments où l'on a conscience que les résultats obtenus ne sont pas proportionnés à l'effort déployé, ce qui entraîne un état d'abattement et d'épuisement. Les personnes de type ELM sont très capables, efficientes et intuitives. Elles occupent souvent des situations importantes. On trouve parmi elles des hommes qui sont comme le pivot d'une industrie, des hommes d'Etat, des médecins, des enseignants, des infirmières. D'autres, en tout cas, dépendent invariablement de leurs décisions, qu'il s'agisse des affaires de l'Etat ou de celles de leur famille. Toutes ces personnes qui sont à des postes de confiance en raison de leur capacité, de leur discernement ou de leur fermeté, tombent dans cette catégorie. Des résolutions importantes dépendent de leur avis et elles sont même parfois les seules aptes à certains postes. Elles en viennent à être à peu près indispensables quelles que soient les fonctions qu'elles exercent. Les gens de type ELM savent qu'ils sont capables de faire tout ce que l'on attend d'eux et de le faire bien. Ils ont choisi leur travail dans la vie et ils sont parfaitement conscients que c'est là leur mission. En certaines occasions cependant, l'importance même de leur responsabilité peut leur donner le sentiment qu'il est humainement impossible à une personne de l'assumer. A ce moment crucial, ils risquent de ne pas se sentir à la hauteur de la situation, et c'est alors qu'ils pourraient faillir et, ce faisant, amener une situation catastrophique, d'où résulteraient une immense détresse et une cruelle épreuve pour les autres. Dès qu'ils doutent de leurs capacités, ils se sentent faibles et épuisés. Ce sentiment de découragement, heureusement, ne dure pas longtemps. Ils retrouvent vite leur fermeté en raison de cette conviction intime qu'ils ont été choisis pour ce type particulier de travail et qu'il leur sera toujours donné la force et le jugement nécessaires pour le mener à bien. L'épuisement ELM diffère beaucoup des deux autres types HORNBEAM et OLIVE. La personne HORNBEAM ressent la fatigue par dégoût de son travail, tandis que le type OLIVE est usé par une longue souffrance continue ou par la contrainte. N'oubliez jamais que l'épuisement ELM n'est que temporaire ; c'est une défaillance momentanée de la confiance en soi, mais durant ce bref moment le jugement peut être engourdi, la raison obscurcie et l'expérience oubliée.

Les aspects positifs du caractère ELM sont la plupart du temps manifestes, les plus saillants étant l'assurance et la confiance en soi. Ces qualités résultent de l'inébranlable conviction intérieure que l'aide ne fera jamais défaut en cas de besoin. Un autre aspect méritoire du caractère ELM, c'est que ses puissantes capacités sont généralement dirigées vers la sécurité, le bien-être ou l'amélioration de la condition des autres.

Cas traités

Homme, âge moyen. Ecclésiastique. Depuis quelque temps, il souffrait d'une affection des bronches et ne se croyait plus capable d'assurer la lourde charge d'une grande paroisse. Il ne se sentait plus à sa place et en était très déprimé. ELM, le Remède type, pris seul pendant un mois le rendit à lui-même et lui donna la confiance et la force de reprendre toutes ses fonctions habituelles.

Femme, 45 ans. Quand elle s'adressa à nous pour être traitée, elle souffrait d'une extrême tension nerveuse et prenait des somnifères. Elle occupait un poste comportant des responsabilités et elle avait sous ses ordres un important personnel. Elle avait une lourde tâche et bien qu'elle se sût capable d'en venir à bout, elle commençait à se demander si ce n'était tout de même pas un peu trop pour elle. Cette pensée la déprimait et l'épuisait. On lui donna ELM, le Remède type, pour éloigner d'elle la conviction que le travail qu'elle avait à fournir était au-dessus de ses forces, et WATER VIOLET parce que, par nature, elle était calme, efficiente et capable. Au bout de deux semaines, elle nous fit ce rapport : « L'effet a été immédiat. La tension nerveuse a diminué aussitôt et a disparu en quelques jours. J'ai cessé de prendre des somnifères et, les premières nuits pasées, j'ai dormi normalement. Je vais bien maintenant et je sais de nouveau ce qu'est la joie de vivre. »

Femme, 38 ans. Mariée. Elle était mère de cinq enfants et après la mort de son mari était restée seule pour les élever. Bien qu'elle fût une excellente maîtresse de maison et mère de famille, elle nous dit qu'elle ne se sentait pas capable de s'occuper de ses enfants et de leur éducation ; la responsabilité lui paraissait trop grande et elle était dans un état de très profonde dépression. On lui donna ELM, le Remède type, pour fortifier en elle la certitude qu'elle serait aidée pour faire tout ce qui était nécessaire, et STAR OF BETHLEHEM pour le choc causé par la mort de son mari. Elle prit le remède pendant deux mois et fut alors capable de résoudre efficacement ses problèmes. Sa dépression l'avait quittée. Comme elle le disait, elle n'avait pas le temps de penser à elle.

Homme, 65 ans. C'était un très bon praticien de la méthode Bach et il était occupé à longueur de journée à traiter des patients. Il se sentit soudainement débordé par son travail ; il ne se croyait plus capable de venir à bout de tout ce qu'il avait à faire. Cela le laissait sans force et le déprimait terriblement, car il aimait beaucoup son travail. On lui prescrivit ELM, le Remède type, contre l'état d'esprit temporaire occasionné par cette croyance qu'il n'était plus capable de faire son travail. Une bouteille du Remède le rétablit complètement dans les deux semaines.

Femme, 50 ans, célibataire. C'était une femme très capable et efficiente qui occupait un poste de responsabilité. Elle souffrait d'insomnie depuis son enfance. Elle avait au cours des années consulté vainement nombre de médecins. Quand elle vint nous voir, elle était toujours fatiguée et avait l'impression qu'elle ne pourrait arriver à faire le travail de la journée. On lui prescrivit ELM, le Remède type pour sa confiance et sa capacité, avec HORNBEAM pour lui donner la force de faire son travail journalier. Elle put peu après nous écrire : « Les Remèdes ont agi presque immédiatement et pour la première fois depuis des années, je me sens très détendue. Au bout de la première semaine, j'ai pu dormir toute la nuit sans prendre de comprimés et je sens que je n'en aurai plus besoin. J'osais à peine le croire. Maintenant, je vais bien. Je sais ce que le bonheur signifie ! C'est presque trop beau pour y croire ! »

Jeune femme, mariée. Elle avait trois enfants et en désirait d'autres, mais elle souffrait d'un extrême épuisement dont aucun des traitements qu'elle avait suivis n'avait pu la tirer. Elle se sentait lourde au réveil, non reposée et somnolente toute la journée. Elle avait au suprême degré le sens des responsabilités et se tracassait à l'idée de ne pouvoir s'occuper de sa famille comme elle souhaitait le faire. On lui donna ELM, le Remède type, pour son sens élevé des responsabilités et OLIVE pour son épuisement. Elle se rétablit en six semaines et nous écrivit : « Je ne me suis jamais sentie aussi bien de ma vie. » L'année suivante, elle nous écrivit de nouveau pour nous faire savoir qu'elle avait mis au monde un petit garçon.

Homme, âge moyen. C'était un homme extrêmement sensible et dynamique. Son travail se situait à un niveau élevé de création et il était surchargé. Il avait des crises de bronchite aiguë et, quand il s'adressa à nous, il était totalement épuisé. On lui prescrivit ELM, le Remède type, pour lui permettre de poursuivre le travail exceptionnel auquel il se consacrait, travail qui menaçait parfois de le vider de ses forces et de le submerger. On y ajouta OLIVE pour son épuisement physique et mental, et VERVAIN pour son enthousiasme et sa vivacité d'esprit. Il prit cette médecine pendant assez longtemps et, finalement, sa santé s'améliora de telle sorte qu'il put mener son travail à bien conformément à ses normes de perfection.

Femme, 50 ans. Elle était directrice d'école, situation qui comportait de lourdes responsabilités. Elle nous écrivit : « Je m'arrange mieux des choses les plus importantes de la vie des petites. J'ai été appelée toute jeune à assumer de lourdes obligations, mais, maintenant, les responsabilités de l'école tendent à me dépasser. » C'était une personne très consciencieuse et minutieuse dans son travail. Elle souffrait de varices, état que n'améliorait pas le fait de se tenir debout pendant des heures comme l'exigeait son travail. On prescrivit ELM, le Remède type, parce qu'elle commençait à se sentir accablée par sa tâche, et on y ajouta HORNBEAM pour lui donner la force de s'acquitter de son travail journalier. Après avoir pris le remède pendant quatre semaines, elle écrivit : « Ma façon de voir les choses a incroyablement changé. Je n'aurais jamais cru possible de retrouver les pensées claires et nettes de mes jeunes années ! Les veines de mes jambes ne me font plus aussi mal qu'avant. » Elle continua de prendre les Remèdes pendant quelque temps et fut alors mutée dans une autre école où elle avait moins à rester debout et où elle avait de meilleures possibilités de se reposer. Les varices ne disparurent jamais totalement, mais la douleur s'en alla et ne revint plus.

CHAPITRE 13

GENTIAN

Mots-Clés : Doute, dépression, découragement

GENTIAN est le Remède de ceux qui ont une vue négative des choses et qui souffrent de profondes dépressions et d'une sombre mélancolie. On a dit du type GENTIAN qu'« il ne serait pas heureux s'il était heureux ». Les gens de type GENTIAN se découragent facilement quand les choses vont mal ou s'ils rencontrent des difficultés. Ils perdent pied et se laissent abattre par les revers, qu'ils proviennent d'une maladie ou des choses de la vie de tous les jours. Ils ne veulent pas admettre que c'est leur manque de foi et de compréhension qui les empêche de triompher de difficultés qu'ils croient insurmontables. Ils ne comprennent pas que c'est justement leur état d'esprit négatif qui attire sur eux de telles conditions. La dépression qui atteint une personne GENTIAN a toujours une cause connue. Elle diffère donc de l'intense mélancolie de MUSTARD qui s'abat sur une personne sans raison apparente. GENTIAN est un précieux Remède à employer dans toute maladie où une rechute se produit qui décourage le patient. Il est également utile pour les enfants découragés par leurs examens ou leur travail scolaire.

Le côté positif de la nature GENTIAN est vraiment beau. De telles personnes comprennent qu'il n'y a pas échec quand on a fait tout son possible, quels que puissent être les résultats apparents. Ils savent qu'il n'y a pas d'obstacle trop grand ni de tâche trop lourde, si elle est entreprise avec la conviction qu'elle peut être accomplie.

Cas traités

Femme, 50 ans. A la suite d'une hystérectomie, elle se sentait fatiguée à l'extrême et tombait dans des crises aiguës de dépression chaque fois que quelque chose n'allait pas. Elle disait qu'elle « se trouvait idiote d'être aussi découragée ». On prescrivit GENTIAN pour la dépression et OLIVE pour la lassitude. Les accès de dépression cessèrent en mois d'un mois et elle nous dit qu'elle se sentait mieux à tous points de vue.

Homme, 39 ans. Il souffrait d'asthme depuis sa prime enfance. Il avait essayé différentes formes de traitement et, quand il vint nous trouver, il était très découragé et résigné à souffrir le restant de sa vie. Quand les crises étaient violentes, elles duraient environ trois jours. Il se tourmentait en secret à l'idée que sa maladie pourrait lui faire perdre sa place ; il était veuf avec un petit garçon. Bien que, comme il nous le dit, il doutât fortement que les Remèdes pussent lui être de quelque secours, il avait décidé d'en faire l'essai. On lui prescrivit GENTIAN, le Remède-type pour ses dispositions pessimistes et négatives ; AGRIMONY, parce qu'il s'efforçait de dissimuler le souci qu'il se faisait à propos de son état ; WILD ROSE pour sa résignation. Il prit les Remèdes pendant trois mois. Il eut la joie et la surprise de n'avoir pendant ce temps qu'une seule crise sévère, et cela au début du traitement. Il avait encore de temps à autre de la difficulté à respirer la nuit, mais il dormait beaucoup mieux. A la fin d'une nouvelle période de trois mois, soit six mois au total après le début du traitement, toutes les crises d'asthme avaient cessé et elles ne revinrent jamais. Il était en bonne santé et dormait de nouveau normalement.

Homme, 40 ans. A la suite d'une dépression nerveuse, cinq années auparavant, il passait par des périodes d'extrême tension nerveuse et des accès de dépression. Il se décourageait facilement et s'attendait à ce que les choses tournent mal. Il se sentait très nerveux et avait l'impression que « tout retombait sur lui ». On prescrivit GENTIAN pour la dépression et le découragement ; MIMULUS pour la nervosité et l'anxiété. Au bout de deux mois, il nous dit que sa vie était maintenant beaucoup plus heureuse et qu'il était capable de résoudre ses problèmes.

Femme, 51 ans. Mariée. Elle avait fait un séjour dans un hôpital psychiatrique parce qu'elle souffrait de mélancolie. Son mari nous écrivit que, depuis qu'elle en était sortie, son état s'était amélioré, mais qu'elle souffrait de dépressions et d'anxiété. Il ajoutait qu'elle était très faible, sans appétit, et qu'elle dormait mal. On prescrivit GENTIAN pour la dépression et la mélancolie ; ROCK ROSE pour ses craintes ; HORNBEAM pour sa basse vitalité. Au bout d'un mois, son mari nous écrivit qu'elle avait fait beaucoup de progrès. Physiquement, elle était beaucoup plus forte et pouvait tenir sa maison. Il nous disait aussi que, bien qu'elle ne fût pas capable de se concentrer à fond, sa mémoire s'était bien améliorée, ses dépressions étaient moindres et elle avait retrouvé l'appétit. Au bout d'un nouveau mois, il nous écrivit pour nous dire : « Elle a retrouvé son entrain d'autrefois. »

Homme, 72 ans. Commandant retraité. Il avait eu la maladie de Ménière quatorze ans avant de nous écrire, mais il y avait eu rémission spontanée et les effets de la maladie avaient disparu d'eux-mêmes.

Maintenant, le mal était revenu et le patient écrivait : « Je trouve ma vie misérable. Je n'ose aller nulle part. Entre les crises, je crois que la maladie est partie pour de bon, mais, quand les crises reviennent, je retombe au plus bas. J'appréhende maintenant ces crises. » On prescrivit GENTIAN pour son découragement ; ASPEN pour son appréhension ; SCLERANTHUS pour son indécision, laquelle, soit dit en passant, était tout à fait étrangère à son caractère. Au bout d'un mois, il prenait les choses beaucoup mieux et avait bien meilleure mine. Il avait failli avoir une crise une ou deux fois, mais elles ne s'étaient pas déclarées. Il nous écrivit de nouveau peu après pour nous dire que les crises, tout comme les vertiges, avaient décidément cessé. Il disait encore qu'il se sentait et paraissait aussi beaucoup mieux, et qu'il pouvait sortir sans crainte d'une crise. Il ajoutait enfin qu'il était de nouveau capable de prendre des décisions.

Homme, 62 ans. Chirurgien-dentiste. Il avait des troubles digestifs depuis plus d'un an, avec spasmes abdominaux, flatulence et diarrhée. Bien que son médecin lui eût donné l'assurance que son état n'était pas grave, il n'arrivait pas à y croire. Il était déprimé, inquiet et craintif. Son souci permanent lui faisait perdre du poids et il imaginait le pire. Quand il se sentait bien, il était plein d'entrain, mais quand il était déprimé, il avait l'impression qu'il allait mourir. Il ne souffrait pas après les repas, mais avait seulement beaucoup de gaz. Malgré tout, il dormait bien. On lui prescrivit GENTIAN pour sa dépression et son doute ; SCLERANTHUS pour ses humeurs changeantes qui allaient de l'exaltation à la dépression. Le premier rapport que nous reçûmes de lui indiquait qu'il allait beaucoup mieux et qu'il retrouvait quelque calme. Le rapport suivant déclarait que la flatulence avait grandement diminué et qu'il se sentait émotionnellement beaucoup plus stable. Sa dernière lettre nous disait qu'il allait très bien ; il n'y avait ni douleur ni flatulence, et, ce qui était le plus important, il n'était plus anxieux au sujet de sa santé. Il était revenu à la normale physiquement et émotionnellement.

Femme, âge moyen. Elle était démoralisée par sa mauvaise santé. Elle souffrait d'une mauvaise circulation, de constipation et elle avait un panaris au majeur de la main gauche. Il y avait des moments où elle se sentait légèrement mieux, mais elle rechutait et se décourageait de nouveau. Sa perspective de la vie était sombre, ses pensées négatives et déprimées. On lui prescrivit GENTIAN pour la dépression et le découragement ; WHITE CHESTNUT pour les pensées négatives et déplaisantes qui lui trottaient continuellement dans la tête ; CRAB APPLE comme purificateur de l'esprit et du corps. Le panaris disparut bientôt et il y eut du mieux au point de vue constipation. Elle continua de prendre les Remèdes pendant trois mois. A ce moment, elle vint nous voir et nous dit qu'elle se sentait vraiment beaucoup mieux. La constipation n'était plus un problème et elle commençait à trouver de nouveau que la vie valait la peine d'être vécue.

Femme, 70 ans, mariée. Elle vivait avec une belle-sœur avec laquelle elle ne s'entendait pas du tout. Elle était de nature enjouée, facilement satisfaite, mais elle se contrariait et se décourageait tout aussi aisément dès que quelque chose n'allait pas. La première fois que nous la vîmes, elle avait littéralement renoncé ; elle avait perdu tout intérêt dans la vie et manquait d'énergie pour faire d'elle-même l'effort de se secouer. Elle se voyait invalide et ce n'est qu'avec difficulté qu'elle se levait d'une chaise ou montait un escalier. On lui prescrivit GENTIAN pour sa dépression et son découragement ; WILD ROSE pour son manque d'intérêt dans la vie ; HORNBEAM pour lui donner des forces. Quatre semaines plus tard, elle pouvait aller et venir dans la maison et monter seule l'escalier. L'amélioration se poursuivit sur le plan physique et sur le plan mental, à la grande joie de ses proches. Elle établit des relations amicales avec sa belle-sœur et fut de nouveau capable de s'acquitter de sa part des tâches ménagères.

CHAPITRE 14

GORSE *(AJONC)*

Mots-Clés : Désespérance, accablement

GORSE est pour ceux qui ont perdu courage et que l'échec de nombreux traitements a laissés dans un état d'accablement et de désespoir. Il est pour ceux à qui l'on a dit qu'il n'y avait plus rien à faire et qui sentent en conséquence qu'il leur faut continuer de supporter leur mal et leur souffrance tout le reste de leur existence. Il est pour la personne qui juge inutile d'essayer un nouveau traitement, mais qui, pour faire plaisir à un parent ou à un ami, va « essayer encore une fois », quoique, comme nous le disait un patient : « Je sais qu'il ne me fera rien. » Le Remède est également précieux dans une maladie de longue durée, spécialement dans les cas où les progrès cessent après quelque amélioration. GORSE est encore très utile au début de toute maladie chronique ; il donnera au patient un espoir de rétablissement et c'est là un premier pas vers la guérison. On devrait aussi l'employer quand le patient est convaincu qu'un mal héréditaire ou une prédisposition l'a condamné à une vie de souffrance. Le Dr Bach a dit du type GORSE : « Ils sont plutôt bruns de peau avec le teint généralement brouillé, souvent avec des rides marquées sous les yeux. Ils semblent avoir besoin de soleil dans leur vie pour chasser les nuages. »

L'aspect positif se trouve chez ces personnes qui ont une foi et une espérance positives, avec la certitude qu'ils parviendront finalement à surmonter toutes les difficultés. Ils ne se laissent pas influencer par leur état mental et physique présent ni par les conseils ou opinions des autres.

Cas traités

Femme, 52 ans. Mariée. Durant notre entretien, elle nous dit qu'elle avait été toute sa vie encline à ne voir que le mauvais côté des choses. Elle se sentait maintenant complètement découragée ; elle avait renoncé à essayer ou même à garder le moindre espoir de retrouver la santé. Le résultat de cette façon de voir négative, c'est qu'elle souffrait depuis des années de bronchite et de rhumes. La nuit, elle se sentait suffoquer et avait une toux chronique ; elle dormait mal et se réveillait généralement le matin avec un mal de tête. Elle avait essayé sans succès tous les traitements dont elle avait entendu parler et elle déclarait franchement qu'elle n'avait guère confiance dans les Remèdes pour en sortir. On lui prescrivit GORSE, le Remède-type, pour son manque d'espoir ; HORNBEAM, pour l'aider à retrouver la force de faire de nouveau face à la vie. Ses premières nouvelles furent encourageantes. Elle disait qu'elle se sentait plus en train et moins déprimée et qu'elle voyait une lueur d'espoir. Il y avait du mieux en ce qui concernait la toux et elle se sentait moins fatiguée. On lui donna les mêmes Remèdes pendant les deux mois suivants. Cette fois, elle nous écrivit qu'elle était beaucoup plus optimiste ; la sensation de suffocation avait disparu et elle n'était plus fatiguée. De plus, pour la première fois depuis des années, elle dormait bien. La toux subsistait, mais elle se manifestait moins fréquemment. On ajouta VERVAIN aux premiers Remèdes pour réduire la tension et le sentiment de contrainte qu'elle éprouvait de devoir faire son ménage, qu'elle s'en sente ou non la force. Elle prit les Remèdes encore deux mois et nous écrivit : « Je me sens une tout autre personne depuis que je prends les Remèdes. » Elle partit pour le Canada et continua le traitement pendant cinq nouveaux mois. Elle nous récrivit pour nous dire qu'elle se sentait parfaitement bien, que la toux avait fini par disparaître et qu'aucun des précédents symptômes n'était revenu.

Homme, 51 ans. Il était atteint depuis vingt-huit ans de psoriasis aux jambes, avec irritation et desquamation. Cette affection, qui avait été causée par une période d'anxiété et de soucis, le torturait mentalement et il désespérait de jamais guérir. Il était enclin par nature à prendre les choses trop au sérieux ; bien qu'il eût le sens de l'humour, il ne pouvait se défendre d'un sentiment de dégoût engendré par la maladie. Il était nettement sans espoir de guérir, mais il avait accepté de nous consulter pour faire plaisir à sa femme. On lui prescrivit GORSE pour son absolu manque d'espérance, la longue durée et la ténacité du mal ; AGRIMONY pour combattre le tourment mental que le psoriasis lui causait ; CRAB APPLE pour son dégoût de lui-même et comme purifiant de l'esprit et du corps. Quatre semaines plus tard, il nous écrivait : « Je me sens mieux et plus confiant. Ma peau est moins irritée qu'elle ne l'a été depuis longtemps et la desquamation est peu importante, tandis que les plaies s'amenuisent. » On poursuivit le traitement pendant six mois, après quoi il nous écrivit : « Je ne me suis jamais senti aussi bien de ma vie. Il est à peine croyable que j'aie pu être guéri d'un état qui durait depuis si longtemps. Je vais chaque jour de mieux en mieux. »

Homme, âge moyen. C'était un vrai pessimiste, qui n'avait jamais attendu beaucoup de la vie et était continuellement déprimé. Dix ans auparavant, quand il était dans la Marine, il souffrait pendant l'hiver de profondes crevasses aux mains et sa peau s'écaillait l'été. Cela avait persisté et quand il vint nous consulter, il désespérait complètement et ne pensait pas qu'il fût encore possible de faire quelque chose. On lui prescrivit GORSE, le Remède type, pour son total manque d'espoir, et CRAB APPLE pour lui purifier le corps et l'esprit. Il nous fit savoir que les deux premiers jours, il avait été somnolent et apathique, mais qu'après cela il avait commencé à se sentir plus actif, retrouvant de la vitalité. Ses mains commencèrent à guérir, mais quand le temps devint plus froid, il eut une rechute qui le découragea. Le traitement fut continué encore un mois, au bout duquel il nous dit que, d'une façon générale, il se sentait en bonne forme, qu'il avait l'esprit beaucoup plus vif et que ses mains étaient entièrement guéries. » On poursuivit le traitement deux mois de plus. Aucun des symptômes n'est revenu.

Homme, âge moyen. Il nous dit que de sa vie il ne s'était jamais senti réellement bien. Il souffrait de nombreux troubles mineurs et de sévères maux de tête qui le gênaient beaucoup. Il avait suivi sans grand profit toutes sortes de traitements et s'il essayait les Remèdes Bach, ce n'était que pour faire plaisir à ses amis, car il ne croyait guère que l'on pût le guérir. On lui prescrivit GORSE, le Remède type pour sa désespérance et IMPATIENS pour combattre son irritabilité et son dépit. Les progrès furent d'abord lents. Au bout de quelques semaines, il nous dit que les maux de tête, qu'il avait eus toute sa vie, avaient disparu. Son état s'améliora lentement au cours des deux mois suivants, mais il nous écrivit ensuite : « J'ai acquis le sens de l'humour et je tire de la vie beaucoup de plaisir parce que je me sens vraiment bien. »

Homme, 50 ans. Depuis des années, une tumescence à la main gauche le faisait atrocement souffrir et la douleur, presque insupportable, le frappait parfois d'incapacité de toute activité. Il était devenu déprimé, désespéré, après avoir vainement essayé nombre de traitements. Sur les instances d'un ami qui s'était trouvé bien des Remèdes Bach, il consentit à en faire l'essai. Il nous écrivit : « Je ne peux trouver le sommeil la nuit, ce qui me déprime parfois beaucoup. » On lui prescrivit GORSE, le Remède type pour sa désespérance et aussi pour la longue durée du mal. On lui recommanda de le prendre à la fois par voie orale et en lotion pour en baigner sa main. Au bout d'un mois, il nous écrivit qu'il se sentait mieux ; il pouvait de nouveau dormir et l'enflure de sa main avait diminué. Il continua le traitement et au bout de deux nouveaux mois, il put nous écrire : « Je vais maintenant tout à fait bien. Merci pour votre traitement. L'enflure de ma main et la douleur sont parties. » Le traitement fut poursuivi un mois de plus et les symptômes ne revinrent jamais.

Homme, 59 ans. Il avait contracté une grave pneumonie double pour laquelle on lui avait donné de la pénicilline. Le docteur gardait peu d'espoir qu'il en sorte. Pendant la crise, sa femme lui fit prendre des doses répétées du RESCUE REMEDY [1] ; il s'en tira et vécut. Quand il vint nous demander un traitement, il était très faible, son cœur était fatigué et sa respiration saccadée. Il crachait du sang et se sentait découragé, sans espoir. On lui prescrivit GORSE pour le désespoir et le découragement, et OLIVE pour lui donner énergie et forces après cette grave maladie. En peu de jours il put rester assis pendant une heure et augmenter chaque jour cette durée. Toute son attitude avait changé. Il disait qu'il savait maintenant qu'il allait guérir. Il reprenait tous les jours des forces et il n'y avait presque plus de sang dans ses crachats. Il poursuivit le traitement pendant quatre mois et se rétablit complètement.

Homme, 63 ans. Pour autant qu'il pût s'en souvenir, il avait toujours eu un peu de sinusite, mais depuis dix-huit mois, cela allait en empirant. Neuf mois environ avant qu'il s'adressât à nous, une thrombose s'était déclarée à sa jambe gauche et il avait dû être hospitalisé pendant quelques mois. Quand il nous appela en consultation, il était alité chez lui parce qu'il ne pouvait marcher. Il nous dit que, depuis qu'il avait pris sa retraite, sa santé ne faisait que se délabrer. Il avait perdu tout espoir, tout courage et était très las. On lui donna GORSE, le Remède type pour son grand découragement et son désespoir. Dans les trois semaines, il nous faisait savoir qu'il se sentait nettement mieux ; il dormait bien et avait retrouvé l'appétit. On ajouta GENTIAN au premier Remède pour lui redonner du courage et, un mois plus tard, il nous dit se trouver merveilleusement bien. Il marchait malgré la raideur de son genou qui nécessitait un traitement physique. Au bout de trois mois, il allait très bien et se sentait entièrement transformé. Il avait hâte de reprendre ses activités et sa désespérance appartenait maintenant au passé. Ses sinus ne le gênaient plus et son genou était en parfait état.

N.B. : Dans chaque cas, on notera que lorsque le patient commence à avoir plus d'entrain, à se sentir plus heureux, plus optimiste et moins déprimé, le corps réagit rapidement et la guérison est assurée. P.M.C.

1. Pour la description du RESCUE REMEDY et les cas traités avec ce Remède, voir le chapitre 40.

CHAPITRE 15

HEATHER

Mots-Clés : Egocentrisme, égoïsme

Les personnes HEATHER sont toujours occupées d'elles-mêmes. Elles sont pleines de leurs malaises, de leurs problèmes et même de petits riens de la journée. Elles aiment parler aux autres de leurs difficultés et en discuter chaque fois qu'elles le peuvent. Le type HEATHER parle rapidement et ramenant toujours la conversation à lui. Voici une remarque typique sur une personne HEATHER : « Il faut toujours qu'elle soit le centre d'intérêt. A table, elle essaie toujours de ramener la conversation sur elle ou sur sa maison. Ses petits-enfants engagent des paris sur la rapidité avec laquelle elle va diriger la conversation vers elle. » Un autre écrit : « Elle parle à tout venant de ses épreuves et tribulations. » Les gens HEATHER aiment venir tout près de vous, vous parler dans la figure et, pour cette raison, le Dr Bach les appelait des crampons [1]. Leur excessif égocentrisme sape les forces et la vitalité de ceux qui les écoutent, les laissant complètement épuisés. C'est pourquoi on les fuit et on cherche souvent à les éviter. Il est difficile de leur échapper car ils s'efforcent de vous empêcher de partir. Comme ils prennent la vitalité des autres et en vivent, ils détestent être seuls et sont malheureux sans compagnie. C'est pourquoi ils ont peur de la solitude. Ils ne sont pas affectés d'avoir à s'apitoyer sur eux-mêmes ; ils prennent plutôt plaisir à faire des montagnes de taupinières. Ce sont de piètres auditeurs, que les problèmes des autres intéressent fort peu. Ils sont l'exact opposé du type AGRIMONY, qui essaie toujours de cacher ses problèmes et ne les inflige pas aux autres. Les personnes de type CENTAURY, qui sont

1. En anglais « *Buttonholers* » (n.d.t.).

aisément influencées, sont les victimes désignées des gens HEATHER, car elles n'ont pas la force de volonté ni la sagesse de se lever et de s'en éloigner. Le type HEATHER peut aussi épuiser complètement les personnes de type MIMULUS, car celles-ci sont trop nerveuses et manquent de courage pour briser là.

La description ci-dessus est celle de la personne du type HEATHER. Cependant, il y a des moments où nous souffrons pour la plupart de ce même état d'esprit, où nous éprouvons le besoin de parler de nous et de nos soucis, même en sachant que nous assommons nos bienveillants auditeurs. C'est que nous sommes nous-mêmes vidés et que nos ennuis sont amplifiés et semblent ne pouvoir être surmontés. Le Remède HEATHER nous rendra notre vitalité et nous redeviendrons nous-mêmes.

On trouve les qualités positives de HEATHER dans la personne désintéressée, compréhensive, qui a tellement souffert qu'elle est prête à écouter et à aider les autres. Une telle personne est capable de laisser de côté ses propres difficultés pour se pencher sur les problèmes des autres. Elle n'épargne pas ses efforts pour les aider.

Cas traités

Voici un extrait d'une lettre que nous écrivait l'amie d'une patiente : « A présent, elle reste avec nous. Elle se montre terriblement égocentrique et égoïste. Elle ne peut se détacher longtemps d'elle-même et ne cesse de parler de ses maux et douleurs. Ce matin, elle m'a longuement expliqué qu'elle avait écrit une lettre la veille et que cela l'avait tellement fatiguée qu'elle s'attendait à avoir mal à la tête toute la journée. Les rideaux de sa chambre étaient tirés et elle avait une visière pour protéger ses yeux de la lumière, mais pas de mal de tête ! » Quand nous vîmes cette patiente, elle nous fit un rapport détaillé de ses symptômes passés et présents. Elle nous dit qu'elle menait une vie très retirée, parce que les rares personnes qui venaient la voir ne restaient jamais assez longtemps pour entendre tout ce dont elle souffrait et lui apporter le réconfort dont elle avait besoin. On prescrivit HEATHER, le Remède type, et il y eut amélioration immédiate durant les trois premières semaines. Elle commença à s'intéresser peu à peu à ce qui se passait autour d'elle. Elle se lia d'amitié avec une femme très occupée, à qui elle apporta son aide pour les enfants, les courses et la maison. Sa santé s'améliora au-delà de toute attente et, au bout d'un nouveau mois, elle ne souffrait plus d'aucun malaise.

Jeune garçon, 17 ans. Il était sur le point de se présenter aux examens pour entrer à l'Université. C'était un brillant étudiant, qui aimait ses études et était également bon en sport. Cependant, il n'avait pas cessé depuis un an de se faire du mauvais sang. Il se tracassait pour ses examens, à propos de son avenir, de sa santé jusqu'à épuiser à peu près totalement sa famille avec ses problèmes. Il commençait à avoir des palpitations et de l'insomnie et il fallait qu'il parlât de ses troubles à tout le monde. En conséquence, ses amis finissaient par s'éloigner. On prescrivit HEATHER, le Remède-type, avec de bons résultats. Il devint moins soucieux et reprit avec ses amis des excursions à bicyclette ; ils se plaisaient à nouveau en sa compagnie. Il restait malgré tout nerveux en pensant aux examens qui approchaient. On ajouta MIMULUS au Remède type pour calmer son anxiété. Dans les deux semaines il nous fit savoir qu'il se sentait beaucoup moins nerveux et qu'il dormait mieux. Les palpitations avaient manifestement disparu puisqu'il n'en parlait pas. Il concluait en disant qu'il était sûr de réussir à ses examens et il fut en effet reçu.

Femme, 65 ans. Elle était à la retraite et complètement absorbée par ses ennuis. Elle détestait être seule et s'attendait sans cesse à une catastrophe. On prescrivit HEATHER parce qu'elle ne pensait qu'à elle, et ASPEN pour ses craintes d'origine inconnue. Elle prit ces Remèdes pendant environ six semaines. Elle nous dit alors que non seulement elle avait perdu ses anxiétés sans fondement, mais aussi que la plupart de ses maux imaginaires avaient disparu.

Homme, 57 ans. Il avait eu l'année précédente une dépression nerveuse et, malgré différents traitements, ne s'en était pas remis. Il était enclin à parler de ses divers symptômes et à donner force détails sur son appétit anormal, sa constipation, ses hémorroïdes, sa fatigue physique et mentale. On prescrivit HEATHER, le Remède type, pour le souci qu'il avait de lui-même, et OLIVE pour sa fatigue et son épuisement. Bien qu'il se sentit mieux au bout du premier mois, il désespérait encore d'être jamais guéri ; on ajouta GORSE aux Remèdes pour corriger cet état d'esprit. Le résultat fut immédiat ; il se sentit beaucoup mieux et commença à travailler à mi-temps. On renouvela les Remèdes, mais en les changeant de temps à autre selon les variations de son état d'esprit ; HEATHER, le Remède-type, y fut toujours inclus. Au bout de six mois, il nous fit savoir qu'il était complètement guéri et qu'il nous en avait une grande gratitude.

Homme, 60 ans. Jardinier. Il était très bavard et harponnait ses amis dans la rue pour leur raconter *ad nauseam* tout de lui-même, de ses maladies et de son passé. Il sapait l'énergie de ceux dont il parvenait à se faire écouter. Bien qu'il vécût seul, il préférait de beaucoup avoir tout le temps du monde avec lui. Il souffrait de varices, de rhumes fréquents, de constipation et d'une éruption aux mains. On lui prescrivit HEATHER, le Remède type, pour son souci de lui-même. Il prit le Remède pendant une longue période. Il y eut finalement un grand progrès au point de vue physique, tandis que son état d'esprit changeait d'une façon remarquable.

Il commença à s'intéresser aux problèmes des autres, qu'il aida à bien des égards. Il était très aimé dans son village.

Femme, 59 ans, femme de ménage. Elle parlait sans cesse d'un des pensionnaires de la maison où elle travaillait. Son attitude envers lui touchait à l'obsession, et elle racontait comment il se mêlait de son travail et cherchait même à détruire les bonnes relations qu'elle avait avec son employeur. Chaque fois qu'elle venait nous voir, elle nous faisait le récit circonstancié de tout ce qui s'était passé, répétant maintes et maintes fois la même chose. Rongée par un profond ressentiment, elle rendait le pensionnaire responsable de la détérioration de sa santé. Elle avait un douloureux ulcère chronique à la cheville gauche, qui la gênait beaucoup et ne voulait pas guérir. On prescrivit HEATHER, le Remède type, pour son excessive préoccupation d'elle-même, et WILLOW pour son grand ressentiment. On lui recommanda de les prendre par voie orale et on prépara aussi un onguent pour l'ulcère. Le traitement fut poursuivi pendant plus d'un an. Au bout de ce temps, l'ulcère était complètement guéri et ne revint jamais ; mais le plus grand changement était en elle. Elle était devenue une personne très compréhensive, prête à écouter le point de vue des autres et entièrement libre de tout ressentiment.

Femme, 48 ans, mariée. Elle était énorme, avec un poids excessif d'environ 80 kg. Elle ne cessait jamais de parler de ses maux physiques, qui étaient nombreux, et parmi eux : douleurs autour des yeux, douleur au front, crampes la nuit, fréquents rhumes de cerveau, étouffements et vomissements, ulcération du nez et des lèvres, bouffées de chaleur et maints autres maux trop nombreux pour être mentionnés. Elle tenait un magasin et avait ainsi un auditoire tout trouvé dans ses clients. Elle redoutait la solitude et éprouvait le constant besoin de compagnie. On lui donna HEATHER pour son impulsion à parler d'elle, et CRAB APPLE pour purifier le corps et l'esprit. Après avoir pris les Remèdes pendant six mois, elle montrait une remarquable amélioration de sa santé. Elle avait perdu du poids et toutes ses misères s'étaient évanouies ! Elle constatait à sa grande surprise qu'elle pouvait n'avoir personne autour d'elle sans se sentir isolée. De fait, elle « s'évadait » en prenant ses chiens pour aller faire de longues promenades dans la campagne.

CHAPITRE 16

HOLLY *(HOUX)*

Mots-Clés : Haine, envie, jalousie, suspicion

HOLLY pourrait bien être le plus important de tous les Remèdes, car il est l'antidote de la haine ! La haine peut être considérée comme la cause fondamentale de toute difficulté dans la vie, parce qu'elle est l'antithèse de l'amour, et l'amour est la plus grande force du monde, car Dieu est amour. La haine se trouve derrière tous les aspects négatifs du caractère humain. Il est impossible d'être craintif, jaloux, intolérant ou déprimé si l'on aime vraiment et si l'on se sent aimé, car « l'amour parfait chasse toute crainte ». La haine est l'absence d'amour, comme l'obscurité est l'absence de lumière. Elle sépare de Dieu et des hommes. La haine engendre l'insécurité, l'agressivité, la jalousie, l'envie et la suspicion ; elle produit la mésentente, la mauvaise humeur et la colère envers le prochain, parce qu'elle est contraire à l'Unité de la Vie. Le Dr Bach a dit : « HOLLY nous protège contre tout ce qui n'est pas l'Amour Universel. » Le Dr Bach a fait aussi une remarque en ce qui concerne l'usage empirique de HOLLY et de WILD OAT quand un cas ne répond pas bien aux Remèdes prescrits : « Si jamais un cas semble exiger beaucoup de Remèdes, ou si un cas ne répond pas au traitement, donnez soit HOLLY soit WILD OAT et l'on verra alors quels autres Remèdes peuvent s'imposer. Dans tous les cas où le patient est d'un type actif, intense, donnez HOLLY. Pour les patients qui sont d'un type faible, sans courage, donnez WILD OAT. »

Les aspects positifs de HOLLY se voient chez ces gens qui peuvent donner sans rien demander en retour ; chez ceux qui sont capables de se montrer aimants, tolérants et heureux bien qu'ayant peut-être tout perdu ; chez ceux qui peuvent se réjouir de voir les autres accéder à la place qui leur revient. De telles personnes peuvent supporter les vexations de la vie avec compréhension et tolérance.

Cas traités

Enfant, 3 ans. Il sentait que sa petite sœur accaparait toute l'attention et qu'il lui fallait jouer tout seul. Pour attirer l'attention, il se mit à pincer et à pousser le bébé et à le faire pleurer. Quand on le grondait, il se jetait à terre, donnait des coups de pied et poussait des cris. On prescrivit HOLLY, le Remède type, pour la jalousie de l'enfant. En quelques semaines, il y eut un changement radical dans son attitude et sa manière d'être avec sa petite sœur. Il se montra si joyeux que sa mère devait l'avertir de ne pas chanter trop fort pour ne pas réveiller le bébé.

Homme, 65 ans, veuf. Colonel retraité de l'Armée. Il avait eu sept années auparavant un cancer à la gorge que l'on avait opéré avec succès et qui n'avait pas reparu depuis. Le colonel était très attaché à sa fille unique. Bien qu'il aimât le fiancé de la jeune fille, qu'elle projetait d'épouser sous peu, il redoutait de la voir quitter la maison. Il tomba malade. Afin de jouer sur la compassion de sa fille, il ne mangeait pas et se plaignait continuellement de sa gorge. Il se prit aussi d'une intense et jalouse aversion pour le fiancé. Son attitude rendait sa fille très malheureuse, car elle était déchirée entre son devoir filial et son amour pour son fiancé. Son père refusait de voir un médecin, parce qu'il craignait que le cancer ne fût revenu. On nous l'envoya pour le traiter. HOLLY fut prescrit pour son attitude jalouse envers le jeune homme et CHICORY pour son attitude possessive envers sa fille. Un mois plus tard, le fiancé nous écrivit : « Le colonel a fait un grand pas dans la bonne direction. Il discute maintenant avec nous du prochain mariage. Il est beaucoup plus lui-même. Il mange mieux et s'est remarquablement rétabli. Sa fille dit que « c'est absolument stupéfiant ». Le colonel prit les Remèdes pendant un nouveau mois. Il maria sa fille et souhaita au jeune couple un grand bonheur. Depuis lors il mange bien et ne se plaint plus de sa gorge.

Homme, âge moyen. Quand il vint nous demander de le traiter, il était atteint d'une sérieuse éruption aux bras et aux mains. C'était un homme de tempérament violent, rempli de haine, et son travail, qu'il détestait à fond, l'avait déprimé et épuisé. On lui prescrivit HOLLY pour la haine tenace qui l'habitait ; OLIVE pour sa fatigue et son manque d'intérêt ; CRAB APPLE pour le nettoyer des toxines de la haine qui causaient l'éruption. Dans les deux mois, il nous écrivit pour nous dire : « Je me sens tellement mieux à tous points de vue. Je dors bien et j'ai repris intérêt à mon travail. Je suis devenu beaucoup plus tolérant avec mes collègues. L'éruption a disparu, bien qu'il y ait parfois une légère irritation. » Un mois plus tard, l'irritation avait totalement disparu et il se sentait tout à fait bien.

Voici l'extrait d'une lettre que nous écrivait une femme à propos de son mari : « Mon mari a été plongeur de fond pendant trente ans. Il travaillait

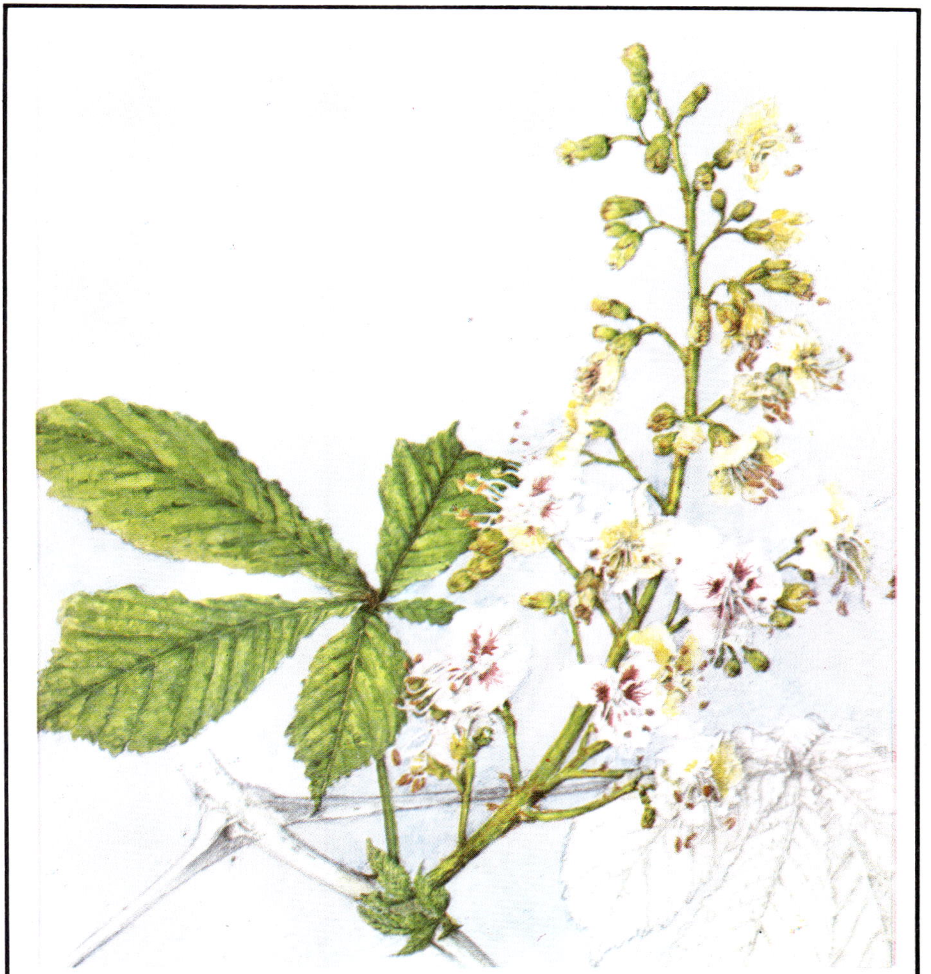

White Chestnut—*Aesculus hippocastanum*

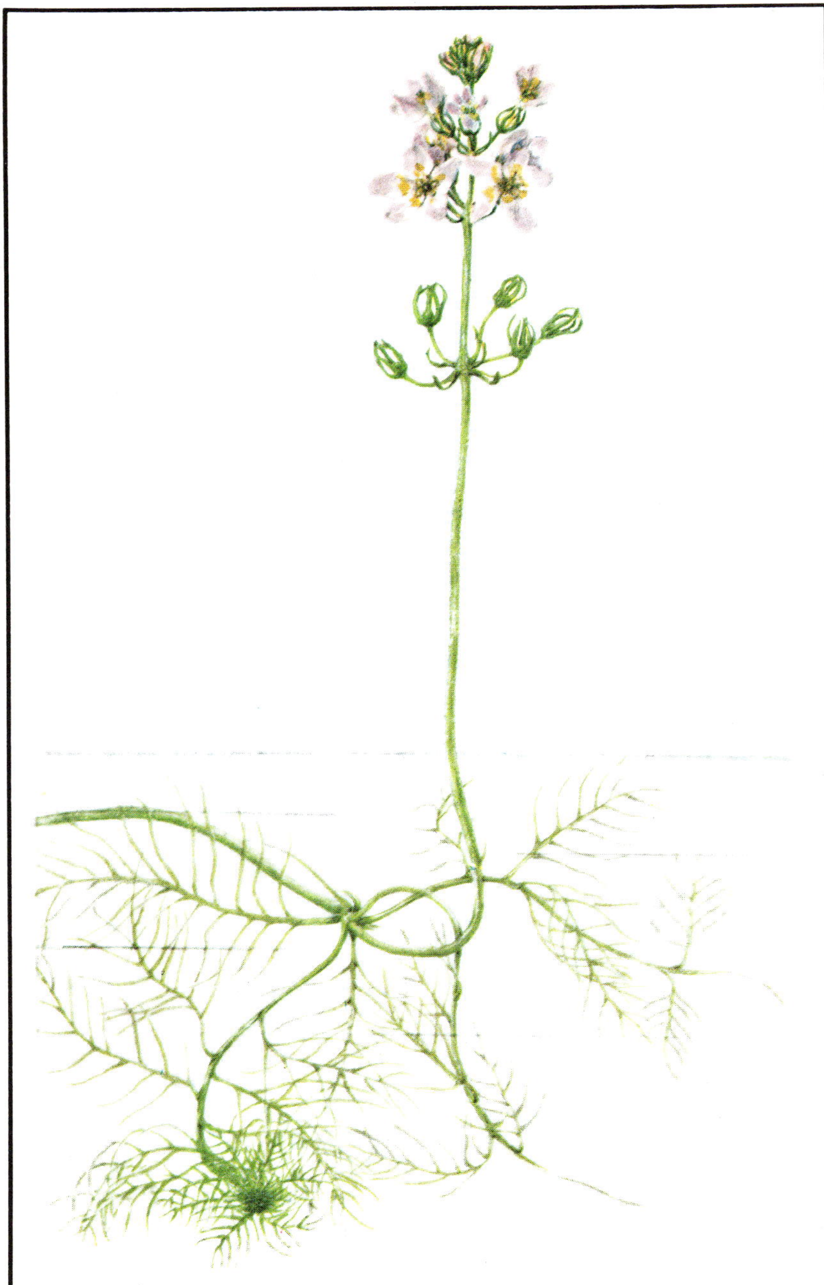

Water Violet—*Hottonia palustris*

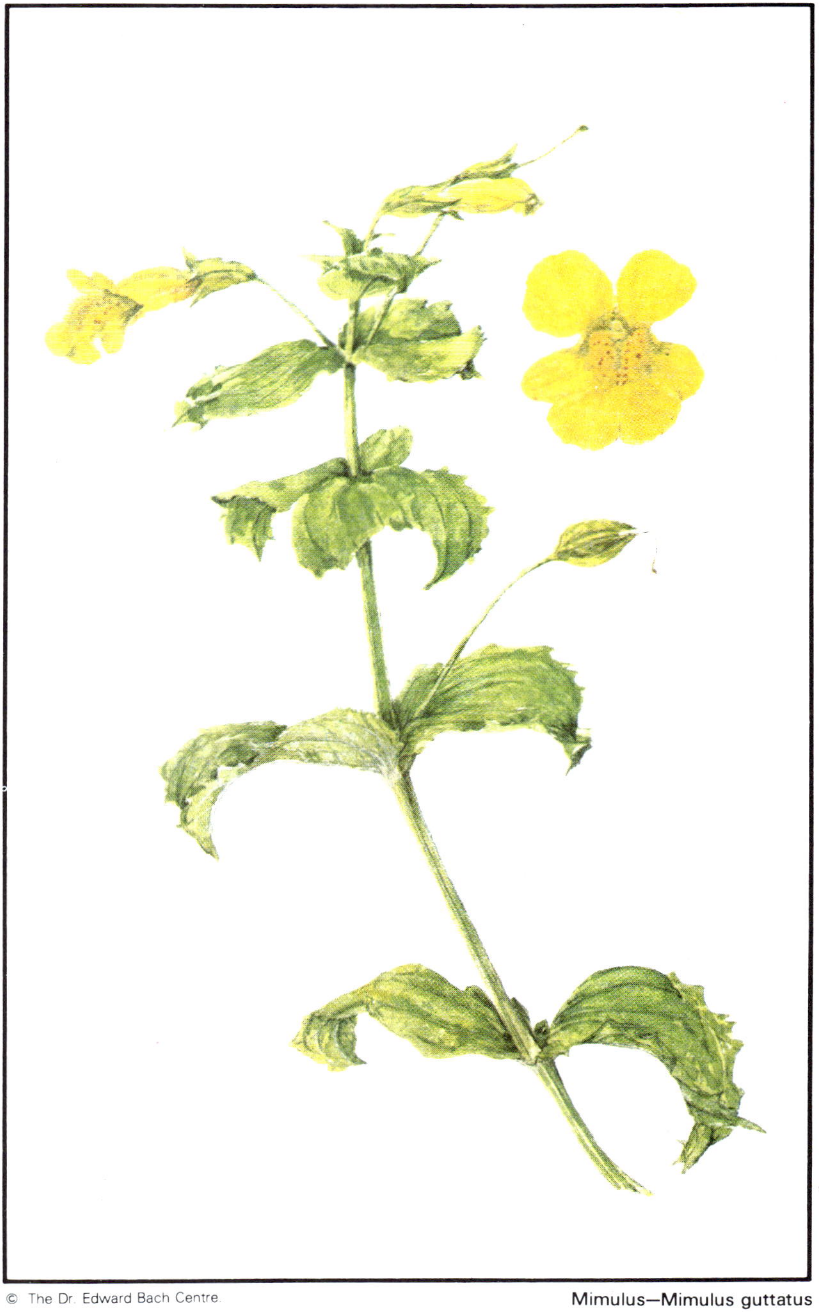

Mimulus—*Mimulus guttatus*

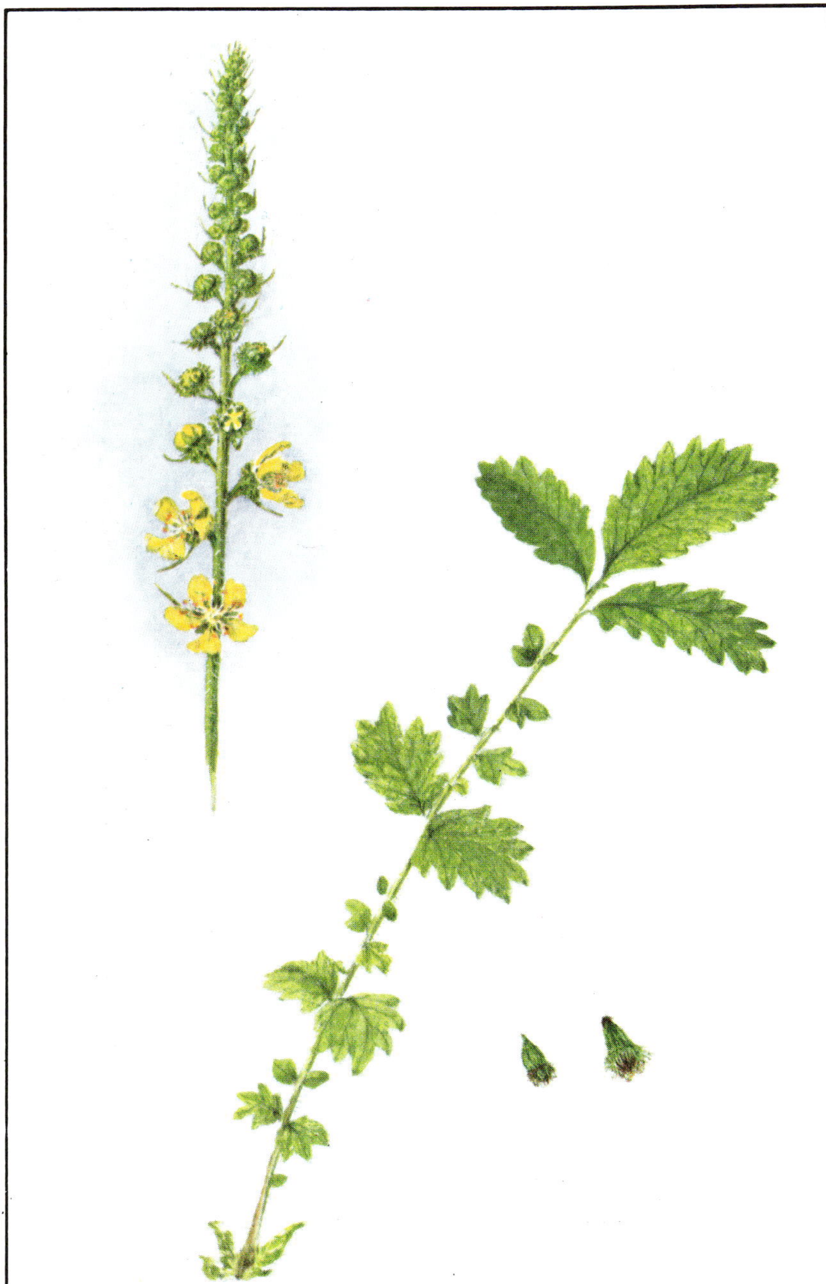

Agrimony—Agrimonia eupatoria

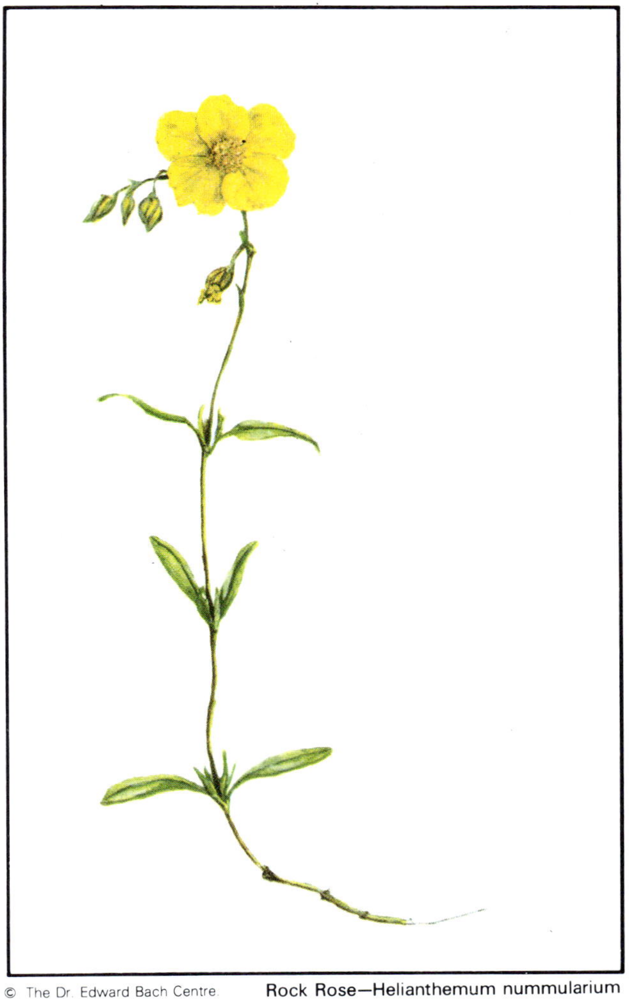

Rock Rose—Helianthemum nummularium

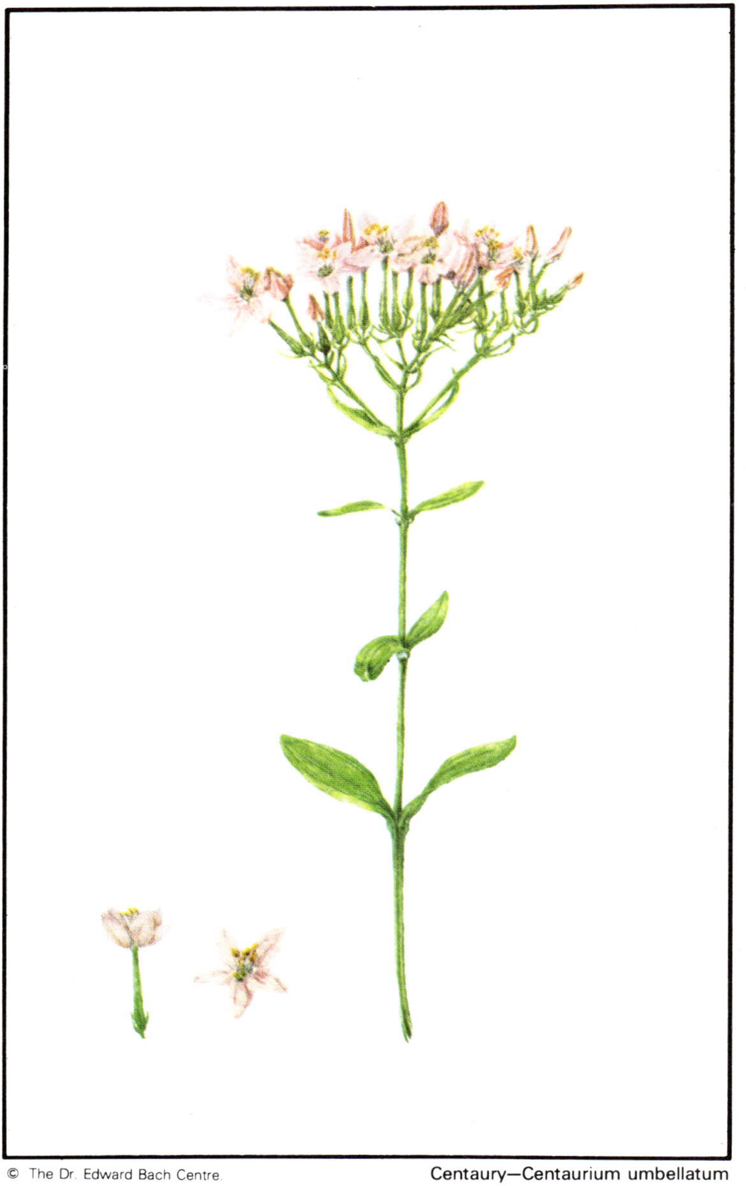

Centaury—Centaurium umbellatum

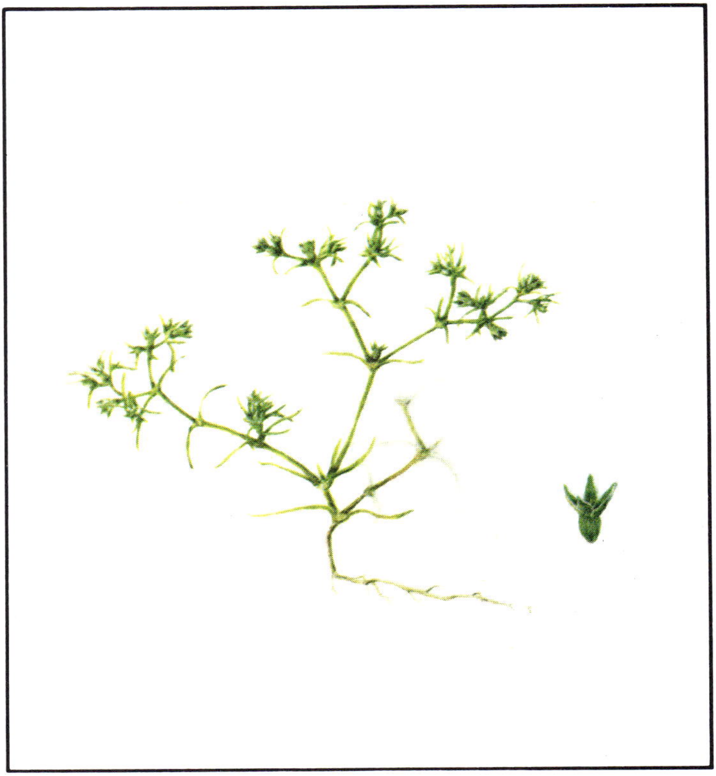

Scleranthus—Scleranthus annuus

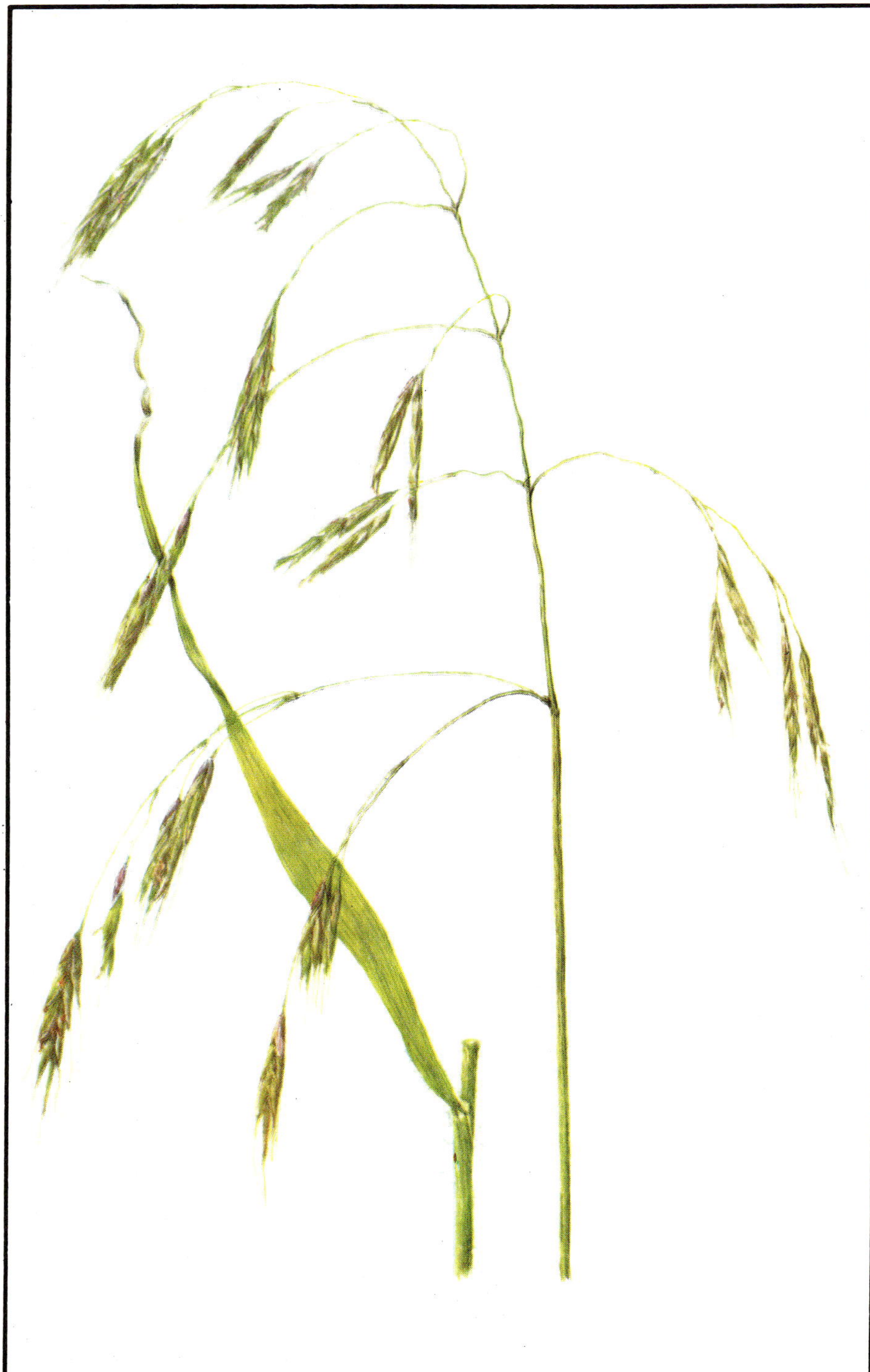

Wild Oat—*Bromus ramosus*

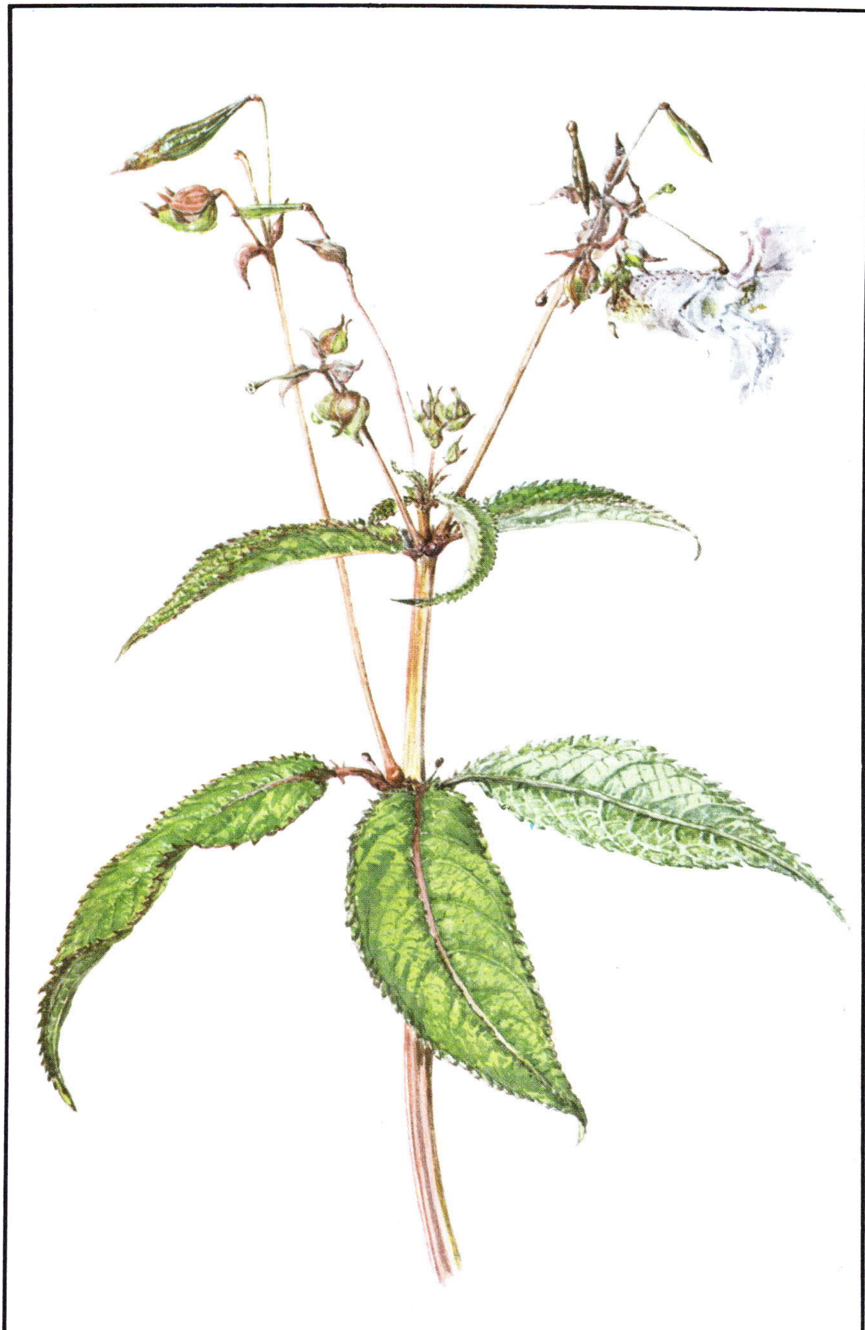

Impatiens—Impatiens glandulifera

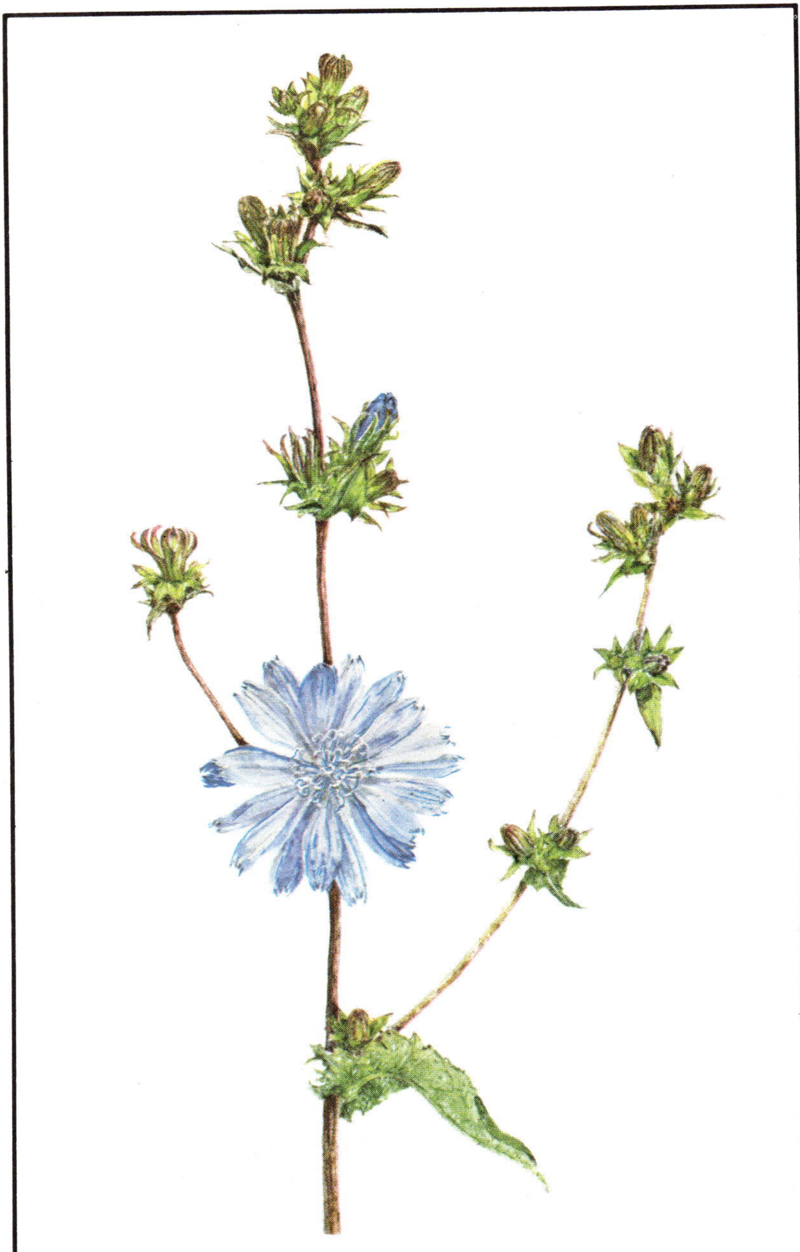

Chicory—Cichorium intybus

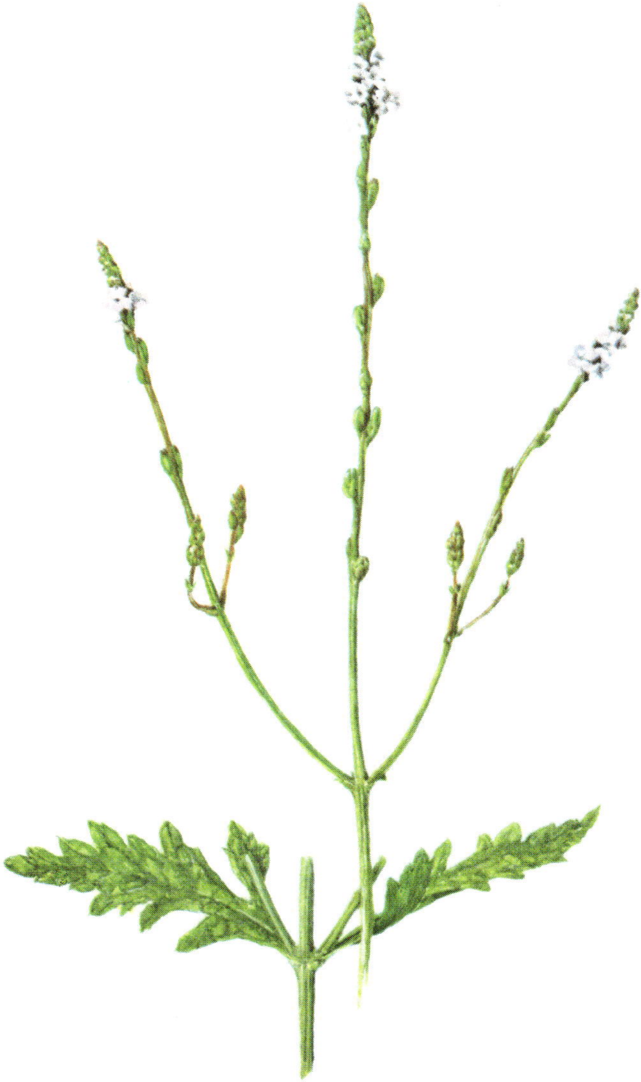

Vervain—Verbena officinalis

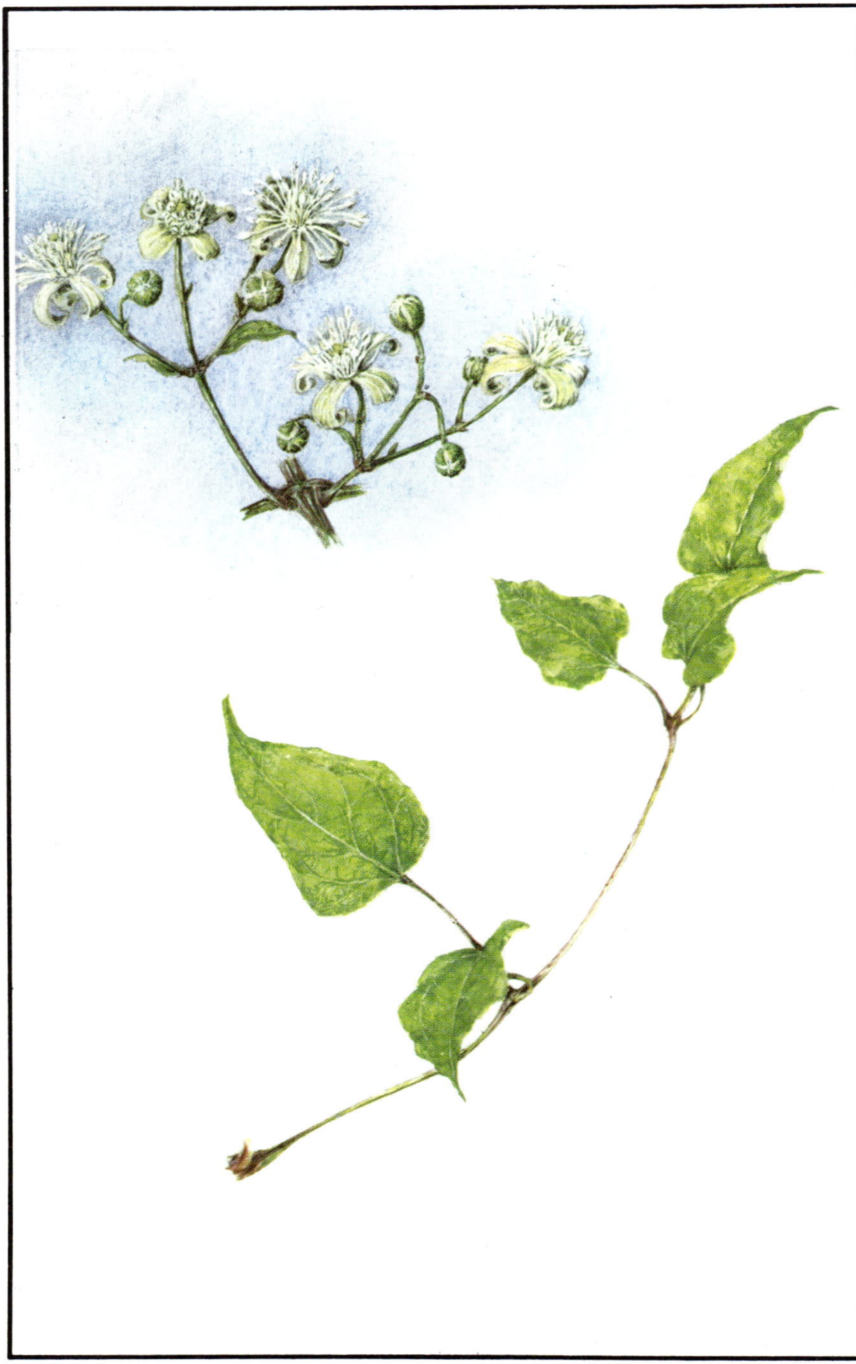

Clematis—Clematis vitalba

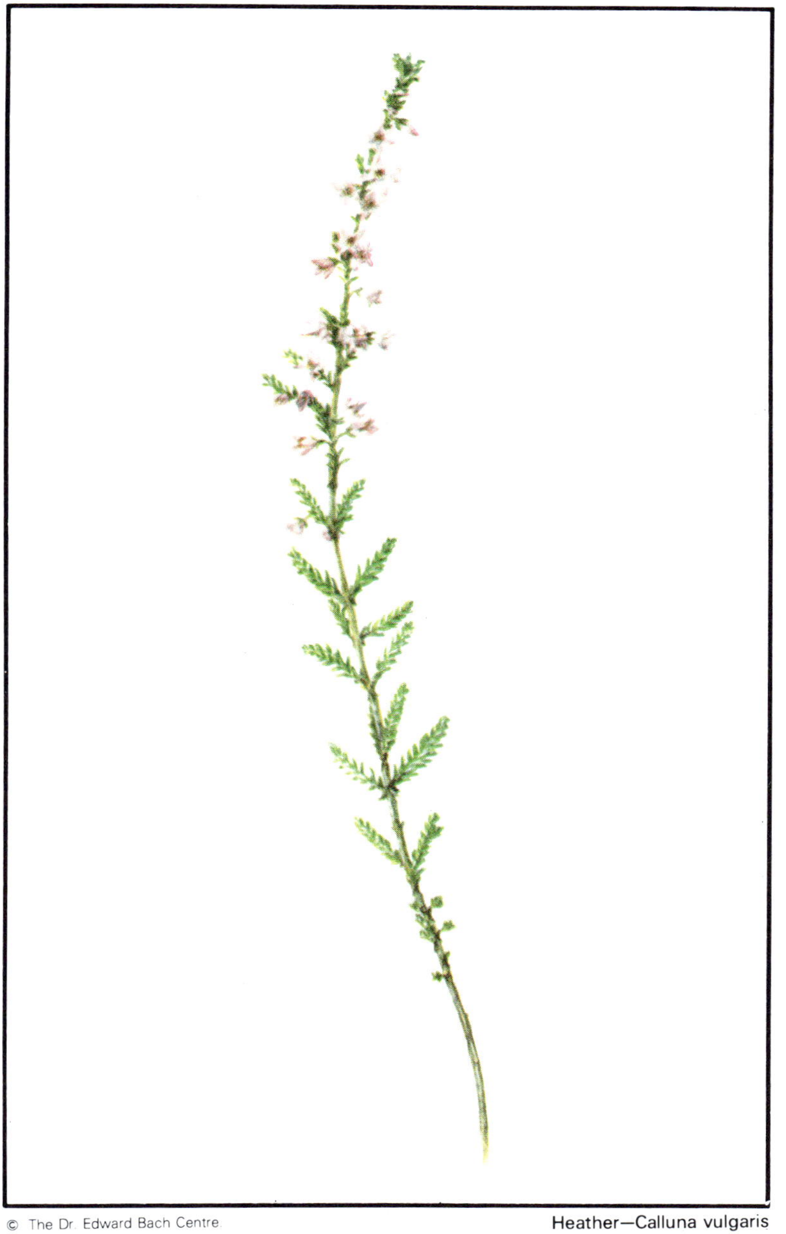

Heather—*Calluna vulgaris*

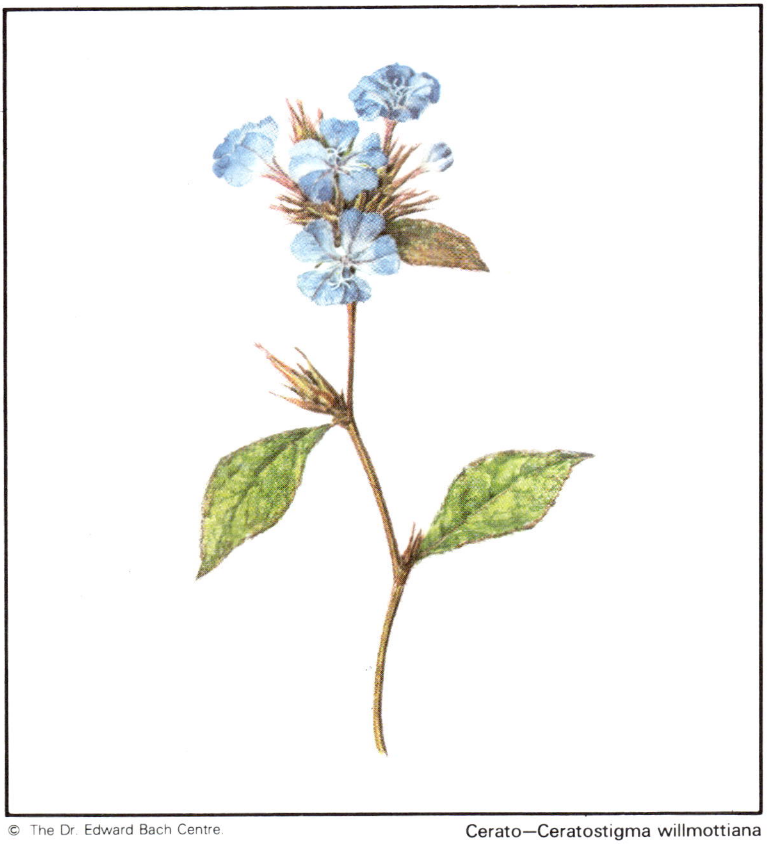

Cerato—Ceratostigma willmottiana

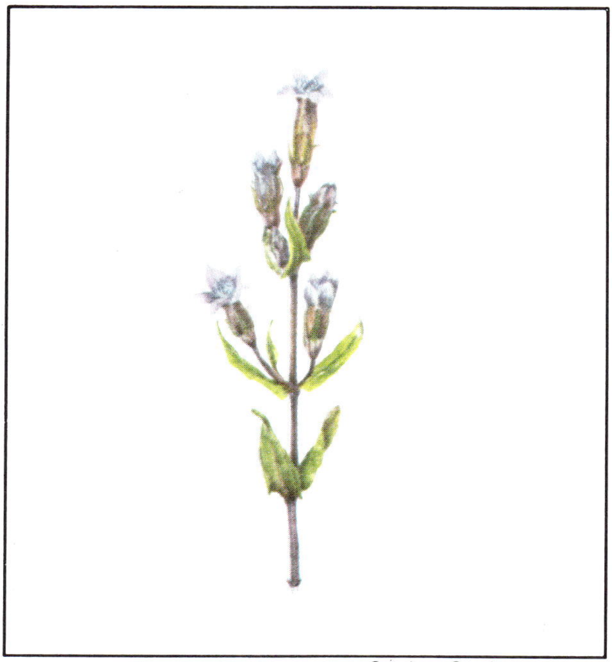

 Gentian—*Gentiana amarella*

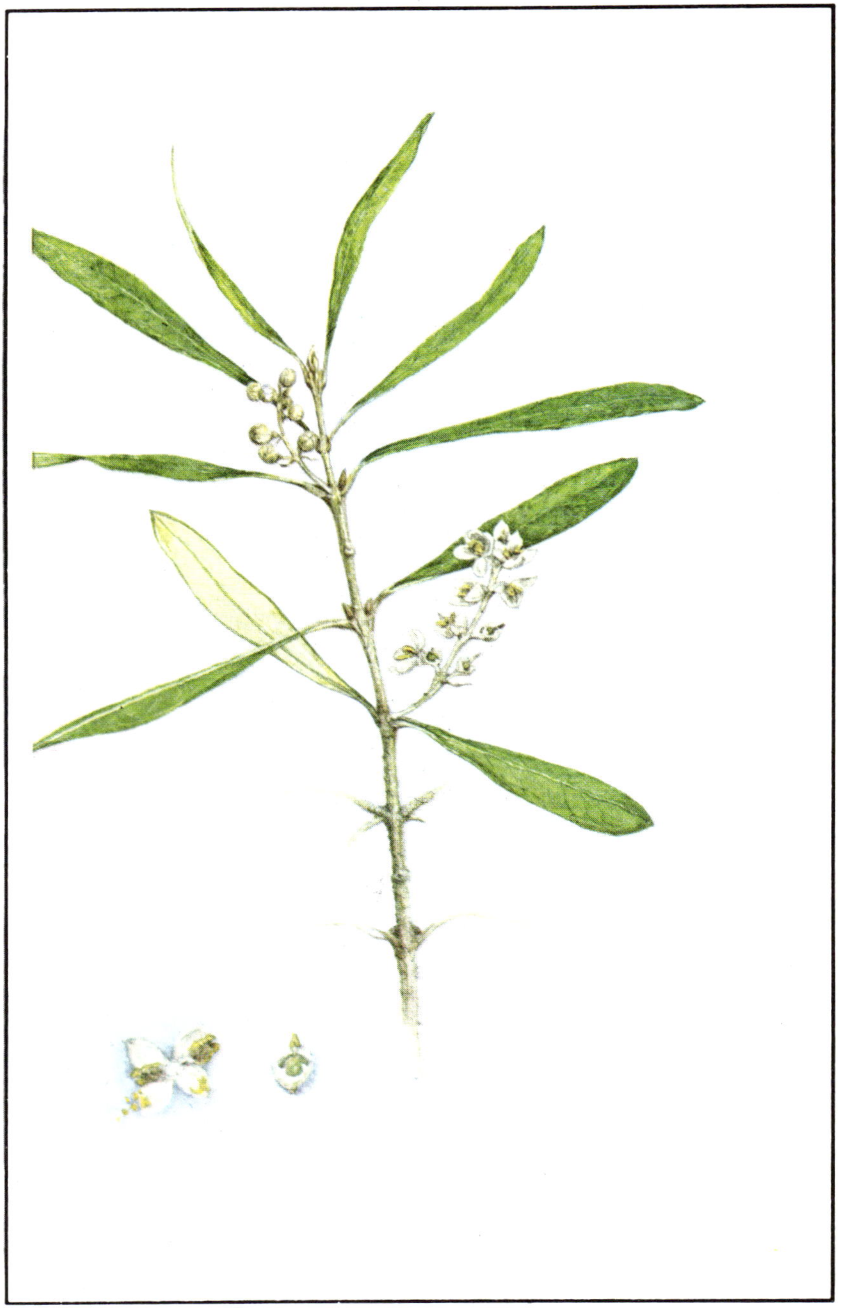

Olive—Olea europaea

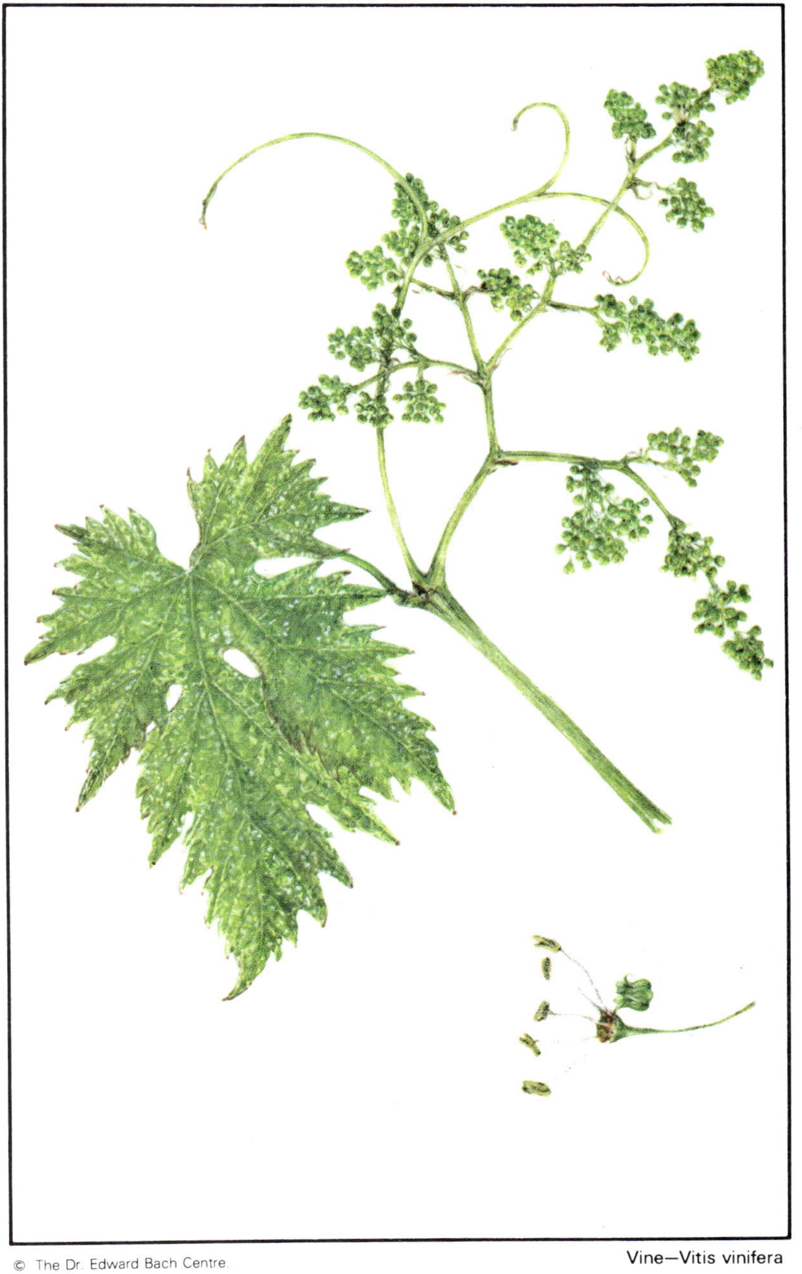

Vine—Vitis vinifera

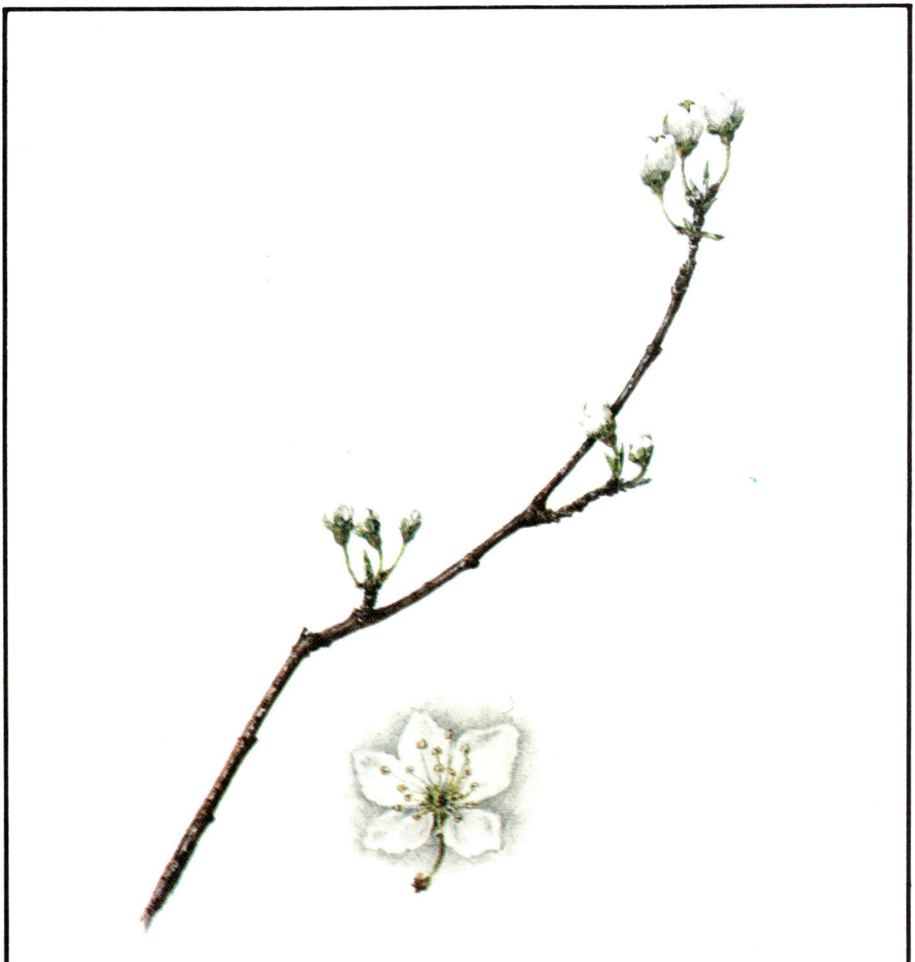

Cherry Plum—*Prunus cerasifera*

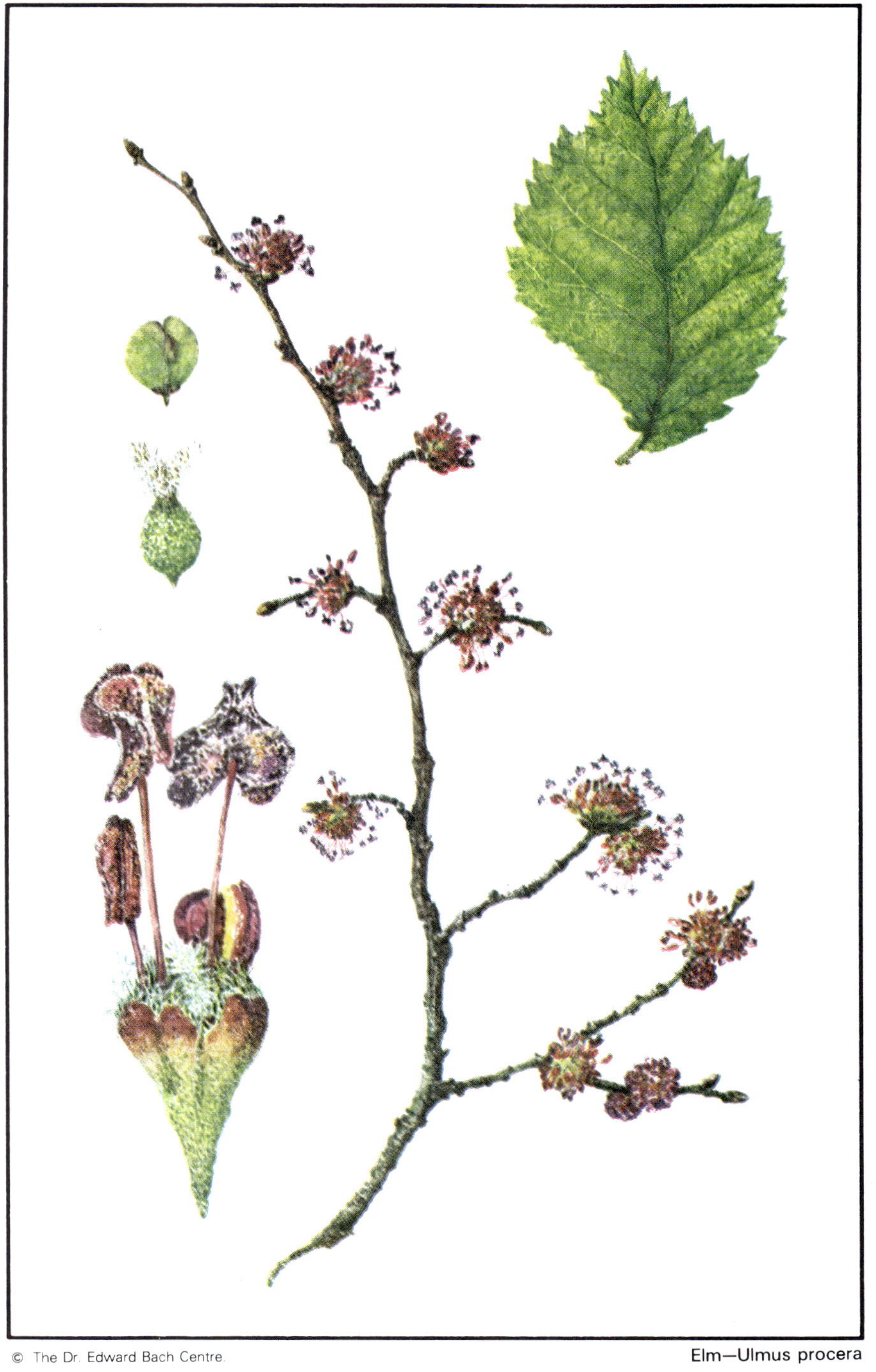

Elm—*Ulmus procera*

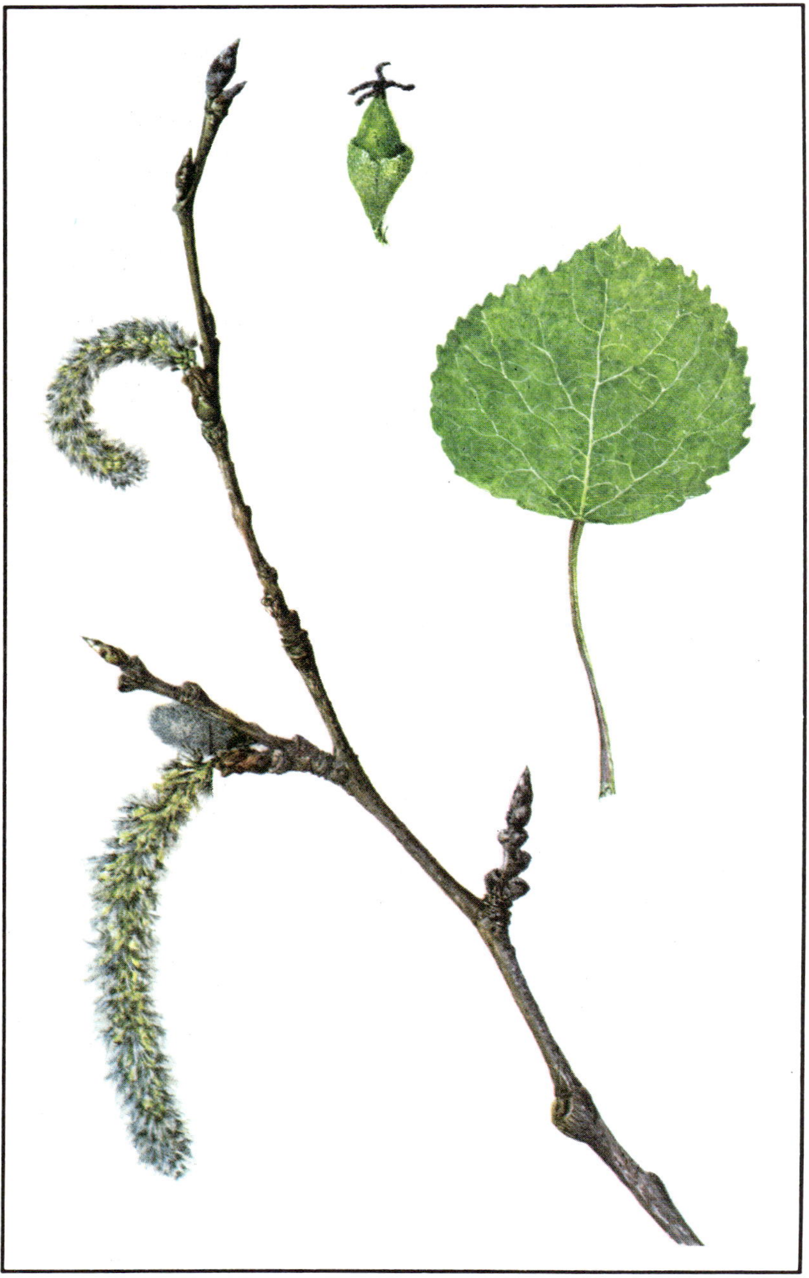

Aspen—*Populus tremula*

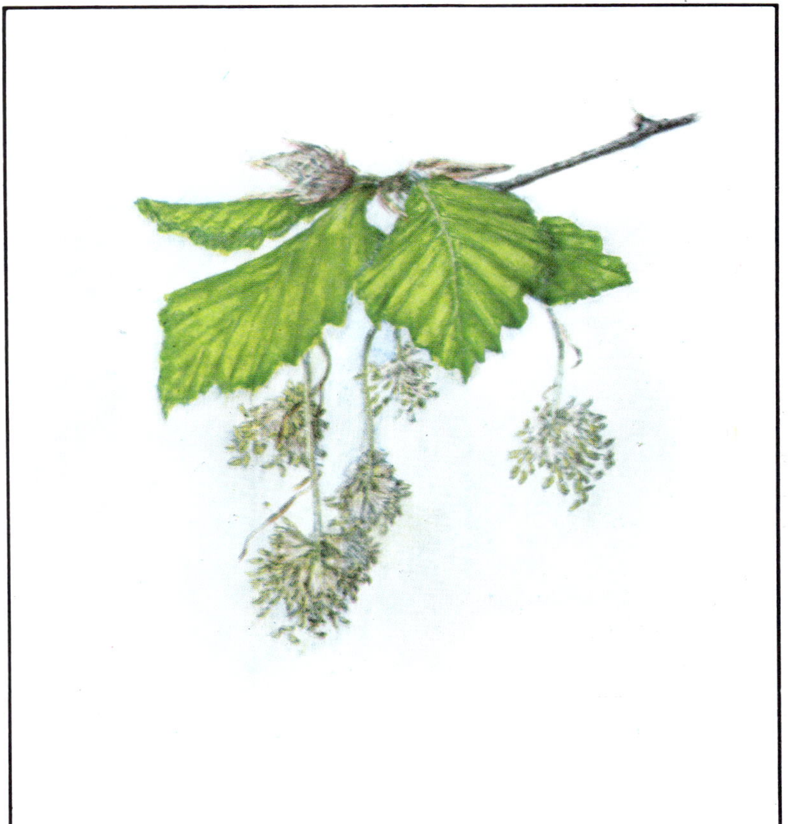

Beech—*Fagus sylvatica*

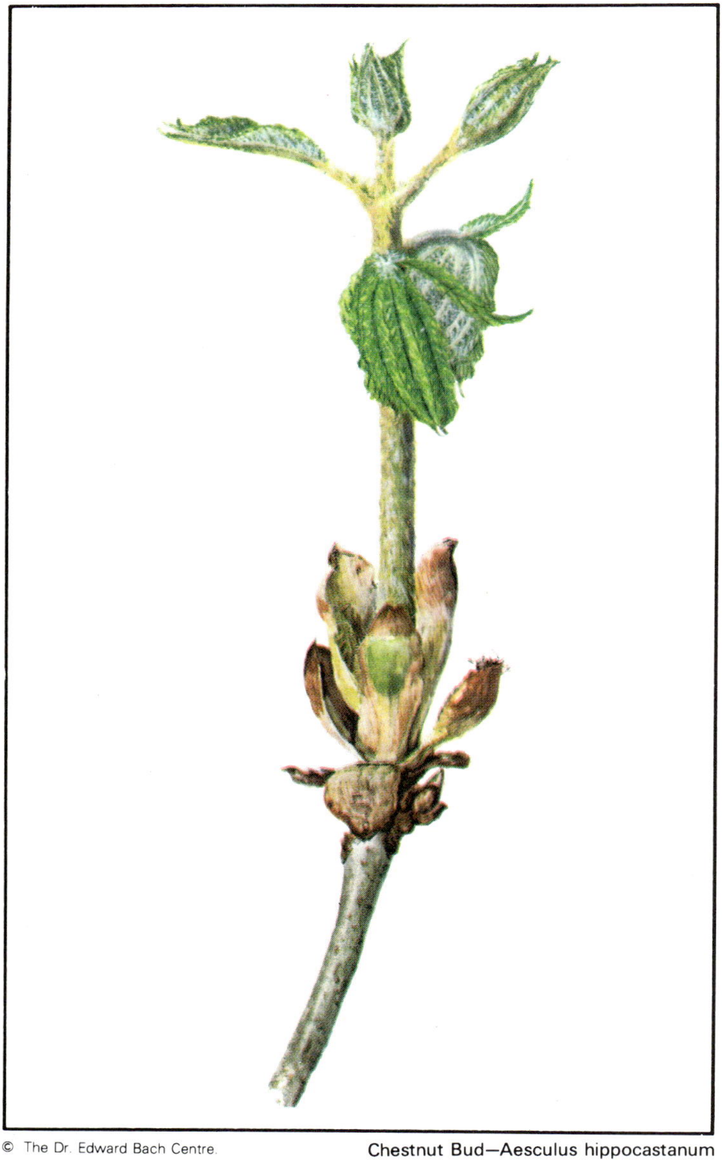

Chestnut Bud—*Aesculus hippocastanum*

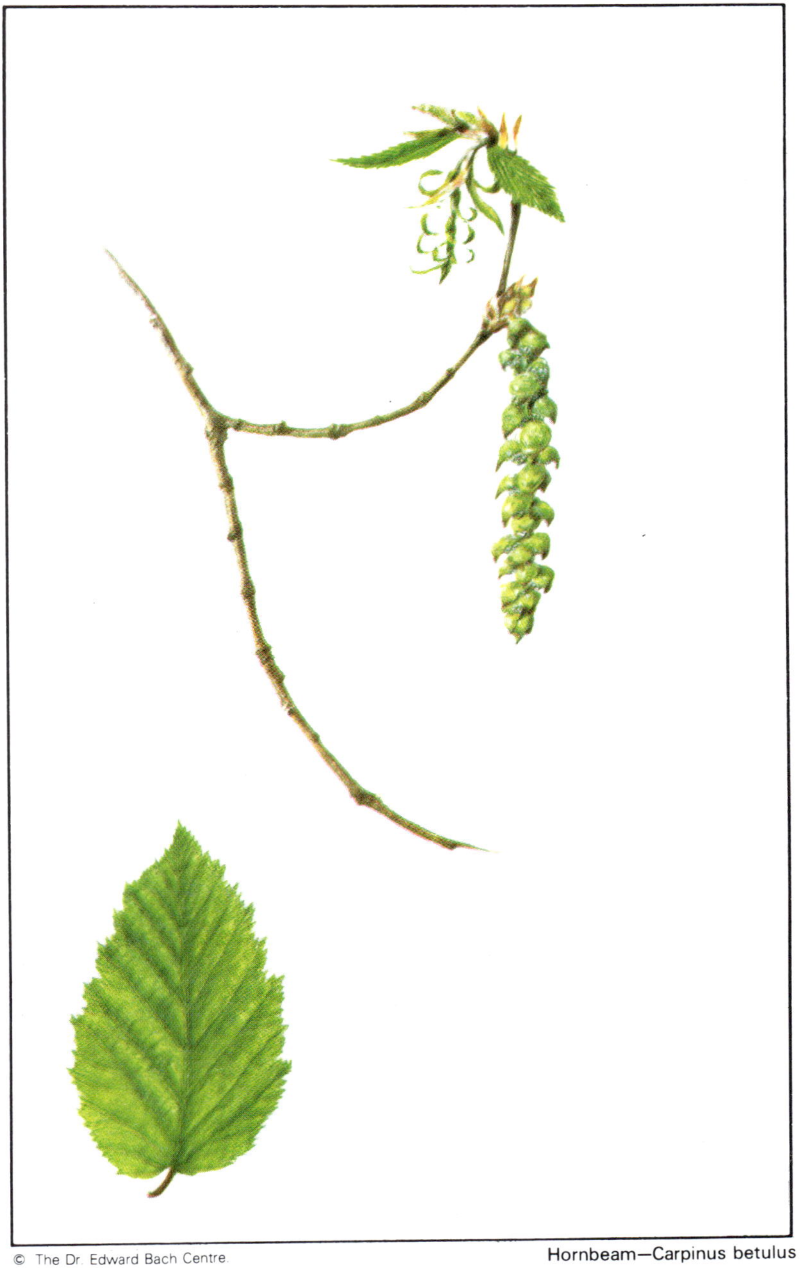

Hornbeam—*Carpinus betulus*

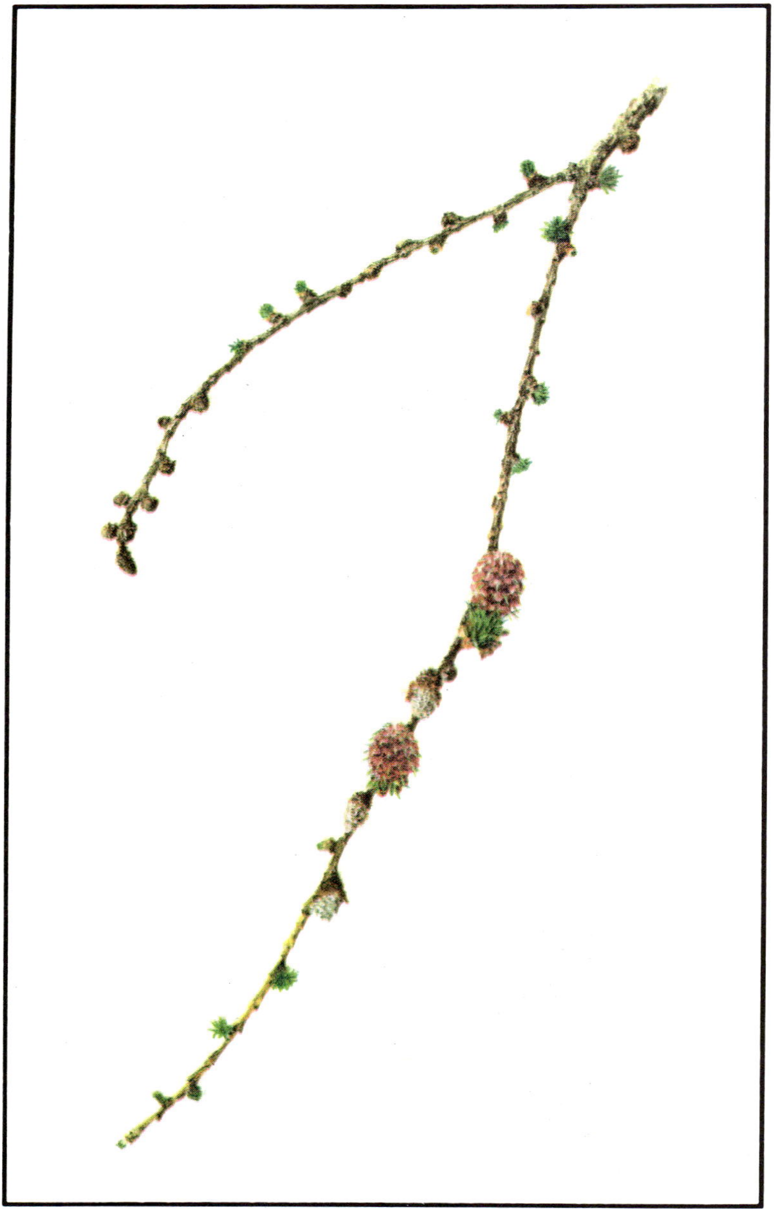

Larch—Larix decidua

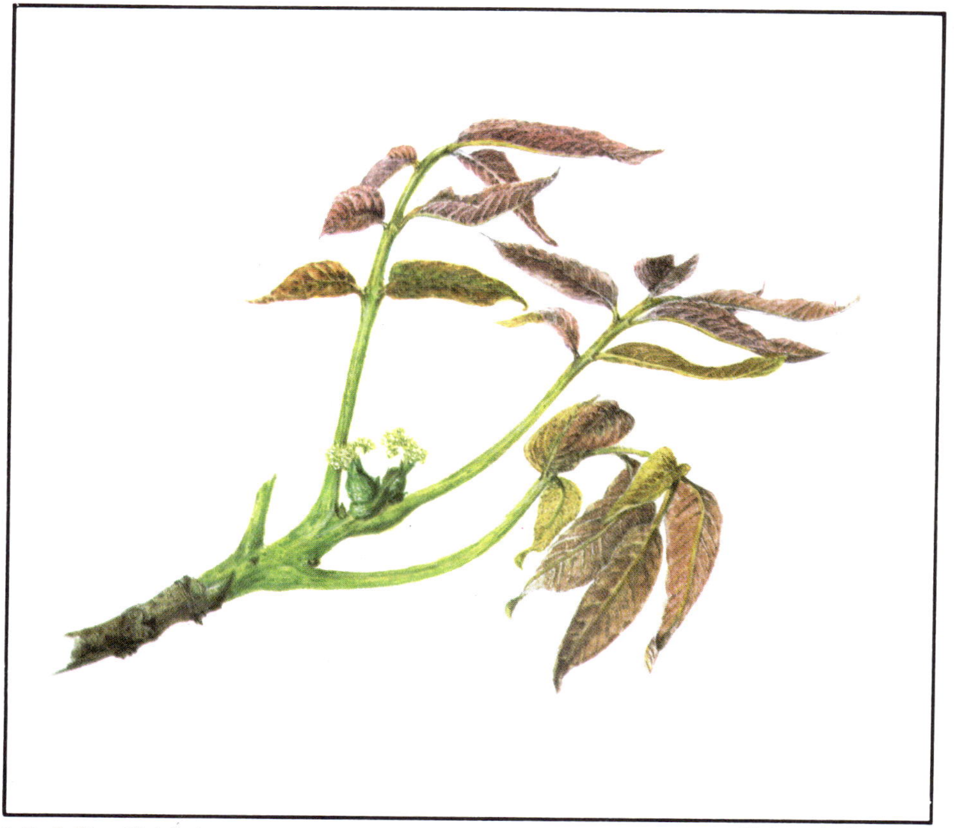

Walnut—Juglans regia

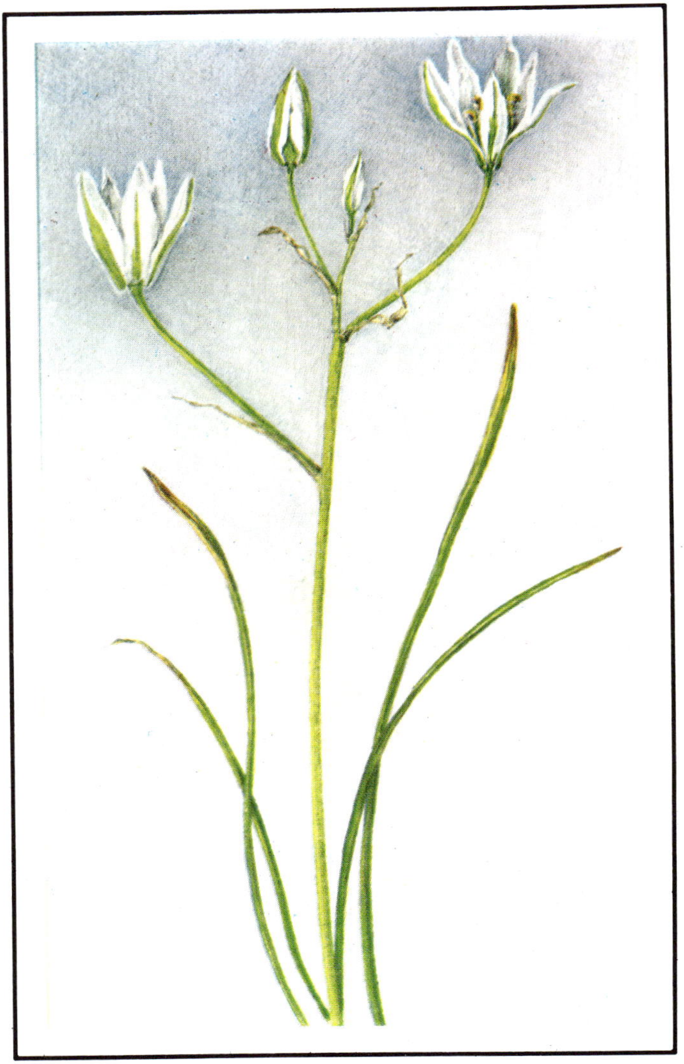

Star of Bethlehem—*Ornithogalum umbellatum*

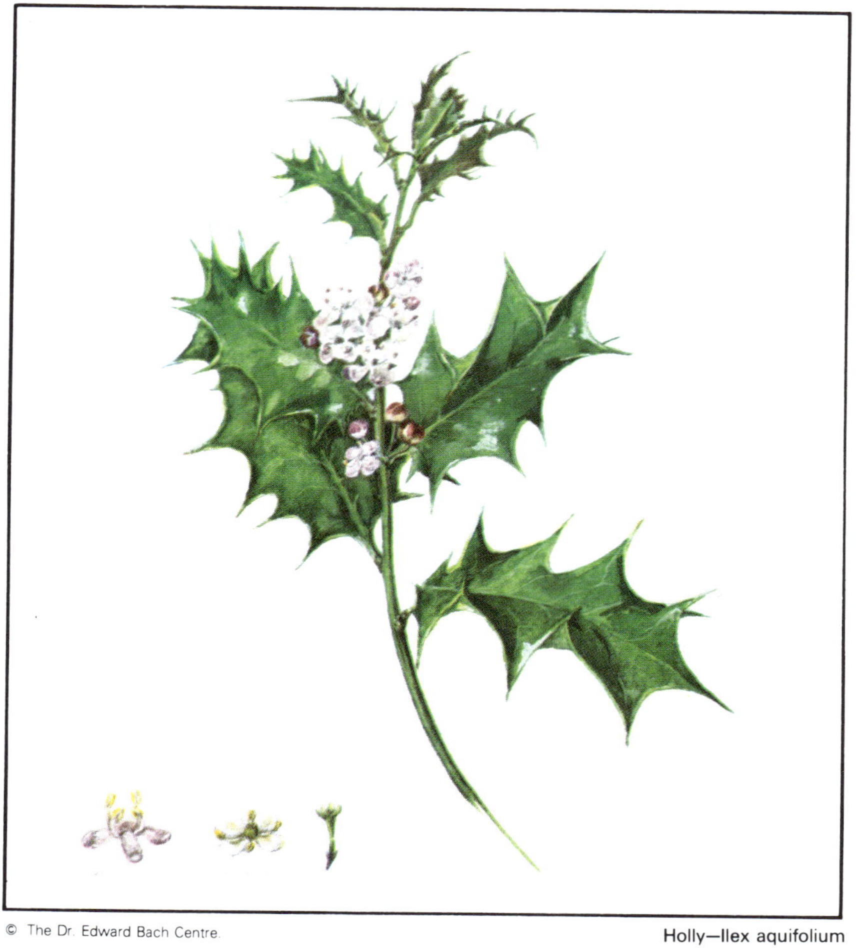

Holly—Ilex aquifolium

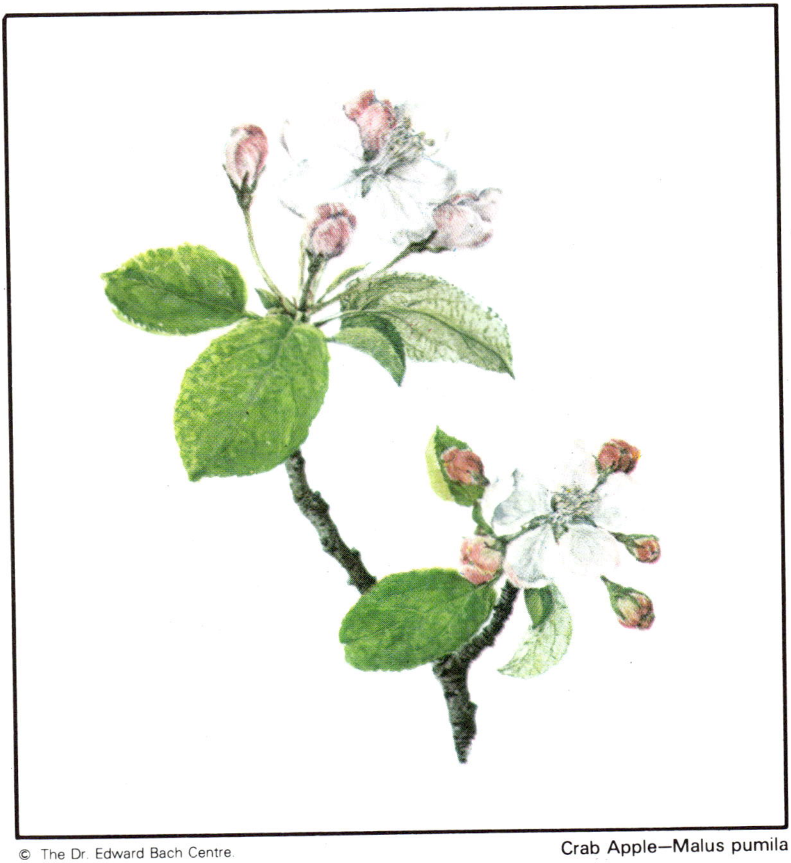

Crab Apple—Malus pumila

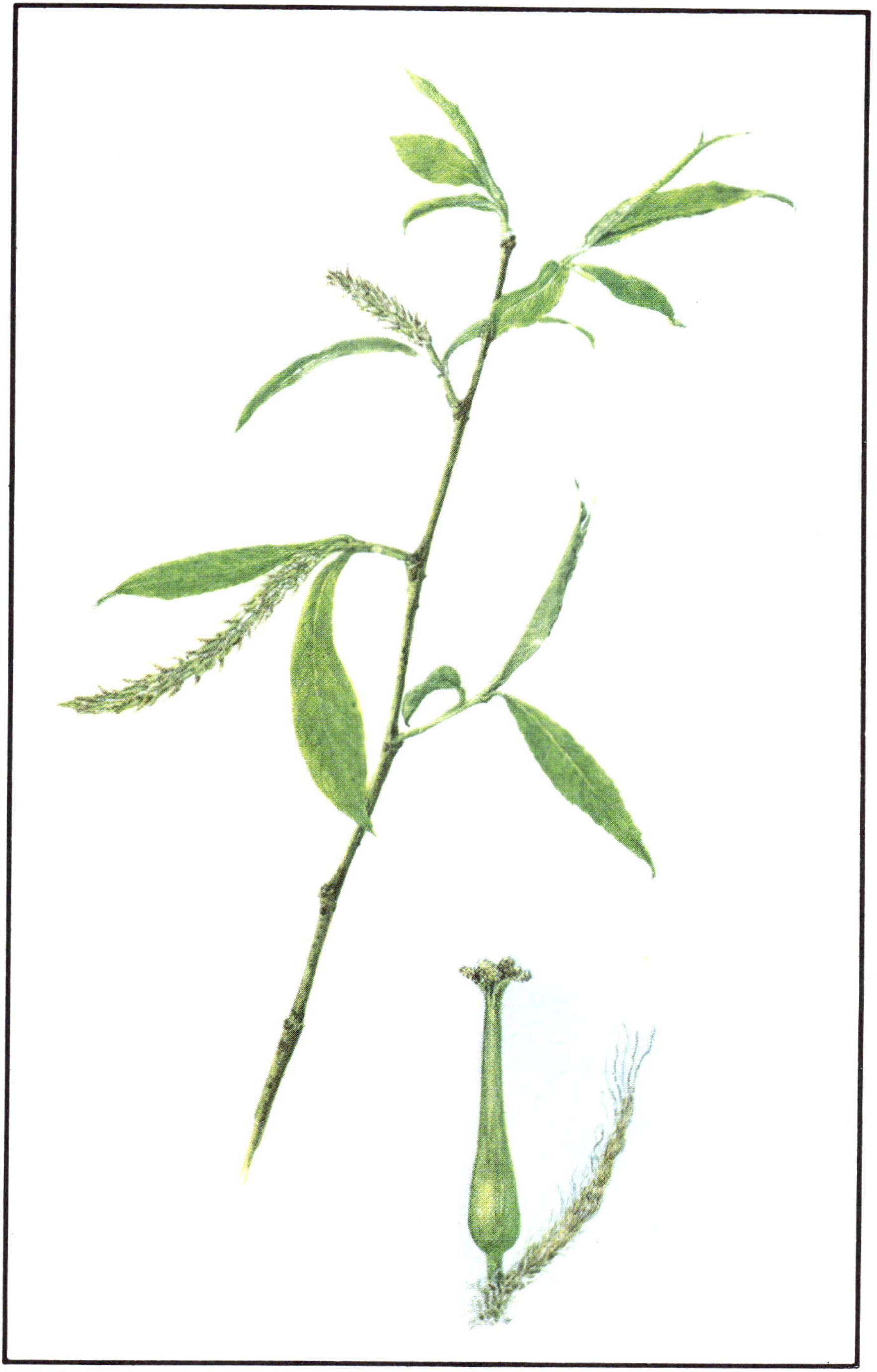

Willow—*Salix vitellina*

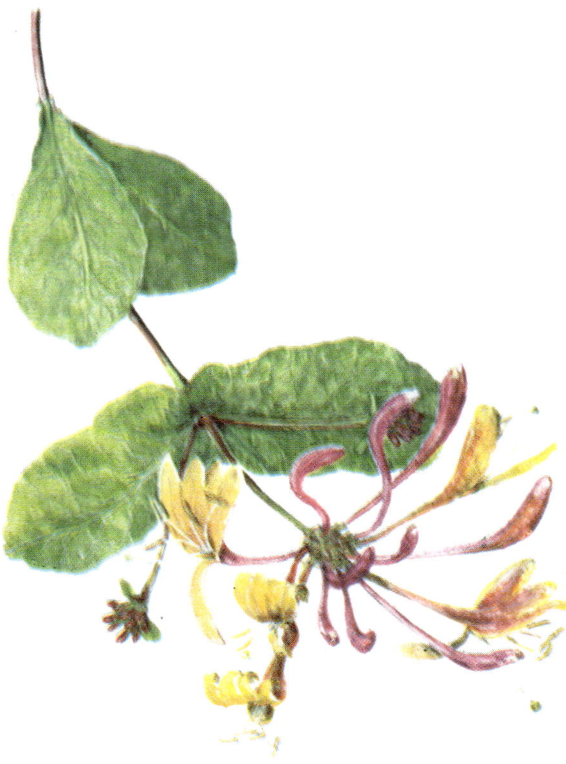

Honeysuckle—Lonicera Caprifolium

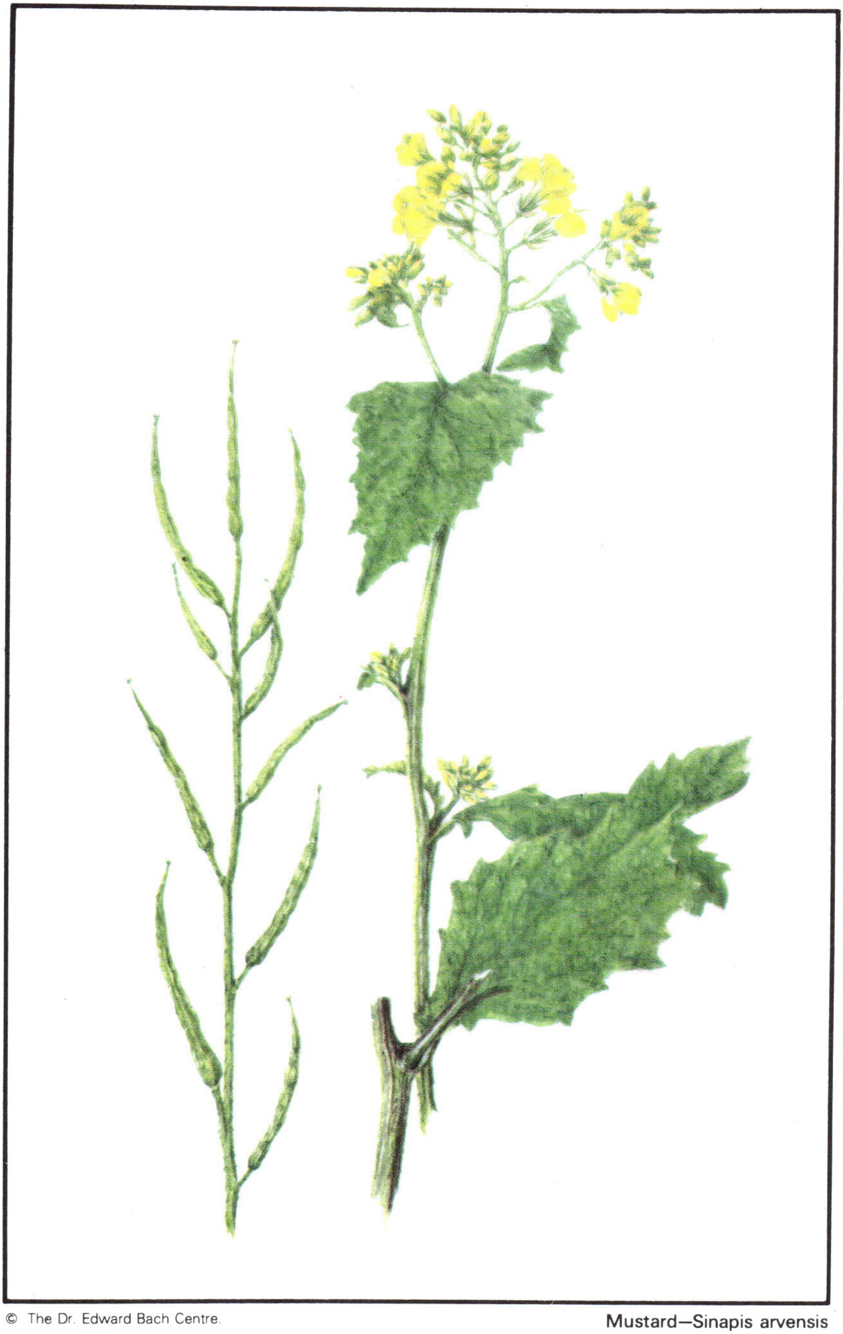

Mustard—*Sinapis arvensis*

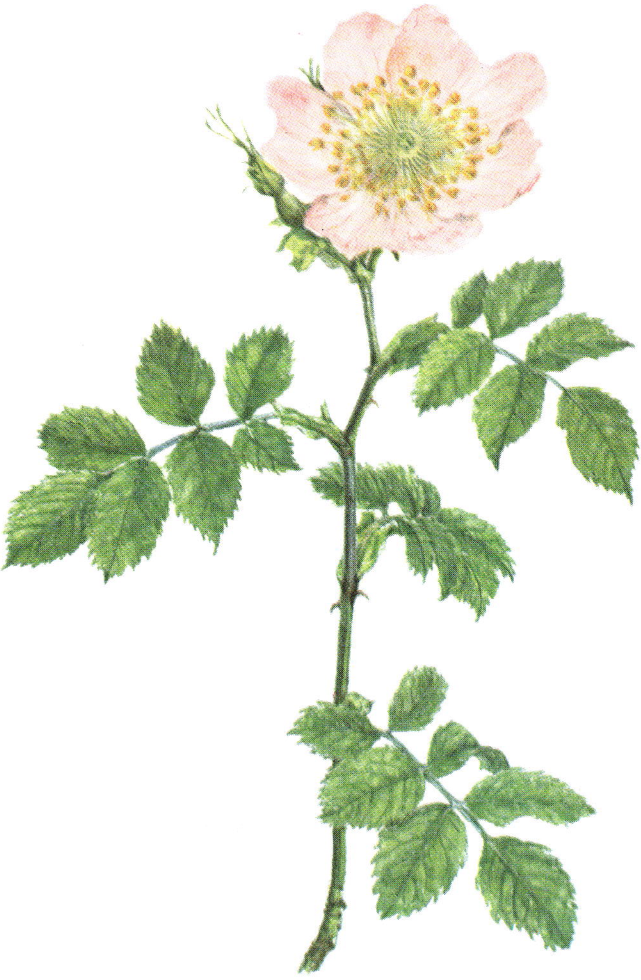

Wild Rose—*Rosa canina*

sur des bombes et des obus non explosés pendant la guerre, à Plymouth Harbour. Il a pris sa retraite il y a sept ans. Ces plongeurs de fond deviennent tous malades à cause de l'air comprimé qu'ils respirent pendant qu'ils travaillent dans le noir sur les fonds marins. Cela les rend durs et cruels, comme mon mari l'est devenu, lui qui par nature est un homme bon et généreux. Maintenant, il est taciturne et tourmenté par la haine. Il n'éprouve aucune compassion pour quiconque est dans l'ennui ou malade. C'est bien sûr un très brave homme, mais il s'apitoie beaucoup sur lui-même et « pauvre moi » revient fréquemment quand il parle de lui. Il souffre de claustrophobie et laisse ouvertes toutes les portes et fenêtres de la maison, même en hiver. Il est toujours agité, ne tient pas en place et est très insociable. » On prescrivit HOLLY pour la haine et la dureté contraires à sa nature ; CHICORY parce qu'il se prenait en pitié et MIMULUS pour sa peur des lieux fermés. Il eut une excellente réaction dans les six mois. Tout d'abord, il surmonta sa claustrophobie et put rester dans la maison avec portes et fenêtres fermées. Il devint beaucoup plus calme et plus heureux, si agréable aussi que finalement sa famille nous écrivit pour nous dire : « Il a tellement changé que nous l'aimons tous et nous plaisons en sa compagnie. »

Femme, 73 ans, veuve. Elle nous écrivit en disant : « Je suis subitement épuisée comme si j'étais vidée de tout. Je pense que cela est dû à mes mauvaises pensées. Je suis mécontente et n'apprécie pas ce que j'ai. Je déteste réellement ma voisine d'avoir une vie si heureuse. » On lui donna HOLLY pour dominer sa jalousie, et OLIVE pour la fatigue. Deux mois plus tard, elle était devenue une autre femme. La fatigue l'avait quittée et elle nous écrivit : « Je me fais une amie de ma voisine. J'ai découvert qu'elle était une femme très gentille et compréhensive. »

CHAPITRE 17

HONEYSUCKLE

Mots-Clés : Fixation sur le passé, nostalgie, mal du pays, du foyer

Le Dr Bach a écrit à propos de HONEYSUCKLE : « C'est le Remède pour ôter de l'esprit les regrets et chagrins du passé, pour neutraliser toutes influences, tous désirs et envies du passé et nous ramener dans le présent. Vivre dans le passé est un état d'esprit qui ne se trouve pas seulement chez les vieillards, encore qu'il soit assez naturel que leurs pensées retournent aux souvenirs agréables des années passées, aux amis et aux événements de leur jeunesse. On peut aussi le voir chez l'enfant qui se sent dépaysé durant ses premiers jours d'école ou loin du foyer familial, car lui aussi reste attaché au passé, quoique le passé ne soit pas bien éloigné dans le temps. Pendant une période de soucis, d'ennui ou de chagrin, l'esprit peut retourner au souvenir d'un ami perdu ou aux ambitions qui ne furent jamais satisfaites. Dans ces conditions, un être peut se désintéresser du présent et ne faire aucun effort pour faire face aux difficultés existantes ; le corps continue de lutter dans le moment présent, tandis que l'esprit revit le passé et ne contribue pas au bien-être du corps. Ceci cause un état inharmonieux proche de la stagnation, un net fléchissement des forces indispensables à la conservation de la vie. On l'a appelé avec raison l'« état de la femme de Loth », car pendant que l'esprit regarde en arrière avec crainte, langueur ou tristesse, le corps est consumé par le feu du présent et reste pétrifié en ce qui concerne la vie qui est devant lui. Un exemple typique est celui de ce soldat qui, après la guerre, souffrait de nervosité, de dépression et de panique parce qu'il ne pouvait oublier ce qu'il avait enduré pendant la bataille de Crète. Un autre exemple est cette patiente qui disait : « Quand mon mari est mort, la moitié de moi-même est morte avec lui. » Le Remède HONEYSUCKLE est également prescrit pour la nostalgie : une patiente écrivait : « Nous avons déménagé dans une autre région. Combien je voudrais n'être jamais partie ! Je me suis rendu compte que j'étais heureuse où j'étais. » Il y a une ressemblance entre les types HONEYSUCKLE et CLEMATIS, car ni l'un ni l'autre ne vit pleinement dans le moment présent ; l'état d'esprit CLEMATIS est un état de rêve avec l'espoir d'un avenir meilleur, alors que celui de HONEYSUCKLE vit dans le passé et voit les choses avec pessimisme à la fois pour le présent et pour l'avenir.

L'aspect positif de HONEYSUCKLE se voit clairement chez ces personnes qui retiennent la leçon des épreuves passées tout en laissant l'épreuve elle-même sortir de leur esprit.

Cas traités

Femme, 50 ans. Quand elle était toute petite, son père, ivre, avait menacé de l'étrangler et, depuis lors, elle gardait la crainte de l'étranglement et de l'étouffement. Le début de l'âge critique avait accru ses craintes et elle commençait à sentir sa gorge se serrer. La radio n'avait décelé aucune cause physique à cette sensation. Bien qu'elle fût d'un naturel aimable et enjoué, elle n'en éprouvait pas moins un profond ressentiment à l'égard de son père. On lui prescrivit HONEYSUCKLE comme le Remède-type pour neutraliser ses souvenirs d'enfance, HOLLY pour le ressentiment qu'elle éprouvait envers son père, ROCK ROSE pour sa grande peur d'étouffer. Dans les trois semaines, elle nous fit savoir qu'elle pouvait avaler normalement et qu'elle n'avait plus la sensation d'avoir une bande serrée autour de la gorge. Deux mois plus tard, elle nous écrivait qu'elle n'en voulait plus à son père et qu'elle ne restait plus attachée aux mauvais souvenirs de son enfance ; elle ajoutait que sa gorge ne la gênait plus, à moins qu'elle ne fût extrêmement fatiguée [1]. Un mois après, tous les symptômes avaient disparu et une de ses amies nous écrivit : « Je n'ai jamais vu un tel changement chez quelqu'un en un temps si court. »

Femme, âge moyen, veuve. Il y avait trois ans que son mari était décédé quand elle s'adressa à nous pour être traitée. Après la mort de son mari, elle avait commencé à souffrir de pénibles et périodiques accès de colite. Elle écrivait : « Je suis si déprimée et mon mari me manque tellement. Je sens qu'il ne me reste plus aucun intérêt dans la vie. » On lui prescrivit HONEYSUCKLE pour ses pensées attachées au passé et sa perte d'intérêt dans le présent ; STAR OF BETHLEHEM pour le choc ressenti à la mort de

1. Le Dr Bach disait toujours : « Ne jamais excéder sa fatigue, ne jamais prendre froid, ne jamais souffrir de la faim. » Ce sont des conditions qui affectent le psychisme, surtout chez un patient en cours de traitement.

son mari, bien que celle-ci fût survenue après une longue maladie. Son premier rapport indiquait qu'elle était moins déprimée et qu'elle n'était plus dérangée par la colite ; elle semblait trouver plus d'intérêt à la vie et avoir plus de vitalité. Elle continua de prendre les Remèdes pendant trois mois et nous écrivit alors qu'elle avait un bon moral et qu'elle travaillait. Ses troubles abdominaux n'étaient pas revenus.

Femme, âge moyen. Infirmière. Quand elle vint nous consulter, elle était très fatiguée et se sentait déprimée. Elle aimait son travail dans un County Hospital, mais souffrait d'un catarrhe depuis quelques années. Durant notre entretien, il se révéla que, lorsqu'elle était stagiaire dans le même hôpital, elle devenait très nerveuse quand les médecins faisaient leur visite. Elle se rappelait qu'elle devait alors se moucher et s'éclaircir la gorge. On prescrivit HONEYSUCKLE, parce qu'elle avait conscience que le souvenir de ces jours-là persistait, bien qu'elle fût maintenant une infirmière expérimentée et efficiente, et on y ajouta CRAB APPLE comme purifiant du corps et de l'esprit. A sa grande suprise, le catarrhe, que l'on avait qualifié de chronique, disparut dans les trois semaines et ne revint jamais plus la tourmenter.

Femme, 40 ans, veuve. Trois ans avant qu'elle vînt se faire traiter, son mari avait été heurté par un camion et mortellement blessé. Elle l'avait soigné jusqu'à sa mort. Peu après, elle faisait elle-même une chute et, bien qu'il n'y eût pas eu d'os brisés, une de ses jambes continuait à lui faire mal. Il semblait que la douleur fût plus forte quand ses pensées revenaient à la maladie et à la mort de son mari. Elle nous dit qu'elle était seule et qu'il lui manquait beaucoup, qu'elle repensait souvent aux années heureuses qu'ils avaient vécues ensemble. Elle était déprimée, souffrait de maux de tête continuels et dormait mal. HONEYSUCKLE était le Remède indiqué pour les pensées du passé, STAR OF BETHLEHEM pour le choc durable de la mort de son mari et CHICORY pour les effets de son apitoiement sur elle-même. Le mois suivant, elle se sentait beaucoup mieux et avait l'esprit plus vif ; sa jambe la faisait moins souffrir. Elle prit les Remèdes pendant deux mois encore et nous écrivit alors qu'elle allait très bien, qu'elle avait retrouvé le sommeil et n'avait plus de maux de tête et que sa jambe ne lui faisait plus mal. Elle nous écrivit de nouveau l'année suivante pour nous dire qu'il n'y avait pas eu de rechute et qu'elle était heureusement remariée.

Homme, 46 ans. Son emploi demandait de longues heures de travail fastidieux, mais facile. L'année précédente, il avait fait faillite dans une affaire et il disait : « J'y repense très souvent ». Il était fatigué et déprimé et souffrait d'indigestion. On prescrivit HONEYSUCKLE pour les souvenirs du passé et GENTIAN pour la dépression. Emotionnellement, il répondit bien aux Remèdes, mais il se plaignait de ce qu'ils lui donnaient une éruption sur la poitrine. Il était évident que lès Remèdes nettoyaient son organisme en profondeur ! On y ajouta CRAB APPLE et l'éruption disparut rapidement. Après une longue période de silence, il nous écrivit pour nous dire qu'aucun des symptômes n'avait reparu.

Homme, âge moyen. Un homme de nature placide. Il nous dit qu'il ne s'était emporté qu'une seule fois en quinze années de vie conjugale ! Il se plaignait d'être agité pendant son sommeil et d'avoir des rêves pénibles dont il ne pouvait se rappeler. Il se souvenait seulement qu'il était confiné dans un petit espace dont il essayait de sortir en se frayant un passage. Cela lui était réellement arrivé dans son enfance. Son état s'était aggravé du fait que le bateau sur lequel il avait servi pendant la guerre de Corée avait été touché par une bombe ; il avait été soufflé jusqu'au pont inférieur et grièvement blessé. On lui prescrivit HONEYSUCKLE pour l'aider à oublier les événements du passé, et on y ajouta AGRIMONY, qui était son Remède type. Le mois suivant, il nous écrivit qu'il dormait mieux et qu'il n'avait eu que trois mauvaises nuits depuis qu'il avait commencé le traitement. Au bout de deux nouveaux mois, il put nous écrire qu'il se portait bien, qu'il dormait de nouveau profondément et se sentait parfaitement heureux.

Femme, 60 ans. Elle nous fut envoyée par un médecin. Elle vivait complètement dans le passé, pleurait et se lamentait sur les membres de sa famille décédés. Elle ne cessait de parler d'eux et des moments heureux qu'ils avaient passés ensemble. On prescrivit HONEYSUCKLE, le Remède type. L'effet fut immédiat, et remarquable. En l'espace d'une semaine, elle était complètement rétablie.

Femme, 40 ans. Au cours de séjour chez des parents, il lui était arrivé deux fois d'être appelée à l'aide la nuit dans un cas de maladie soudaine. Maintenant, chaque fois qu'elle se trouvait dans une maison étrangère, elle se réveillait en proie à la peur et il lui fallait un certain temps pour se rendormir. On lui prescrivit HONEYSUCKLE parce que l'on pensait que cette peur était ce que l'on pourrait appeler « une peur souvenir », et on y ajouta MIMULUS pour calmer toute peur réelle qui pourrait s'emparer d'elle. Elle nous écrivit dans les deux mois : « Les Remèdes ont été très efficaces. J'ai passé Nöel avec des parents et je me suis rendue depuis nombre de fois en visite. J'ai bien dormi toutes les nuits. »

CHAPITRE 18

HORNBEAM *(CHARME)*

Mots-Clés : Fatigue, lassitude, épuisement mental et physique

La lassitude pour laquelle nous prescrivons HORNBEAM est, à proprement parler, une fatigue qui s'affirme dans l'esprit plus que dans le corps. Il y a des moments où telle personne se prend à douter d'avoir la force suffisante ou la capacité de faire face à la vie ou à son travail, malgré qu'elle soit généralement venue jusqu'ici sans difficulté à bout de sa tâche. A ces moments-là, HORNBEAM la fortifiera mentalement et physiquement. En convalescence, il aide ces patients qui se demandent s'ils auront la force physique de se servir de leurs membres ou de marcher ; il aide également ceux qui ne se sentent pas assez de force mentale pour reprendre le travail. Ce Remède donne du « nerf » à ceux qui se sentent las de corps et d'esprit. Il y a ceux qui disent : « Je me sens plus fatigué en me levant le matin que lorsque je vais me coucher », ou « J'ai souvent l'impression que je n'arriverai jamais à mettre de l'ordre dans mes idées et à terminer ce que j'ai en train. » HORNBEAM est le Remède qui leur convient. On a très justement décrit HORNBEAM comme « Le Remède du lundi matin » ; c'est même le Remède pour la sensation du « lendemain matin » ! HORNBEAM diffère de la faiblesse de l'état d'esprit OLIVE en ce que ce dernier est le résultat d'une grande souffrance mentale et physique ou de la débilité causée par une longue maladie. La fatigue HORNBEAM, d'autre part, est une fatigue qui disparaît souvent quand l'individu devient intéressé à ses activités normales et pense à autre chose que lui-même.

L'aspect positif de HORNBEAM se reflète dans ceux qui sont sûrs de leur capacité et de leur force, alors même que le travail qu'ils ont à accomplir peut paraître dépasser leurs possibilités.

Cas traités

Femme, 53 ans. Célibataire. Elle était directrice d'une école de filles et son travail lui imposait une grande tension. Chaque matin, au réveil, elle se sentait si fatiguée qu'il lui semblait qu'elle ne pourrait venir à bout du travail de la journée. Si intense était ce sentiment qu'elle envisageait de démissionner de son poste. Ses yeux lui donnaient aussi beaucoup de souci. On prescrivit HORNBEAM pour la sensation générale de fatigue, et SCLERANTHUS pour l'aider à prendre une décision ferme car l'indécision contribuait à sa détresse émotionnelle. L'amélioration fut rapide et nette. Elle nous fit savoir qu'elle se sentait moins fatiguée et que la fatigue oculaire avait diminué, elle aussi. Elle continua le traitement pendant trois mois, au bout desquels elle nous écrivit : « Je me sens de nouveau très bien et mes yeux ne me gênent que de temps à autre. J'ai à nouveau l'énergie et la capacité d'exécuter mon travail et je ne le remets pas au lendemain comme j'en avais l'habitude. »

Femme, 50 ans, mariée. Elle était devenue très irritable et hargneuse, et elle se demandait si elle aurait la force de continuer à s'occuper de sa fille mariée qui attendait un bébé dans les deux semaines. Elle ne se sentait pas capable de faire face au travail supplémentaire qu'exigeait la présence de sa fille. Elle était normalement active et énergique, mais maintenant, bien qu'elle s'arrangeât toujours pour faire ses travaux ménagers, rien que d'y penser suffisait à la fatiguer. Il lui était venu des plaies entre les orteils, des crevasses qui lui étaient très pénibles. HORNBEAM fut prescrit pour la fatigue de l'esprit et du corps, et IMPATIENS pour son irritabilité. Elle nous écrivit dans les trois semaines : « Le remède a opéré comme par miracle. Je suis devenue en quelques jours une autre créature ! Le bébé est arrivé et tout s'est parfaitement passé ! les orteils guérissent bien. » Un mois plus tard elle nous écrivit à nouveau et nous dit qu'elle était réellement bien et que ses orteils n'avaient plus rien.

Homme, âge moyen, général d'armée aérienne dans la R.A.F. Il s'était surmené, se menant lui-même trop durement depuis plusieurs années. Il s'éveillait maintenant le matin avec le sentiment qu'il ne serait jamais capable de faire face au travail de la journée, bien que d'une façon ou d'une autre il fût toujours capable de le faire. Il souffrait de varices, de sorte qu'il lui était pénible de rester debout ; on le pressait de se faire opérer, mais il voulait d'abord essayer les Remèdes Bach. On prescrivit HORNBEAM pour lui donner la force et la vitalité de faire son travail, et on le lui donna aussi en lotion pour ses jambes. Il suivit le traitement pendant quelques semaines avec de bons résultats. Maintenant, il envisageait volontiers au réveil le travail de la journée. Après trois autres mois du traitement, il constata qu'il pouvait sans en être gêné rester debout pendant de longues périodes de temps et ses veines n'étaient presque plus gonflées, non sans surprise pour le chirurgien ! Il était complètement guéri et il n'avait plus besoin d'opération. Il n'y eut pas de rechute.

Femme, âge moyen, célibataire. Elle nous dit qu'elle était toujours très fatiguée. Quand elle se réveillait le matin, elle avait l'impression qu'elle ne pourrait sortir de son lit et qu'elle n'arriverait jamais à faire son ménage. Son sommeil était troublé par des cauchemars. L'année précédente, elle s'était trouvée dans un grave accident de chemin de fer et bien qu'elle n'eût pas été blessée, elle souffrait beaucoup du choc qu'elle avait éprouvé et avait maintenant peur des trains. Elle avait commencé à se sentir fatiguée avant l'accident, mais elle croyait néanmoins que, si elle parvenait à surmonter sa fatigue, toutes ses craintes disparaîtraient. On lui prescrivit HORNBEAM pour la fatigue, STAR OF BETHLEHEM pour le choc causé par l'accident de chemin de fer, et HONEYSUCKLE pour neutraliser le souvenir du déraillement. On prépara également les Remèdes en lotion à appliquer sur sa main gauche qui était douloureuse et enflée par suite d'un accident domestique. Dans un délai d'un mois elle nous faisait savoir qu'elle avait pris le train pour se rendre à Edimbourg et qu'à sa grande surprise, elle n'avait pas été aussi nerveuse qu'elle s'attendait à l'être. Elle ajoutait qu'elle se sentait mieux et plus reposée. Les Remèdes furent répétés, en y ajoutant CRAB APPLE, parce qu'elle avait un écoulement de l'œil droit ; un spécialiste des yeux lui avait dit qu'il n'y avait rien d'autre à faire que d'opérer. Les nouvelles suivantes étaient très bonnes ; son œil allait bien et le spécialiste déclarait maintenant qu'une opération n'était pas nécessaire. La douleur de sa main avait d'abord augmenté mais avait maintenant complètement disparu. Elle était guérie et il n'y eut pas récidive.

Homme, 62 ans. Il avait perdu son bras droit à la suite d'un accident du travail. Depuis peu, il dormait mal ; il se sentait très faible et doutait de pouvoir continuer à travailler. Il souffrait aussi d'indigestion et de dépression qui touchait parfois au désespoir. On prescrivit HORNBEAM pour fortifier le corps et l'esprit, et GORSE pour le sentiment de désespérance. L'effet fut rapide et sensible. Dès le premier mois, il écrivit : « Je me retrouve moi-même. L'appétit est bon et je mange bien sans en être incommodé. Je dors bien et paisiblement toute la nuit. »

Femme, 29 ans, mariée. Elle était danseuse de ballet. A l'époque où elle s'adressa à nous, elle se réveillait chaque matin fatiguée mentalement et physiquement, et elle se demandait si elle serait en mesure de faire son dur travail du jour ; elle commençait à penser qu'il était au-dessus de ses possibilités. Elle souffrait de constipation et ptose abdominale qui lui causait une douleur intense après chaque repas. En conséquence, elle restait sans nourriture aussi souvent qu'elle le pouvait, ce qui contribuait à sa fatigue et à sa faiblesse. Elle avait une peur anormale de tomber malade, parce que, quand elle était enfant, sa mère était toujours très fâchée quand elle était malade. On prescrivit HORNBEAM pour la fatigue du corps et de l'esprit, MIMULUS pour sa peur de la maladie, et GENTIAN pour sa dépression et son désespoir. Dès les dix premiers jours du traitement, elle commença à se sentir mieux. Elle n'avait plus mal après les repas aussi régulièrement qu'avant, mais elle devait encore se forcer pour affronter la journée. Les Remèdes furent répétés et elle les prit pendant trois mois encore. Son état s'améliora graduellement. La constipation disparut et elle alla chaque jour à la selle. Elle ne souffrait plus du tout après avoir mangé. Elle continua de prendre les Remèdes et nous écrivit quelques mois après : « Je me sens merveilleusement bien ! Je n'ai aucune mauvaise nouvelle à vous donner ! Je suis beaucoup plus forte et pleine de vitalité. »

Femme, 40 ans, veuve. Il y avait environ trois ans et demi qu'elle avait perdu son mari quand elle vint nous voir. Depuis la mort de ce dernier, disait-elle, elle se sentait fatiguée de corps et d'esprit et pouvait difficilement faire face à chaque journée qui se présentait. Un an auparavant, elle avait éprouvé de violentes douleurs à l'abdomen, qui allaient et venaient et duraient parfois jusqu'à six semaines. Ces douleurs avaient récemment commencé à se reproduire avec une fréquence croissante, et quand elle vint nous voir, la malade avait fini par contracter une sérieuse colite avec diarrhée. Elle nous dit que la douleur la prenait avant son lever le matin et que les régimes qu'on lui prescrivait n'y changeaient rien ; elle ne prenait que des liquides et avait perdu du poids en raison de ses continuelles diarrhées. On prescrivit HORNBEAM pour la fortifier ; MIMULUS à cause de sa peur des douleurs violentes et des fréquents mouvements intestinaux ; SCLERANTHUS, parce qu'elle se disait incapable de se décider pour quoi que ce fût. Au bout d'un mois, elle nous dit : « Je me sens plus alerte et plus forte, mais la diarrhée et les douleurs sont toujours là. » Deux mois plus tard, elle nous écrivit de nouveau pour dire : « Je me sens infiniment mieux. Je suis loin d'être aussi angoissée et je suis beaucoup mieux disposée à me lever le matin et à me mettre au travail. Je n'ai eu ni douleurs ni diarrhée le mois dernier. » Elle continua les Remèdes, mais ni les douleurs ni la diarrhée ne revinrent.

CHAPITRE 19

IMPATIENS

Mots-Clés : Impatience, irritabilité, extrême tension mentale

C'est le Remède des personnes rapides en pensée et en action. Il convient à ceux qui prennent immédiatement leurs décisions et aiment travailler seuls parce que la lenteur des autres risquerait de les gêner. Ils saisissent rapidement toute idée nouvelle ou de quoi il est question et, il leur arrive de terminer une phrase à la place de celui qui parle si celui-ci est lent ; il peut même leur arriver d'arracher un objet des mains de la personne qui ne s'en sert pas assez vite à leur gré. Ce sont des gens actifs et nerveux ; ils se meuvent, mangent et parlent rapidement. Ils sont intelligents et intuitifs, habiles et compétents dans tout ce qu'ils entreprennent. Ils ont tendance à s'impatienter et parfois à s'irriter contre ceux qui ne sont pas aussi vifs qu'eux, mais leur colère tombe aussi vite qu'elle éclate. Quand ils sont malades, ils ne trouvent jamais qu'ils se rétablissent assez vite, perdent patience et s'irritent aussi bien de la situation que contre l'entourage. L'extrême tension mentale se manifeste souvent par la tension et la douleur musculaires. Le type IMPATIENS est sujet aux accidents. Ces personnes traverseront une rue sans prêter attention à la circulation et se feront heurter par une voiture, ou bien ils courent aveuglément droit devant eux sans voir les obstacles qui se dressent sur leur chemin. Ainsi se font-ils blesser à cause de leur impétuosité. Quand ils sont de mauvaise humeur, ils ont également tendance à faire les choses avec brusquerie, comme claquer une porte sur leurs doigts ou se brûler en secouant la bouilloire qu'ils retirent du feu. IMPATIENS est un Remède efficace contre toutes manifestations de douleur causées par la tension, telles qu'une crampe soudaine, une douleur aiguë ou autre disposition spasmodique. Le type IMPATIENS peut aussi souffrir de troubles digestifs causés par sa nature irritable, car il est de fait que manger quand on est bouleversé émotionnellement ou nerveusement affecte directement la digestion. Le type IMPATIENS diffère du type VERVAIN en ce que ce dernier sape sa vitalité par un effort excessif et une forte volonté, alors que la personne IMPATIENS s'épuise vainement en efforts nerveux quand les choses ne vont pas assez vite à son gré. Le type IMPATIENS préfère travailler seul et librement, et quand licence lui en est laissée, il ne tente jamais d'influencer les autres comme le fait parfois le type VERVAIN.

Les qualités positives du type IMPATIENS sont leur grande gentillesse et la sympathie qu'ils témoignent aux autres. Ils sont capables, décidés, intuitifs et intelligents, avec des aptitudes bien au-dessus de la moyenne. Ils sont en même temps compréhensifs et tolérants avec ceux qui sont plus lents qu'eux.

Cas traités

Le Dr Bach avait constaté sur lui-même que ce Remède avait un effet actif très rapide. Il avait, bien entendu, une connaissance approfondie et la compréhension des Remèdes et de leurs possibilités. Il y avait des moments où il était enclin à l'impatience quand les autres n'étaient pas aussi rapides que lui et se montraient lents à suivre le cours de sa pensée. Quand cela arrivait, il avait une réaction physique immédiate, et une éruption rouge et très irritante apparaissait soudainement. Il disait : « Vous voyez, m'irriter contre vous me fait plus de mal qu'à vous ! » Une dose d'IMPATIENS lui rendait sa bonne humeur et l'irruption disparaissait bientôt.

Voici un cas extrait des dossiers de F.J. Wheeler, M.B. : « Femme, 60 ans. Elle avait tendance à tout faire en grande hâte. Elle tomba de quelques marches et se donna une sérieuse entorse à une cheville, l'autre étant plus légèrement atteinte. La cheville grièvement foulée était meurtrie, raide et enflée. On prescrivit IMPATIENS à la fois pour usage interne et pour appliquer en lotion. La patiente passa une bonne nuit sans éprouver de malaise et le lendemain sa cheville allait beaucoup mieux. Le traitement fut continué jusqu'à ce que sa cheville ne portât plus trace de l'accident. »

Femme, 24 ans, mariée et mère de famille. Elle souffrait intensément chaque mois pendant la période menstruelle. Un examen du bassin fit apparaître un ulcère. On lui conseilla l'opération et on lui dit de revenir se soumettre à un autre examen le mois suivant. La femme était terrifiée par l'opération envisagée et quand les douleurs la prenaient, rien que d'y penser lui donnait des crises de nerfs. C'était par nature une maîtresse femme, vive et efficiente, mais qui supportait mal l'ingérence des autres ou les conseils. On prescrivit IMPATIENS, le Remède type, pour sa nature vive et impatiente, ROCK ROSE pour la terreur et la panique, STAR OF BETHLEHEM pour le choc causé par la perspective d'une opération. Elle prit régulièrement le remède pendant un mois. La période suivante fut aisée avec fort peu de douleur. Quand elle retourna à l'hôpital pour le second examen, le chirurgien fut surpris de ne plus trouver trace de l'ulcère ; seule une cicatrice montrait qu'il y en avait eu un. Il n'était plus besoin d'une opération.

Femme, 40 ans, mariée. Ecrivain. Trois enfants. Elle était d'une nature vive et impatiente, portée à tout faire à la diable. Elle détestait gaspiller son énergie ou son argent et regrettait le temps qu'elle passait à s'occuper de son ménage au lieu d'écrire. Quand elle vint nous consulter, elle était atteinte d'une éruption avec irritation sur les doigts et les paumes des mains. L'éruption apparaissait chaque printemps et, cette fois, elle se manifestait avec des ulcères suppurants sur les paumes. Cette femme se sentait impure et était impatiente de guérir. Ses enfants l'avaient beaucoup fatiguée durant l'hiver, ce qui augmentait son état de tension jusqu'à l'insomnie. On prescrivit IMPATIENS, le Remède type, pour son irritabilité et sa tension nerveuse, et CRAB APPLE comme Remède purifiant pour l'esprit et le corps. Les Remèdes furent également préparés en onguent pour application sur les mains et puis recouverts d'un bandage Les résultats furent remarquables et rapides. Dès le premier mois, elle nous écrivit que ses mains étaient guéries à l'exception d'un seul doigt, qu'en outre elle dormait beaucoup mieux et pouvait de nouveau faire son travail. Au bout d'un autre mois, elle nous fit savoir qu'elle était complètement guérie de son éruption, qu'elle se sentait beaucoup mieux et s'irritait moins, ne se fâchait plus autant contre les enfants. « Maintenant », disait-elle, « nous formons un heureux groupe familial. »

Femme, 69 ans. Elle était d'une nature impatiente et active. Quand elle vint nous demander de la traiter, elle attendait son tour pour entrer à l'hôpital se faire opérer. Bien qu'elle fût sous pression et fatiguée, elle disait qu'elle n'avait pas peur de l'opération. On prescrivit IMPATIENS comme Remède-type, HORNBEAM pour lui donner des forces et MIMULUS parce que, bien qu'elle prétendit le contraire, nous avions l'impression qu'elle avait quelque crainte de l'opération. Aux premières nouvelles, elle nous dit qu'elle se sentait étonnamment bien et qu'elle avait mieux confiance pour le futur. Elle continua de prendre les Remèdes jusqu'à son hospitalisation. L'opération réussit fort bien et ne nécessita qu'un minimum de calmants. Elle dormait chaque nuit sans somnifères et bien qu'elle s'attendît à avoir mal aux premiers mouvements des intestins, ceux-ci furent aisés et ne s'accompagnèrent d'aucune souffrance. Sa dernière lettre se terminait ainsi : « Tout va très bien pour moi. »

Femme, 29 ans. Célibataire. Elle était secrétaire dans la même maison depuis neuf ans. Elle était normalement heureuse et pleine de vie, alerte, brillante, mais avec tendance à se montrer impatiente avec les autres. Elle aimait son travail, mais depuis peu, son employeur avait commencé à la harceler, ne cessant de lui demander si elle s'organisait bien, si les autres employées faisaient bien leur travail. Ne pouvait-elle en faire plus elle-même ? etc. La critique était injuste et superflue et cela l'irritait et l'impatientait. Elle était fatiguée et ne pouvait se concentrer sur son travail. Elle tenait à sa place qui la faisait vivre. On prescrivit IMPATIENS, le Remède-type, pour sa nature vive et impatiente, et HORNBEAM pour lui donner la force physique de dominer ses difficultés. Dès les deux premières semaines, elle put nous dire : « Je me sens apaisée et j'en suis très heureuse, car j'étais vraiment bouleversée. » Elle continua de prendre le remède pendant un nouveau mois, au bout duquel elle nous dit qu'elle était redevenue elle-même et pouvait entendre les plaintes de son employeur sans répliquer ni même en éprouver de l'agacement.

Extrait d'un lettre reçue d'un patient auquel nous avions prescrit IMPATIENS : « Ayant pris pendant environ une semaine, le Remède IMPATIENS pour mon irritabilité, je suis heureux de vous dire que je ne suis plus aussi irritable qu'avant, bien que la cause de mon irritation, des ennuis familiaux, soit exactement la même. »

CHAPITRE 20

LARCH

Mots-Clés : Manque d'assurance, anticipation d'un échec, découragement

LARCH est le Remède de ces gens qui n'ont pas confiance en eux et en leurs capacités. Ils se risquent rarement à entreprendre quelque chose parce qu'ils sont sûrs d'échouer. Les personnes du type LARCH n'ont pas peur comme celles du type MIMULUS ; elles sont simplement convaincues qu'elles ne peuvent faire aussi bien que d'autres. C'est d'autant plus regrettable que le type LARCH est tout aussi bon et tout aussi capable que tout autre, et souvent supérieur. Voici l'extrait de la lettre d'une personne typiquement LARCH : « Vous rappelez-vous m'avoir conseillé LARCH pour mon manque de confiance en moi à la Dramatic Society ? Il m'a été d'un grand secours, non seulement dans ce cas mais dans beaucoup d'autres ! Je me vois avec beaucoup plus de détermination et je suis maintenant convaincu que je ferai ce que j'ai projeté de faire. Mon attitude à l'égard de mes écrits a beaucoup changé. Je ne m'étais jamais senti aussi résolu. » Le fait de ne pas même faire un essai laisse le type LARCH très abattu. L'un d'eux écrit : « Je sais que je ne réussirai jamais ; aussi, je n'essaie pas. Je me sens inférieur aux autres et çà me met au désespoir. » Il y a une certaine fausse modestie dans l'admiration que la personne LARCH montre pour le succès des autres ; elle les loue et les admire sans envie ni jalousie. Comme l'écrivait un patient de type LARCH : « Il m'arrive souvent de me demander pourquoi je n'ai pu être comme çà et faire des choses comme celles qu'il a faites. Ce n'est pas de l'envie de ma part, seulement une sorte de désenchantement. » C'est là qu'ils diffèrent tellement de l'état d'esprit HOLLY, lequel est basé sur la jalousie et l'envie du succès d'un autre, et de la façon de voir du type WILLOW, qui ressent vivement tout échec et en conserve de l'amertume. Shakespeare a parfaitement décrit le type LARCH lorsqu'il écrivit : « Nos doutes sont des traîtres, qui souvent nous font perdre le bien que nous pourrions recueillir en ne craignant pas d'entreprendre. »

Les aspects positifs du caractère LARCH se reflètent dans la personne disposée à se plonger dans la vie et à prendre des risques sans être jamais découragée par les résultats. Une telle personne sait que si elle échoue, ce n'est pas faute d'avoir essayé de son mieux. Une telle personne ne sait pas ce que signifie le mot « Impossible ».

Cas traités

Homme, 50 ans. Depuis son enfance, il s'était toujours montré emprunté. Il aimait être seul parce qu'il avait le sentiment qu'il ne pourrait faire aussi bien que les autres garçons de son âge. Cinq ans avant de nous écrire, il avait eu une dépression nerveuse. Maintenant, arrivé à l'âge mûr, il se sentait un raté. On prescrivit LARCH, le Remède-type, pour son manque de confiance en lui et MIMULUS pour sa crainte de l'échec. Au bout de deux mois, il nous écrivit : « Je peux honnêtement vous dire que je me sens infiniment mieux que lorsque je vous ai écrit pour la première fois. Je prends maintenant goût à la vie, sentiment que je n'avais jamais éprouvé, et je m'efforce de faire beaucoup de choses que j'avais toujours désiré faire. »

Garçonnet, 9 ans. Il était très malheureux à l'école. Il manquait d'assurance dans tout ce qu'il entreprenait et se tracassait jusqu'à la tension nerveuse pour des choses simples qu'il pensait de ne pas pouvoir faire. Il appréhendait les leçons de natation, parce qu'il ne s'y sentait pas aussi bon que ses camarades. C'est pour cette raison qu'il voulait rester à la maison le mardi, jour où se donnaient les leçons de natation. Quand son grand-père mourut, il en fut bouleversé émotionnellement, parce qu'il avait l'impression de perdre compréhension et soutien. On prescrivit LARCH, le Remède type, pour son manque d'assurance, MIMULUS pour sa peur et sa nervosité, STAR OF BETHLEHEM pour le choc ressenti à la mort de son grand-père. Dans le délai d'un mois, sa mère nous écrivit pour nous dire : « Vous ne pouvez savoir à quel point il a changé. Il aime maintenant la natation et attend avec impatience que le mardi arrive pour prendre sa leçon. Il se plaît maintenant beaucoup à l'école. »

Les enfants, ceci est à noter, répondent très rapidement aux Remèdes, et habituellement avec d'excellents résultats. Ils ne résistent pas à l'aide que peuvent leur apporter les Remèdes ni ne raisonnent à leur sujet. Les enfants veulent simplement être en bonne santé et heureux. N'y a-t-il pas un enseignement dans cette attitude ?

Femme, âge moyen. Elle n'avait jamais atteint la pleine réussite dont elle était capable parce que, depuis son enfance, elle manquait de confiance en elle. Elle était toujours restée dans une situation subalterne, parce qu'elle était incapable de prendre des initiatives et des responsabilités. Quand elle vint nous voir, elle souffrait de raideur du dos et se fatiguait facilement. Son état était chronique et le traitement dura longtemps, mais elle fut finalement complètement guérie de tous ses maux. Les Remèdes prescrits pendant cette longue période furent les suivants : LARCH d'abord, pendant quelques mois, jusqu'à ce qu'elle eût une assurance telle qu'elle put se dégager de sa position subalterne. Elle trouva une nouvelle situation qui requérait initiative et esprit d'entreprise et demandait qu'elle prît des décisions. On lui donna OLIVE, parce qu'au début de son nouvel emploi, elle se trouva épuisée, et on y ajouta WHITE CHESTNUT, parce qu'elle se tourmentait pour son travail. Les progrès se poursuivirent lentement mais sûrement. Elle put finalement nous dire qu'elle allait de nouveau bien et qu'elle avait gagné le respect et l'admiration de ses collègues.

Homme, 35 ans. Depuis huit ans, il tentait vainement de passer ses derniers examens de médecine. Il se présentait trois ou quatre fois par an et était toujours recalé. Il disait : « Je sais que c'est une pure question de nerfs. Je connais bien mon sujet. » La dernière fois qu'il se rendit à Londres pour se présenter à l'examen, on lui donna LARCH pour son manque de confiance en lui et MIMULUS pour sa peur de l'échec. Il prit les Remèdes pendant les deux jours précédant les examens et même au cours de ces derniers. Cette fois, il fut reçu.

Femme, 76 ans, veuve. Elle avait fait une mauvaise chute qui lui avait meurtri le visage, fendu la lèvre et foulé une cheville ; la blessure à la cheville avait fait reparaître un ancien état arthritique dans le dos. L'accident avait eu lieu trois semaines avant qu'elle vînt nous demander un traitement. Au cours de notre entretien, elle nous dit qu'elle ne se sentait plus en sécurité dehors et qu'elle ne pouvait envisager de prendre un autobus ni même de sortir de chez elle. Elle disait : « Je n'ai pas peur, mais j'ai perdu mon assurance, si vous voyez la nuance. » On lui donna LARCH pour lui rendre sa confiance en elle et STAR OF BETHLEHEM pour combattre les séquelles du choc. Un mois plus tard, elle nous écrivit de nouveau pour nous dire qu'elle se sentait tout à fait en forme et qu'elle avait retrouvé toute son assurance. Ce qui plus est, et à sa grande surprise, un état bronchique de l'année précédente avait complètement disparu.

Jeune homme, 16 ans. Il manquait complètement de confiance en lui. Il nous dit que son père le critiquait continuellement en lui disant qu'il n'était bon à rien et « ne réussirait jamais ». Le pire, c'est que le père faisait souvent ces remarques décourageantes en public. En conséquence, le garçon ne tentait rien, pas même de faire ce qu'il aurait pu faire aisément. Il manquait d'assurance en présence d'autres personnes, se montrait timide avec les filles dans les bals et réunions. On prescrivit LARCH pour son manque d'assurance et MIMULUS pour sa peur et sa nervosité. La réponse fut immédiate et bonne. Il nous écrivit dans le délai d'un mois : « Les Remèdes ont fait merveille. Je suis beaucoup plus sûr de moi et mes pensées sont plus claires qu'avant. Je m'amuse dans les réunions et me lance même parfois jusqu'à placer une remarque philosophique ! »

Homme, âge moyen. Curé. Cinq ans avant de venir nous consulter, il avait eu une dépression nerveuse et n'avait jamais retrouvé sa confiance en lui. Il revivait continuellement un incident de son enfance, si net dans son imagination qu'il détruisait le peu de confiance en lui qu'il avait pu conserver. Il souffrait de telles dépressions qu'il lui arrivait parfois de renoncer à prêcher dans son église et en laissait le soin à son vicaire. On lui donna LARCH pour son manque de confiance en lui, HONEYSUCKLE pour l'aider à oublier le passé et GENTIAN pour la dépression et le découragement. Au bout de trois mois, il nous fit savoir qu'il se sentait de nouveau bien et qu'il était libéré de l'incident obsessionnel de son enfance. Il reprit ses fonctions à son église et dans sa congrégation, et le fit avec joie et enthousiasme.

CHAPITRE 21

MIMULUS

Mots-clés : Peur ou anxiété d'origine connue

La peur MIMULUS est moins aiguë que la franche terreur de ROCK ROSE et elle a toujours des causes connues. Nous sommes pour la plupart habités par quelque peur particulière dont nous voudrions bien être débarrassés, mais qu'il nous est parfois difficile de dominer. De telle peurs vont de la peur enfantine de l'obscurité jusqu'à la peur de vieillir, de la soufrance, de la maladie et de la mort elle-même. Ce sont les peurs MIMULUS que le Remède peut heureusement guérir une fois pour toutes. Les gens de type MIMULUS sont normalement timides et effacés ; ils sont enclins à cacher leur anxiété. Le trac peut parfois les rendre muets, et d'un autre côté, ils peuvent être volubiles pour dissimuler une peur nerveuse. Ils rougissent facilement et occasionnellement bégaient ou bredouillent. Quand ils sont malades, ils osent à peine bouger de crainte que le mal n'empire. Ils poussent au noir en envisageant la possibilité d'une maladie qui leur coûterait leur emploi à cause du temps perdu. Pendant leur convalescence, ils ont peur d'éprouver la mobilité d'un membre blessé ou de se lever après une opération, de sorte qu'ils retardent souvent leur rétablissement.

L'aspect positif de la personne MIMULUS se voit chez celui qui peut faire face à toutes les épreuves et difficultés de la vie avec égalité d'âme et d'humeur. Nous ne craignons que ce que nous ne comprenons pas, ce qui nous déplaît ou que nous détestons ; compréhension et courage sont les grandes qualités positives du types MIMULUS.

Cas traités

Garçonnet, 8 ans. Il n'avait jamais été un enfant robuste et depuis sa naissance était affligé d'un eczéma avec démangeaison autour des genoux, d'insuffisance respiratoire et d'apathie générale. Il avait peur d'aller au cinéma et n'aimait pas qu'on lui lise des histoires, de crainte qu'elles ne finissent mal. Il était beaucoup trop poltron pour dormir seul et passait rarement toute la nuit sans se réveiller. On prescrivit MIMULUS, le Remède-type, pour ses peurs et anxiétés, avec CLÉMATIS pour son état apathique et rêveur. Un mois plus tard, sa mère nous écrivit qu'il allait un peu mieux ; l'eczéma s'était légèrement atténué, mais il dormait toujours mal. Le mois suivant, elle nous écrivit de nouveau en disant : « Philip va beaucoup mieux à tous points de vue. Il ne fait qu'un somme maintenant toute la nuit et est seul dans une chambre, ce qui lui aurait été impossible avant. « Enfin, dans son dernier rapport, trois mois plus tard, elle nous dépeignait son fils comme très énergique, sans aucune crainte ; l'eczéma avait entièrement disparu.

Garçonnet, 9 ans. Sa mère écrivait : « Il a peur du maître à l'école et le travail est trop difficile pour lui. Cela le tracasse. C'est un enfant très sensible et bon, très vigoureux, un vrai garçon. Cette terrible anxiété à cause de l'école lui a fait perdre le sommeil. » On prescrivit MIMULUS pour la crainte que le garçon avait de son maître et AGRIMONY pour le tourment mental et le souci qu'il devait à son travail scolaire. Au bout du premier mois, sa mère nous écrivit que les craintes de l'enfant l'avaient quitté et qu'il dormait de nouveau paisiblement. Il était devenu beaucoup plus indépendant et avait dit en différentes occasions : « Je peux faire ça moi-même ». Auparavant, il s'en remettait le plus souvent à sa mère, à laquelle il était très attaché.

Garçonnet, 6 ans. Il avait très peur de l'obscurité et de monter seul les escaliers la nuit. Il tenait beaucoup à ce qu'il y eût toujours de la lumière dans sa chambre et que la porte restât entrouverte. Pendant la journée il se dépensait beaucoup et ne tenait pas en place, mais au coucher il était complètement épuisé. Il avait peu d'appétit. On prescrivit MIMULUS pour sa peur du noir et VERVAIN pour son excessive dépense d'énergie et son inaptitude au repos. Le premier rapport, trois semaines plus tard, indiquait qu'il mangeait mieux et qu'il était moins exténué le soir. Au bout de deux nouveaux mois, sa mère nous écrivit qu'il n'avait plus peur de l'obscurité et qu'en fait, il prenait même plaisir à éteindre la lumière en se couchant.

Femme, 29 ans, célibataire. Elle souffrait d'arthrite au poignet gauche, qui était plâtré depuis deux ans, ce qui l'avait obligée à quitter le travail qu'elle faisait dans une ferme. Elle était déprimée et irritable quand elle vint nous consulter. Elle s'était toute sa vie tourmentée déraisonnablement, se montrait timide, nerveuse, s'inquiétant outre mesure de ce que l'on pensait d'elle. On prescrivit MIMULUS pour sa nervosité, sa crainte et sa timidité ; IMPATIENS pour son irritabilité ; GENTIAN pour sa dépression et son abattement moral. Son premier rapport indiquait qu'il n'y avait pas de changement en ce qui concernait son poignet, mais qu'elle se sentait mieux et que les maux de tête qu'elle avait habituellement pendant la période menstruelle avaient disparu. Elle n'avait pas mentionné ces maux de tête à sa première visite, mais elle était « folle de joie » d'en être débarrassée. On répéta les mêmes Remèdes et, quatre semaines plus tard, elle nous écrivit qu'elle se sentait tout autre et que son poignet donnait des signes d'amélioration. Elle disait qu'elle avait moins de soucis et plus d'agréments qu'elle n'en avait eu depuis des mois. On répéta les Remèdes ; elle nous fit part d'une nouvelle amélioration au poignet et d'une totale absence de maux de tête durant la période menstruelle. La lettre suivante faisait état d'un grand recul et tous ses symptômes avaient reparu. L'homme qu'elle avait espéré épouser en avait épousé une autre. On lui prescrivit de nouveau MIMULUS, le Remède de base ; on y ajouta STAR OF BETHLEHEM pour le choc ressenti et WILLOW, en raison du ressentiment qu'elle conservait à l'égard de son ex-fiancé. Dans le délai d'un mois, elle présenta une importante amélioration. Son poignet était encore raide, mais non douloureux. A la suite de cette lettre, on répéta la prescription originale. Il en résultat une amélioration marquée du poignet, tandis que la patiente elle-même était beaucoup moins tourmentée. On continua le même traitement pendant trois nouveaux mois et elle nous écrivit alors : « Mon poignet a été déplâtré. J'oublie souvent qu'il ait pu jamais me gêner. Je ne suis plus nerveuse et je n'ai pas eu une seule fois mal à la tête pendant tout ce temps. Je ne me soucie plus de ce que les autres pensent de moi. »

Garçonnet, 7 ans. Il commençait à aller à l'école et était très nerveux. Il dormait mal et se plaignait tous les matins d'avoir mal à l'estomac et de ne pouvoir prendre son petit déjeuner. Il ne pouvait prendre son repas de midi à l'école, parce que manger en présence d'étrangers le rendait nerveux. Quand nous le vîmes, il était pâle, apathique et perdait du poids. On prescrivit MIMULUS, le Remède-type, et en moins d'un mois il se mit à mieux dormir. Il prenait maintenant non seulement son petit déjeuner, mais aussi son déjeuner à l'école, et il avait repris du poids. Et, le plus important, c'est que sa mère nous écrivit qu'il aimait l'école et qu'il avait dit : « Je me sens maintenant hardi comme un lion. »

Femme, 53 ans, mariée. Elle vivait depuis nombre d'années dans une ville bruyante et ne pouvait plus dormir à cause de la circulation. Elle avait peur du bruit et redoutait de rentrer chez elle après une dure journée de travail. Elle n'en pouvait plus et souffrait le matin de maux de tête, de même que d'un catarrhe chronique qui l'empêchait de respirer normalement par le nez. On prescrivit MIMULUS pour sa peur du bruit ; CRAB APPEL pour purifier son organisme ; HORNBEAM pour lui donner des forces. Au bout d'un mois, elle nous écrivit qu'elle était loin de se sentir aussi fatiguée et qu'elle dormait mieux, mais que le catarrhe persistait.

Les mêmes Remèdes furent répétés pendant deux nouveaux mois. Elle nous écrivit pour pour nous dire que sa fatigue avait complètement disparu et qu'elle pouvait faire deux fois plus de travail qu'elle n'en faisait normalement. Elle avait perdu sa crainte du bruit et le catarrhe était presque parti. Le mois suivant elle nous écrivit qu'il avait entièrement disparu. Elle dormait bien et ne craignait plus le bruit.

Garçonnet, 13 ans. C'était un énurésique chronique, au sommeil très lourd. Il était d'une disposition enjouée et insouciante, mais son père ne plaisantait pas avec la discipline et cela ajoutait à la nervosité du garçon. On prescrivit MIMULUS pour la crainte que l'enfant avait de son père et AGRIMONY parce qu'il dissimulait son tourment mental. Pendant les trois premières semaines du traitement, il ne mouilla son lit qu'une seule fois. Quatre mois plus tard, sa mère écrivit : « Une merveilleuse amélioration s'est produite. Il ne mouille plus son lit et il affronte bravement son père. »

Femme, 45 ans. C'était une femme d'affaires et son travail exigeait qu'elle restât debout pendant de longues heures, alors qu'elle souffrait de varices. Elle avait perdu confiance en elle et craignait de devoir mettre un terme à ses occupations. Elle nous écrivit : « Je suis de disposition nerveuse et timide par nature. » On prescrivit MIMULUS, le Remède type, pour sa nervosité, et LARCH pour son manque de confiance en elle. Son premier rapport était encourageant ; elle disait avoir beaucoup plus confiance en elle, que ses veines étaient en meilleur état et que la douleur avait cessé. Au bout de quatre autres mois, elle nous écrivit qu'elle se sentait une grande confiance en elle et en ses possibilités, qu'elle n'était plus nerveuse et qu'elle avait à peine conscience de ses varices.

CHAPITRE 22

MUSTARD

Mots-clés : Profonde dépression, mélancolie, tristesse

« Ce Remède dissipe la tristesse et apporte de la joie dans la vie » a écrit le Dr Bach. L'état d'esprit MUSTARD est une sombre dépression, une mélancolie accablante qui ne laisse presque aucun espoir et s'abat soudainement sur un individu sans raison apparente. Elle peut disparaître aussi soudainement qu'elle est venue, mais, le temps qu'elle dure, elle enveloppe la personne d'une sorte de nuage noir qui exclut de la vie tout plaisir et toute joie. La dépression est d'une si sévère nature qu'elle enlève tout intérêt à la vie quotidienne. Il devient impossible à la victime d'être heureuse, gaie ou même normale dans ses pensées, car elles sont toutes tournées sur elle-même. Cette dépression est d'autant plus pénible qu'on ne peut en être libéré jusqu'à ce qu'elle se dissipe d'elle-même et parce qu'il semble qu'il n'y ait aucune explication à sa venue comme à son départ. Comme l'écrivait un patient : « C'est comme si un nuage descendait sur mon esprit sans aucune raison. Cela dure un jour ou deux et ça se dissipe soudainement. C'est merveilleux de revoir la lumière. Mais quoi que ça puisse être, je commence à le redouter. » Un autre écrit : « Je suis plongé dans une terrible dépression avec de sérieux maux de tête. Je ne puis penser à rien qui me remonte le moral, rien ne semble en valoir la peine. » Cet état d'esprit diffère du doute et du découragement de GENTIAN et de la désespérance de GORSE, parce que, dans ces deux cas, la victime en connaît la cause. La cause de la mélancolie de MUSTARD n'est jamais connue.

L'aspect positif de MUSTARD se trouve chez ces gens qui possèdent une sérénité intérieure que rien ne peut ébranler ou détruire. Une telle personne est capable de neutraliser l'effet d'un accès de mélancolie ou de dépression par sa stabilité, sa joie et sa paix intérieures.

Cas traités

Femme, 50 ans. Elle vivait dans une belle maison et avait deux grands fils qui, tous deux, réussissaient fort bien. Tout au long de sa vie, elle avait par intervalles souffert de crises aiguës de dépression sans aucune raison connue. La crise survenait brusquement sans avertissement ; elle durait quelques jours et disparaissait aussi soudainement qu'elle était venue. Tout le temps que la dépression durait, elle lui semblait être comme une longue et sombre nuit. Elle ne s'intéressait plus à rien et ne pouvait voir autour d'elle rien de beau ni digne d'attention. Elle avait l'ardent désir de dominer ces dépressions parce qu'elle avait beaucoup de choses à faire et elle se sentait assez honteuse de ne pouvoir y parvenir. On prescrivit MUSTARD, le Remède-type. Durant les deux premiers mois, elle n'eut qu'une crise, laquelle ne dura qu'un seul jour. Elle continua de prendre les Remèdes pendant quelques mois et dit : « C'est juste pour être sûre que je suis assez forte pour dominer cette dépression. » Elle ne nous a jamais signalé avoir eu d'autres crises.

Femme, âge moyen, célibataire. Elle travaillait dans un grand hôpital, mais elle fut contrainte de donner sa démission, parce qu'elle souffrait de graves dépresssions qui ne lui permettaient pas de continuer à travailler. Au début, elle pensait que c'était un excès de fatigue, mais elle aimait son travail et il ne semblait pas que ce fût là la cause ; il n'y avait aucune raison apparente à ses dépressions. Elle pensait que le repos lui ferait du bien, mais il ne fit qu'accroître sa dépression et lui donner de l'anxiété au sujet de sa situation financière. Elle nous dit qu'elle n'était pas d'un naturel agressif et que cela l'avait plutôt gênée pour arriver dans la vie. Elle disait aussi que les gens tendaient à l'éviter et qu'elle avait peu d'amis. Elle commençait à désespérer d'elle-même. On prescrivit MUSTARD pour sa profonde dépresssion et GORSE pour sa désespérance. Un mois plus tard, elle nous fit un rapport encourageant. Elle disait : « Je me sens beaucoup mieux. Mes problèmes sont loin d'être résolus mais je me sens capable d'y faire face au lieu de me laisser submerger par eux. » Deux mois après, elle nous écrivit que les dépressions avaient disparu et qu'elle était très heureuse. Elle faisait des projets pour l'avenir et sa vie était beaucoup plus agréable.

Homme, âge moyen. Il avait une situation importante au Nigeria et nous écrivit qu'il se désintéressait de son travail et qu'il était épuisé mentalement et physiquement. Ses médecins étaient perplexes et, bien qu'il ne fût pas anémique, ils soupçonnaient néanmoins une anémie pernicieuse. Il avait toute sa vie souffert par périodes de sombres dépressions sans cause apparente. On lui envoya la prescription suivante : « MUSTARD, le Remède-type, pour les profondes dépresssions ; OLIVE pour son équisement mental et physique. Deux mois plus tard, il nous écrivit qu'il se sentait en bien meilleure forme qu'il ne l'avait été depuis longtemps. Voici un extrait de sa lettre : « C'est bien malgré moi que je dois attribuer l'amélioration aux Remèdes Bach, car je me refuse à avoir une foi aveugle en quelque chose dont je ne sais rien. » On répéta les mêmes Remèdes et trois mois plus tard, il nous écrivit qu'il était en excellente santé et que sa dépression avait disparu. Et deux ans après il nous écrivait encore : « Je vais très bien grâce aux Remèdes Bach. Les dépressions ne sont jamais revenues. »

Jeune femme, 21 ans, célibataire. Elle était sujette à des accès de profonde dépression, auxquels on ne connaissait aucune cause. Elle avait toujours été encline au pessimisme. Il lui était difficile de se faire des amis et elle se sentait isolée des autres. On prescrivit MUSTARD comme le Remède-type pour sa profonde mélancolie. Au bout de deux mois, elle nous écrivit qu'elle avait l'impression qu'on avait retiré de son esprit un nuage et qu'elle était vraiment heureuse. Sa mère nous écrivit plus tard, qu'elle était devenue une tout autre personne. Elle participait maintenant à nombre d'activités et s'était fait beaucoup de nouveaux amis.

Femme, 39 ans, mariée. Elle souffrait de sévères dépressions et se sentait enveloppée dans un nuage noir qui la coupait du reste du monde. Elle ne voyait aucune raison à ces dépressions. Tout ce qu'elle pouvait dire, c'est qu'elles survenaient soudainement et qu'elle ne pouvait rien contre elles, qu'il lui fallait attendre qu'elles passent d'elles-mêmes. Quand elle vint nous consulter, elle était très malheureuse et déprimée. Elle était atteinte d'une cystite aiguë qui paraissait empirer, ainsi que de constipation. Elle nous dit qu'elle était une personne nerveusement tendue et qu'elle n'arrivait pas à se relaxer. On prescrivit MUSTARD pour ses profondes dépressions et VERVAIN pour son incapacité à se relaxer. La première amélioration fut d'ordre physique et porta sur la cystite et sur la constipation. Elle continua à prendre les remèdes quelques semaines de plus et, au bout de cinq semaines, elle nous dit qu'elle n'avait plus eu d'accès de dépression et qu'elle se sentait mieux à tous points de vue. Peu après elle eut une rechute. Un furoncle à l'oreille ramena les dépressions. On ajouta à la prescription de base CRAB APPLE pour purifier son organisme et GENTIAN pour le découragement. Le mois suivant, elle nous écrivit que le furoncle avait percé le second jour et ne l'avait plus gênée, mais le plus important était que les dépressions étaient parties. Elle disait qu'elle se sentait heureuse et en pleine euphorie. A notre connaissance, les dépressions ne sont jamais revenues.

Femme, 67 ans, veuve. Elle nous dit que, même enfant, elle avait toujours vécu des moments de profonde détresse. Des périodes de sombre dépression la remplissaient de désespoir et elle disait : « Pourquoi viennent-elles ? Je l'ignore. » Pendant les crises, elle avait des élancements dans la tête ; elle dormait mal à cause des cauchemars qui revenaient souvent et la réveillaient. Elle prenait des somnifères, mais ils ne paraissaient pas faire beaucoup d'effet. On prescrivit MUSTARD pour les sombres dépressions et la mélancolie, ainsi que ROCK ROSE pour la terreur causée par les cauchemars. Les résultats furent très rapides. Elle nous dit qu'au bout de la première semaine elle avait pu se passer de somnifères et, bien qu'elle eût encore des cauchemars, ceux-ci étaient vagues, imprécis et ne la troublaient pas. Après deux nouveaux mois, elle pouvait nous écrire : « Mon esprit est au repos après tant d'années d'angoisse. Je ne suis plus en proie à ces noires dépresssions. » Six mois plus tard, elle nous écrivit qu'elle se trouvait bien et heureuse et que la mélancolie n'avait jamais reparu.

Femme, 45 ans, mariée. Elle souffrait beaucoup d'une profonde mélancolie qui s'abattait sur elle sans qu'elle s'y attendît et sans aucune raison connue. Pendant les crises, elle avait l'impression d'être totalement seule et qu'il n'y avait rien qui pût lui être de quelque secours. Quand elle vint nous demander notre aide, elle souffrait d'un lumbago aigü et était alitée, ce qui augmentait sa tension nerveuse, parce qu'il était essentiel qu'elle retournât travailler le plus tôt possible. On prescrivit MUSTARD pour les profondes dépressions, IMPATIENS pour la tension qui causait la douleur et GORSE pour son sentiment de désespérance. La semaine suivante elle nous écrivit : « Le remède me fait vraiment du bien. Je n'ai plus mal au dos et peux reprendre le travail. » Après deux autres mois de traitement, elle nous écrivit : « Il y a des années que je ne m'étais sentie aussi bien. Je n'ai plus de dépressions ni de moments de désespérance. Si les unes ou les autres devaient revenir, je vous récrirais. » Nous n'avons plus entendu parler d'elle depuis.

CHAPITRE 23

OAK

Mots-clés : Découragement, désespoir, mais persistance dans l'effort

Les gens de type OAK continuent de lutter envers et contre tout. Ils ne perdent jamais espoir. Ils n'ont de cesse qu'ils n'aient trouvé un remède à leurs maux quand ils sont malades ; ils sont infatigables dans leurs efforts pour améliorer leur condition. Ils sont l'exact opposé de ceux du type GORSE, qui sont prêts à renoncer si la situation apparaît sans issue. Bien qu'ils puissent se sentir découragés, souvent même gagnés par le désespoir en raison des conditions auxquelles ils sont soumis, ils continuent néanmoins à lutter. Si leur mauvaise santé met entrave à leur travail, ils sont contrariés et mécontents d'eux. Ce sont des gens sérieux, dignes de confiance, de sorte que les autres tendent à se décharger sur eux de leurs responsabilités. Les personnes de type OAK sont toujours prêtes à aider les autres et arrivent ainsi à se surmener. Elles sont le principal soutien de la famille et tiennent jour après jour, dissimulant leur fatigue ou leur mauvaise santé, de peur que l'on ne découvre leur désespoir ou leur découragement. Comme l'arbre même, ce sont des gens physiquement forts, qui peuvent soutenir un gros effort ; ils sont très patients et pleins de bon sens. Il peut cependant venir un temps où le découragement et le désespoir deviennent trop lourds pour l'endurance humaine ; c'est alors que la personne OAK peut craquer et souffrir d'une dépresssion nerveuse.

Le Dr Bach a décrit en ces termes les aspects positifs du type OAK : « Ce sont des gens courageux, luttant contre de grandes difficultés sans perdre espoir ni relâcher leur effort. » ILs reflètent en toutes circonstances la persévérance, le courage et la stabilité.

Cas traités

Femme, 42 ans, célébataire. Elle occupait un poste très lourd de responsabilités et avait aussi un intérieur à entretenir. Quand elle vint nous voir, elle nous dit qu'elle était fatiguée à l'extrême, mais continuait malgré tout. Elle était mécontente d'elle-même. Elle souffrait chaque mois de migraines si violentes qu'elle ne pouvait se rendre à son travail. C'était une personne très consciencieuse et réservée. Elle souffrait d'insomnie et passait par des périodes de découragement. On prescrivit OAK, le Remède type, pour sa nature consciencieuse, son sens des responsabilités et son découragement secret, ainsi qu'OLIVE pour son épuisement de corps et d'esprit. Son premier rapport était encourageant. Elle avait encore eu la migraine, mais cette fois avait pu néanmoins aller travailler : elle se sentait moins fatiguée et dormait mieux. Elle continua à prendre les mêmes Remèdes et, le mois suivant, elle nous dit que, mis à part un léger mal de tête, elle allait beaucoup mieux. Deux mois plus tard, elle nous écrivit qu'elle n'avait jamais été aussi bien dans toute son existence et qu'elle n'avait plus de maux de tête. Elle était maintenant capable d'assumer de nouveau toutes ses nombreuses responsabilités.

Femme, âge moyen, célibataire. Elle était directrice d'une école pour enfants de 5 à 8 ans. Quand elle vint nous voir, elle nous dit que ses responsabilités commençaient à lui peser, ce qu'elle n'aurait jamais avoué aux autres. Elle était soumise à une extrême tension avec pour conséquence des troubles digestifs. Les parents d'élèves, tout comme leurs enfants, venaient constamment lui demander conseil en raison de son caractère stable et de son bon sens pratique. On prescrivit OAK pour la lutte qu'elle menait dans son travail pour résister à la fatigue, et GENTIAN pour la dépression qui en résultait. Dans les trois mois elle nous fit part de grands progrès à tous points de vue. Elle n'était plus fatiguée et digérait bien. Elle se disait parfaitement capable de s'occuper à la fois des enfants et des parents, comme de tout le travail relatif à l'école. Elle continua à prendre les Remèdes un mois de plus et fut complètement guérie.

Homme, 45 ans. Il vint nous voir pendant la guerre. A la veille de la guerre il avait été affligé d'asthme et venait maintenant d'avoir une pleurésie. On lui avait donné un mois d'arrêt de travail, mais, au lieu d'en prendre la totalité, il était retourné travailler trop tôt. Il faisait partie d'une équipe de nuit et disait simplement : « C'était mon job, mon effort de guerre, je devais m'y tenir. » On lui donna alors un emploi de bureau, sous deux chefs de service qui donnaient des ordres contradictoires, mais, bien que cela lui causât confusion et détresse, il répétait simplement : « Il fallait que je tienne. » L'excès de tension nerveuse qui en découlait provoqua une sérieuse crise d'asthme suivie d'autres de plus en plus graves. Bien qu'il fût de disposition nerveuse et manquât de confiance en lui, il le cachait soigneusement et s'acharnait au travail. On prescrivit OAK pour les vaillants efforts qu'il faisait afin de continuer de travailler, MIMULUS pour sa nervosité et LARCH pour son manque de confiance en lui. Au bout du premier mois, il nous fit savoir qu'il allait mieux à tous égards ; les choses lui devenaient plus faciles et il se sentait plus confiant. Après deux autres mois, il pouvait de nouveau respirer normalement, l'asthme avait complètement disparu. Il se sentait bien et prenait plaisir à son travail. Il n'y eut pas de rechute.

Homme, 38 ans, maître d'école. Il avait eu, quinze ans auparavant, une dépression nerveuse et avait été ensuite dans l'incapacité de travailler pendant deux ans. Il avait finalement repris suffisamment pour enseigner de nouveau, bien qu'il manquât encore de confiance en lui. Il avait maintenant un poste de responsabilité à l'école. Il luttait courageusement, cachant sa fatigue et ses dépressions, afin que rien ne vînt déranger son travail. On prescrivit OAK pour sa lutte courageuse, HORNBEAM pour lui donner la force physique et mentale et MIMULUS pour la peur qui pourrait se présenter de céder. Il continua le traitement pendant trois mois et le résultat fut qu'il devint plus confiant, en paix avec lui-même et plus heureux. Il nous écrivit : « Un changement subtil s'est opéré en moi que je suis incapable d'expliquer, mais tout va bien maintenant. »

Femme, âge moyen, veuve. Elle avait un grand fils à qui elle avait réussi à faire faire des études en dépit de sa propre mauvaise santé. Elle n'avait jamais pensé abandonner la lutte et était maintenant très fière de son garçon, qui avait une bonne situation aux Etats-Unis. Quand elle vint nous consulter, elle souffrait de leucorrhée et passait par une période critique. C'était une femme courageuse, qui paraissait toujours en pleine possession d'elle-même, mais, bien qu'elle se montrât extérieurement calme, ses nombreuses difficultés la déprimaient. On prescrivit OAK, le Remède-type, parce qu'elle luttait vaillamment contre des difficultés écrasantes, CRAB APPLE comme Remède purifiant et GENTIAN pour la dépression qu'elle dissimulait si bien. Elle eut rapidement des résultats et nous écrivit au bout d'un mois de traitement : « Mon état de santé général s'est beaucoup amélioré. La leucorrhée a entièrement disparu et, pour la première fois peut-être de ma vie, je me sens en pleine forme. »

Homme, 48 ans. C'était un homme d'affaires très occupé avec plusieurs sociétés, des soucis de famille et autres responsabilités. Il était extérieurement placide, mais depuis quelques années il souffrait de sinusite, avec un catarrhe du nez et de la gorge. Son était était si sérieux qu'il devait employer continuellement un inhalateur, surtout la nuit ; autrement, il ne pouvait respirer par le nez. Malgré ces difficultés, il ne manquait jamais un jour de travail et luttait sans cesse pour ne pas s'arrêter. Il avait essayé nombre de traitements aux mains de différents spécialistes, mais chaque hiver il se retrouvait dans les mêmes conditions et désespérait presque d'être jamais guéri. On prescrivit OAK, le Remède-type, pour ces courageux efforts afin de rester actif, CRAB APPLE comme purifiant et HORNBEAM pour lui donner force et vitalité. Après le premier mois de traitement, il put se passer entièrement de l'inhalateur et respirer par le nez, même la nuit. Au bout d'un autre mois, il nous écrivit que c'était le meilleur hiver qu'il passait depuis bien des années ; il n'avait pas de sinusite et le catarrhe était presque parti. Un mois plus tard, il nous écrivit qu'il était très bien. Le catarrhe avait entièrement disparu et il n'avait aucun trouble à signaler. Après plusieurs années, il nous écrivit pour nous dire qu'aucun de ses symptômes n'avait reparu.

Femme, 40 ans, célibataire. Pendant toute sa vie elle avait eu une mauvaise santé. Quand elle vint nous demander un traitement, elle souffrait d'un rhume des foins et d'hémorroïdes. Elle nous dit qu'elle était sujette aux accidents et que, quelques années auparavant, elle était tombée et s'était fait mal à la colonne vertébrale. Elle avait dû être hospitalisée pendant plusieurs mois. On lui avait dit qu'elle risquait de ne plus pouvoir marcher et qu'avec le temps elle deviendrait paralysée. Malgré ce sombre pronostic, elle disait : « Je n'ai pas voulu le croire. J'avais besoin de gagner ma vie, il fallait donc que je travaille. » Maintenant, elle était même capable de parcourir chaque jour une longue distance à pied pour se rendre à son travail ! Elle nous dit alors qu'il lui était difficile de se relaxer et qu'elle se réveillait souvent le matin avec les dents et les mains fortement serrées. On prescrivit OAK, le Remède-type, pour sa vaillante lutte, VERVAIN pour la tension du corps et de l'esprit et HONEY-SUCKLE pour écarter une fois pour toutes cette infortunée menace qu'elle pourrait devenir paralysée. En deux mois de temps elle n'était plus la même. Le rhume des foins avait disparu. Les hémorroïdes s'étaient résorbées et ne la troublaient plus. Elle dormait bien et se réveillait reposée et détendue. Elle pouvait dire : « Pour la première fois de ma vie je me sens réellement bien. »

CHAPITRE 24

OLIVE

Mots-clés : Epuisement total, fatigue mentale

L'olivier apporte à l'humanité le bienfait de ses feuilles, de son écorce, de ses fruits et du bois de son tronc. Il a toujours été un symbole de paix et d'harmonie. Le Remède préparé avec les fleurs d'olivier a le pouvoir de redonner la paix à l'esprit fatigué et la vigueur au corps épuisé par la souffrance. C'est le Remède de ceux qui ont longtemps souffert sous des conditions adverses ou dont la vitalité a été sapée par une longue et douloureuse maladie, dont l'esprit est las, épuisé, toute réserve de force tarie. Un patient nous disait : « Ma lassitude est totale et je n'ai de goût à rien. » Et cette autre : « Je suis épuisée jusqu'à en pleurer. » OLIVE est également utile pour ces personnes qui vivent à plein et ont beaucoup à faire, de telle sorte qu'il leur reste peu de temps pour le loisir et la détente. Ils se fatiguent facilement et rapidement, et n'ont pas en réserve la force qui leur permettrait de continuer. Tout est devenu pour eux un effort et ils sont si las qu'ils n'ont plus de goût pour leur travail ni pour rien de ce qui précédemment leur plaisait ou les intéressait. L'épuisement d'OLIVE diffère de celui d'HORNBEAM. Ce dernier est une fatigue de l'esprit et une répugnance à faire face au lendemain ou même à la routine quotidienne ; cependant, à mesure que la journée avance, le patient se rend compte qu'il est parfaitement capable de faire ce qu'il a à faire. La fatigue du type OLIVE est, elle, totale ; corps et esprit sont vidés de leur force et l'épuisement est absolu. OLIVE est aussi le Remède à donner durant la convalescence qui suit une longue maladie. Il redonne vitalité, force et, en fait, de l'intérêt pour la vie même.

Les aspects positifs du type OLIVE se voient chez ces gens qui ne comptent pas sur l'effort personnel pour surmonter leurs difficultés. Ils comptent bien plutôt sur cette force et cette vitalité, qui, ils le savent, leur seront données et qui les soutiendront, les guideront à tous égards. Ils se voient chez ceux qui conservent leur tranquillité d'esprit et leur intérêt dans la vie, alors même qu'ils sont forcés de rester inactifs. Dans leurs aspects positifs, on pourrait dire des gens du type OLIVE : « Ceux-là aussi sont utiles qui savent être vigilants et attendre. »

Cas traités

Femme, 64 ans, mariée. Au cours des dernières années, elle avait perdu toute sa famille, ses proches, son mari, son enfant et son frère. Depuis lors elle se sentait complètement vidée et il semblait que la vie fût finie pour elle. Elle disait : « Je ne m'intéresse particulièrement à rien et je n'y peux vraiment rien. » Elle était déprimée et dormait mal. On prescrivit OLIVE pour son total épuisement, sa perte d'intérêt et sa dépression. Elle prit cela régulièrement pendant trois mois et put bientôt nous dire qu'elle dormait mieux et plus longtemps, qu'elle mangeait mieux aussi et reprenait du poids. Au bout de quatre mois, elle nous écrivit : « Je suis beaucoup mieux et me voilà de nouveau sur pied. Je dors merveilleusement bien. Les dépressions sont des choses du passé. »

Femme, 50 ans, veuve. Elle avait deux grands fils dont elle assurait l'entretien ménager. La maison était grande et le travail excédait ses forces. Elle était très fatiguée et souffrait de sévères dépressions. Elle nous dit qu'elle ne s'était jamais complètement rétablie d'une hystérectomie l'année précédente. On prescrivit OLIVE pour son état d'épuisement et MUSTARD pour ses profondes dépressions. Au bout de trois mois, elle nous écrivit qu'elle se sentait beaucoup mieux et qu'elle était parfaitement en mesure de venir à bout de ses tâches ménagères sans excès de fatigue : le plus important de tout, c'est qu'elle n'avait eu aucune dépression depuis six semaines.

Femme, 73 ans, veuve. Elle avait été récemment sous la pression de soucis familiaux et nous dit : « Je suis devenue soudainement épuisée comme si j'avais été vidée de tout. » Les années de soucis l'avaient laissée faible et incapable de faire face aux problèmes posés par la vie. On prescrivit OLIVE, qu'elle prit pendant une longue période. Ses forces revinrent graduellement et elle fut de nouveau en état d'affronter les difficultés qui se présentaient.

Femme, 60 ans, veuve. Elle était d'une nature active, et vive, encline à abuser de ses forces. Depuis trois ans, elle s'occupait de l'enfant de sa fille pendant que cette dernière était au travail, et elle en était arrivée à la limite de ses forces. Elle avaitt eu une vie difficile. Son mari était décédé après une longue maladie et elle avait dû gagner sa vie pour élever son enfant. Quand elle vint nous consulter, elle était au bord de l'épuisement total et elle crachait le sang depuis quelques mois. Elle était pleine de rancœur envers beaucoup de choses, bien qu'elle reconnût elle-même n'avoir aucune raison de l'être. On prescrivit OLIVE pour son état d'épuisement, WILLOW pour son ressentiment et CRAB APPLE pour purger son organisme des toxines de la fatigue. Après avoir pris les Remèdes pendant un mois, elle nous fit savoir qu'elle ne crachait plus le sang et que, bien qu'elle fût encore fatiguée, elle montrait moins de ressentiment. Elle continua à prendre les Remèdes pendant deux nouveaux mois et au cours de cette période elle eut une fois un retour de crachements de sang, mais seulement pour un temps très court. Elle nous dit qu'elle avait retrouvé toutes ses forces et qu'elle était de nouveau heureuse et gaie.

Femme, 73 ans, mariée. C'était une personne d'une nature aimable et gentille, très portée au rêve. Au cours des trois derniers mois, elle avait été extrêmement occupée et s'était surmenée. Elle s'était subitement aperçue qu'elle ne pouvait plus tenir de la main droite une plume ou une tasse ; quand elle essayait d'écrire, les lettres s'entremêlaient. Elle demeurait au lit dans un état d'épuisement total et avait apparemment perdu intérêt à tout. On prescrivit OLIVE pour l'épuisement et CLÉMATIS pour sa tendance au rêve. Sa réaction fut rapide et sûre. Après avoir pris les Remèdes pendant deux mois, elle nous dit qu'elle se sentait redevenue elle-même et qu'elle avait retrouvé ses forces et son intérêt dans la vie.

Femme, 39 ans, célibataire. Elle s'occupait de thérapie rééducative dans une grande ville et était surchargée de travail. Elle eut un jour une syncope et dut entrer en clinique pour un mois. Quand elle vint nous demander un traitement, elle était encore faible et avait perdu intérêt à son travail. Ce qui n'arrangeait rien, c'est qu'on lui avait dit que sa syncope avait pu avoir l'épilepsie pour cause, ou bien une tumeur au cerveau, et elle en éprouvait une grande inquiétude et de l'angoisse mentale. A la clinique on lui avait donné de fortes doses de phénobarbital et quand elle en sortit elle était encore trop faible pour reprendre le travail. On prescrivit OLIVE pour son épuisement et HONEYSUCKLE pour l'aider à oublier le terrifiant diagnostic. Elle se rétablit rapidement et dans les trois mois elle était bien et pouvait retourner à son travail. Elle nous écrivit : « Je me sens réellement infiniment mieux et j'ai retrouvé mes forces. J'ai peine à le croire ! »

Femme, âge moyen, veuve. Son mari avait été tué dans un accident d'avion deux années auparavant. Elle avait entendu à la radio la première nouvelle de l'accident et le choc avait été bien entendu très grand. Elle avait depuis lors perdu intérêt à la vie et semblait incapable de faire le moindre effort pour se remettre de l'extrême fatigue qui l'accablait. Ses pensées étaient continuellement tournées vers le passé. Elle souffrait de nombre de maux physiques et avait l'impression que sa vie était finie. On prescrivit OLIVE pour son épuisement physique et mental, WHITE

CHESTNUT pour libérer son esprit des pensées obsédantes et STAR OF BETHLEHEM pour neutraliser le choc reçu. Elle répondit bien aux Remèdes : dans les deux mois elle pouvait dire qu'elle avait retrouvé la tranquillité d'esprit. Ses forces étaient revenues, elle prenait un vif intérêt aux choses et, de fait, avait repris la plupart de ses anciennes activités.

Femme, 46 ans, célibataire. Durant les années passées, elle avait eu nombre de maladies. Elle était malheureuse dans son travail, parce qu'elle avait trop à faire. Sa mère était invalide et elle était le seul soutien de sa jeune sœur. Quand elle vint nous consulter, elle était presque au bout de son rouleau. Elle avait des palpitations, des mouches devant les yeux et des tintements d'oreille continuels. Elle était si épuisée de corps et d'esprit qu'elle avait l'impression de ne pouvoir tenir une minute de plus. On prescrivit OLIVE pour son extrême épuisement. Elle prit le Remède pendant deux mois. Ses forces revinrent ; les palpitations, les taches devant les yeux et les tintements d'oreilles avaient disparu. Elle était de nouveau en état de faire son travail sans trop de fatigue et était capable de tenir tête à un employeur abusif.

CHAPITRE 25

PINE

Mots-Clés : Remords, sentiments de culpabilité, abattement

PINE est le Remède de ces gens qui souffrent d'auto-accusation, qui ne sont jamais réellement satisfaits de ce qu'ils font et qui se reprochent de ne pas faire mieux. Ils ont également tendance à se blâmer pour les fautes des autres, dont ils se sentent en quelque sorte responsables. Voici une déclaration typiquement PINE : « Je suis toujours fatiguée et déprimée et je me sens au-dessus de tout. Je me reproche tout ce qui va de travers dans la maison. » Ils sont scrupuleux à l'extrême et se fixent un niveau élevé de perfection (non pour les autres cependant) qui peut les amener à travailler outre mesure et entraîner une tension émotionnelle dans leur effort pour « améliorer » leur caractère. Quand ils tombent malades, ils se reprochent leur manquement envers leur famille, leurs amis ou leur travail. Le complexe de culpabilité dont ils souffrent les prive de beaucoup de joie dans la vie. L'un deux disait : « Je me sens coupable d'accepter ce supplément d'argent dont je n'ai pas tellement besoin, alors qu'il y a bien des gens plus malheureux que moi. » Et un autre : « Comme vous le savez, il y a longtemps que je n'ai pas de chez-moi et je viens de voir un petit appartement qui serait parfait pour moi. Mais je sens que si je le prends, je m'en blâmerai, sachant bien que tant d'autres ont besoin de se loger. » Le type PINE est l'opposé des gens de type WILLOW, car ces derniers rendent les autres responsables de leurs propres fautes et conçoivent amertume et ressentiment. Le type PINE diffère aussi des personnes ROCK WATER, lesquelles sont pour elles-mêmes de durs maîtres par un sentiment d'orgueil spirituel ; elles répriment leurs défauts et s'en font un plaisir. Bien que les gens de type PINE soient trop humbles et trop prompts à s'accuser, ils font bien ce qu'ils font et ont, en fait, toutes raisons d'être satisfaits de leurs capacités. Ils ne sont pas comme le type LARCH qui ne tente rien par crainte de l'échec ; les personnes de type PINE mettent la main à tout et font tout leur possible pour bien faire, mais quand elles ne peuvent atteindre à l'idéal élevé qu'elles se sont fixé, elles sont déprimées, abattues même et peuvent sombrer dans un morne désespoir. Ces quatre types : PINE, WILLOW, ROCK WATER et LARCH forment un groupe. D'eux, le Dr Bach a écrit : « Ils ne sont pas encore parvenus à comprendre que jeter le blâme sur soi-même ou contre les autres, c'est le jeter contre la Création Universelle d'Amour, se restreindre, limiter notre pouvoir de permettre à l'Amour Universel de se répandre à travers nous jusqu'aux autres. » [1] Le Dr Bach l'a écrit aussi : « Il n'y eut jamais de grande ascension sans erreurs et sans chutes, et on doit les regarder comme autant d'expériences qui nous aideront à moins trébucher à l'avenir. Que la pensée de nos erreurs passées ne nous décourage pas. Elles appartiennent au passé, et la connaissance ainsi acquise nous aidera à en éviter la répétition. »

Les aspects positifs du type PINE se voient chez ceux qui sont disposés à prendre la responsabilité et à se charger des fardeaux des autres s'ils peuvent réellement les aider. Ils ont cependant conscience que ce n'est pas toujours la meilleure manière d'aider son prochain. Les personnes PINE reconnaissent leurs erreurs, mais ne s'appesantissent pas sur elles. Elles sont très persévérantes et ont une sincère humilité en ce qui concerne leurs talents.

Cas traités

Femme, 45 ans, célibataire. Durant un entretien, elle nous dit : « Je me blâme toujours de n'avoir pas fait quelque chose qui, à mon sens, aurait dû être fait, ou bien, comme maintenant, de ne pouvoir aller travailler parce que je suis malade, ce qui donnera aux autres davantage à faire. Je me sens terriblement honteuse et éprouve un sentiment de culpabilité. J'ai un affaissement des organes internes et suis très mal à l'aise ; je suis aussi fatiguée et sens que je ne serai plus jamais bien. » On prescrivit PINE pour le sentiment de culpabilité et l'auto-condamnation, et GORSE pour la désespérance. Elle les prit pendant un mois et à la visite suivante elle nous dit : « Je vais beaucoup mieux à maints égards, mais je suis toujours encline à me sentir coupable et je sens que je devrais retourner travailler,

1. *Heal Thyself*, par Edward Bach, 9e édition 1970. Traduit en français sous le titre : *La guérison par les fleurs*, éd. Le Courrier du Livre. (N.D.T.)

bien que je sois encore très fatiguée et aie peu d'intérêt aux affaires. » On ajouta OLIVE à la prescription pour sa fatigue et il y eut de bons résultats. Au bout d'un nouveau mois, elle dit : « J'ai plus de vitalité et de force, mais j'en ai trop fait et ça m'a retardée. Cependant, assez curieusement, je ne m'en blâme pas ! » Les Remèdes furent répétés trois mois encore. A sa dernière visite, elle nous dit que, depuis plusieurs mois, elle ne ressentait plus de gêne à l'abdomen et elle ajoutait : « Je vois combien j'étais absurde de me blâmer sans cesse pour tant de choses ; j'apprends la leçon et vous en remercie. »

Femme, âge moyen, veuve. Elle avait un grand fils qui vivait avec elle. Elle s'était mise récemment à se reprocher de n'être pas capable de le rendre heureux chez elle, puisqu'il projetait d'aller aux Etats-Unis chercher du travail. Elle souffrait de leucorrhée, ce qui la faisait se sentir impure. On prescrivit PINE pour son sentiment de culpabilité et GRAB APPLE pour lui purifier le corps et l'esprit. A la fin du premier mois elle écrivit : « J'en ai tiré grand profit. La leucorrhée a maintenant disparu et je me sens réellement de nouveau bien. Je suis heureuse pour mon fils qui est parti pour les Etats-Unis et y réussit bien. »

Femme, 65 ans, mariée. Elle souffrait depuis six mois d'une sciatique aiguë. La douleur était telle qu'elle en aurait parfois pleuré. Elle avait essayé plusieurs traitements, mais le plus souvent sans succès. Elle était de nature timide et manquait d'assurance. L'idée de sa culpabilité l'écrasait. Elle était certaine qu'elle était punie et qu'elle le méritait. Elle avait récemment éprouvé un grand choc quand une de ses amies était morte durant la nuit et qu'elle ne s'en était aperçue qu'au matin en découvrant son corps. On prescrivit PINE, le Remède-type, pour son sentiment de culpabilité, STAR OF BETHLEHEM pour le choc occasionné par la mort de son amie et MIMULUS pour son manque d'assurance et sa timidité. Au bout des trois premières semaines, elle était très améliorée, bien qu'il lui restât une douleur à la jambe gauche. On répéta les mêmes Remèdes et le mois suivant, elle déclarait : « Je vois maintenant que je n'aurais pu sauver mon amie et je ne blâme plus. Je suis merveilleusement libérée de toute douleur, elle vient de disparaître. »

Homme, 59 ans, chirurgien-dentiste. C'était un homme calme et travailleur, qui aurait fait à peu près tout pour éviter une querelle. Il se tourmentait à tort pour des choses qu'il pouvait très bien faire et passait sa vie dans une tension continuelle. Sa femme avait eu neuf dépressions nerveuses depuis leur mariage bien des années auparavant et il se les reprochait. Il travaillait dur dans l'exercice de sa profession et s'occupait en plus de la maison et de l'entretien du jardin quand sa femme était souffrante. Au cours de notre entrevue, il nous dit que son principal souci était de ne pouvoir faire plus pour sa femme. Il se sentait frustré. Il était fatigué et se tenait pour responsable de tout ce qui allait mal. Il avait un taux élevé d'acide urique dans le sang et était sujet à des crises aiguëes de goutte. On prescrivit PINE pour ses auto-accusations, CRAB APPLE pour nettoyer son organisme de l'excès d'acide urique, et AGRIMONY comme son Remède-type. Au bout d'environ six semaines, il nous fit savoir que la goutte avait presque disparu et qu'il pouvait de nouveau travailler au jardin, qu'il dormait mieux qu'il n'avait pu le faire depuis des années. Le mois suivant, il nous écrivit pour nous signaler une rechute. Il avait été soumis à une terrible tension ; une de ses filles s'était mariée et sa femme avait eu une nouvelle dépression. La goutte était revenue, moins sévère toutefois que d'habitude. On prescrivit de nouveau PINE, ELM en raison de ses nombreuses responsabilités, CRAB APPLE et AGRIMONY. La goutte céda rapidement. Il nous dit qu'il était de nouveau en mesure de faire face à ses responsabilités. Après un nouveau mois, il écrivit : « Je me suis vraiment trouvé bien du traitement. je ne me fais plus de reproches et ne me tourmente plus au sujet de ma femme. Cela semble étrange d'être ainsi sans se tourmenter après tant d'années. Je prends maintenant les choses plus facilement et mon état de santé est dans l'ensemble excellent. »

Femme, 58 ans, célibataire. Elle était secrétaire d'un important organisme sanitaire. Quand elle vint nous voir, elle était complètement épuisée par l'excès de travail et au bord de la dépression nerveuse. Recevoir les patients et répondre au téléphone toute la journée paraissait dépasser ses possibilités. Elle souffrait d'insomnies, de palpitations, de faiblesse des genoux et avait des frissons. Son principal souci était de laisser dans l'embarras son employeur avec qui elle travaillait depuis de nombreuses années. Elle se reprochait d'être en mauvaise santé et de n'être pas en mesure de faire son travail comme d'habitude. On prescrivit PINE pour le blâme qu'elle s'infligeait et OLIVE pour son épuisement. On lui conseilla aussi de prendre un congé de longue durée pour reprendre des forces. Elle commença par refuser même de considérer la question, parce que les Remèdes lui avaient donné des forces. Elle finit tout de même par comprendre qu'il lui fallait prendre du repos, parce qu'elle était encore faible et incapable de travailler à plein rendement. Elle abandonna son travail et alla vivre au bord de la mer. Elle se rétablit complètement et a toujours été bien depuis. Elle a maintenant dépassé soixante-dix ans et est l'image même de la bonne santé et de la bonne humeur.

Femme, 50 ans, célibataire. Au cours de notre entrevue, elle nous dit : « J'ai, sans raison, un grand sentiment de culpabilité et de honte ; ça me rend très malheureuse. J'ai un affaissement des organes abdominaux et, bien que je sois suivie par un médecin ostéopathe, je sens que je n'aurai jamais de réelle amélioration. » On prescrivit PRINE, le Remède-type, pour son sentiment d'auto-condamnation, et GENTIAN pour le doute qu'elle avait d'une amélioration possible. Les résultats furent rapides et elle se trouva si bien qu'elle abusa de ses forces et connut une rechute. On ajouta HORNBEAM aux Remèdes pour lui donner des forces. Au bout de deux nouveaux mois, elle pouvait déclarer qu'elle n'éprouvait plus de gêne abdominale ni de réprobation d'elle-même. Elle nous écrivit longtemps après pour nous dire qu'elle n'avait eu aucune récidive de ses difficultés physiques ou émotionnelles.

Femme, jeune, mariée. Elle avait adopté deux jumeaux de quatre ans. Ils étaient pleins de vie, sans cesse en mouvement, et s'occuper d'eux toute la journée l'exténuait ; elle s'y efforçait cependant, parce qu'elle les aimait beaucoup. Elle se reprochait sévèrement et se blâmait de s'impatienter et de s'irriter contre eux. Constamment tendue, elle ne pouvait dormir la nuit et était épuisée dans la journée. Elle avait contracté une mammite au sein gauche qui la gênait beaucoup. On prescrivit PINE pour son auto-réprobation et IMPATIENS pour son impatience et son irritabilité. Elle prit les Remèdes pendant un mois et put nous signaler d'excellents résultats. La mammite était complètement guérie ; elle ne se blâmait plus, ne s'impatientait plus et ne s'irritait plus contre les jumeaux.

CHAPITRE 26

RED CHESTNUT

Mots-Clés : Crainte excessive, anxiété pour les autres

Le Dr Bach a donné cette description du Remède : « La peur RED CHESTNUT s'applique aux autres, spécialement à ceux qui nous sont chers. S'ils rentrent tard à la maison, la pensée nous vient qu'il a pu leur arriver un accident ; s'ils partent en vacances, c'est la crainte que quelque calamité ne s'abatte sur eux. L'anxiété est grande pour ceux qui ne sont même pas sérieusement malades, et un mal bénin devient en imagination une maladie grave. On craint toujours le pire et on s'attend toujours à un malheur pour les autres. » Il y a aussi cette peur qui nous étreint quand nous voyons un enfant traverser la rue devant une voiture qui arrive sur lui ou quelqu'un glisser d'une échelle instable. Quelques jours avant de découvrir RED CHESTNUT, le Dr Bach avait eu un sérieux accident en se servant d'une hache, ce qui causa une grande anxiété à ses proches quand on lui donna les premiers soins pour étancher le sang. Quand il fut rétabli, le Dr Bach nous dit que nous avions éprouvé l'état d'esprit correspondant au prochain Remède qu'il allait chercher ; un Remède qui combatte la peur pour les autres. Il ajouta que notre anxiété à son égard, bien que nous ayons fait de notre mieux pour la cacher, ne l'avait pas du tout aidé. Sa sensibilité était si grande qu'il ne pouvait pas ne pas sentir et réagir à nos sentiments du moment ; une pensée déprimante, d'inquiétude ou de crainte chez une autre personne lui causait une douleur physique aiguë. N'oublions jamais que des pensées négatives non seulement nous font du mal, mais en font aussi à ceux qui nous entourent !

L'aspect positif de ce Remède est la capacité d'envoyer des pensées de salut, de santé ou de courage à ceux qui en ont besoin et qui peuvent se trouver en danger ou malades à ce moment. C'est la capacité de rester calme, mentalement et physiquement en toute circonstance.

Cas traités

Homme, 60 ans. Quand il vint nous demander de le traiter, il était atteint aux pieds d'une sérieuse éruption cutanée qui affectait les deux faces plantaire et dorsale. Des ampoules se formaient, crevaient et la peau devenait dure et squameuse, avec une intense irritation. Le processus répétait continuellement son cycle, et cela depuis sa première apparition quelque dix-huit ans auparavant. Son fils avait eu à cette époque un accident ; il s'était fracturé le bras, qui devient plus tard paralysé. Ce fut pour le père un grand choc qui lui valut une grande anxiété. Quelques jours plus tard, l'éruption se manifestait. Elle disparut pour quelque temps après un traitement aux rayons X, mais réapparut dix ans plus tard, quand il se brisa deux os du pied. On le traita de nouveau aux rayons X et de nouveau l'éruption disparut pour revenir quelques années après, quand il se brisa le fémur ; une fois de plus la même séquence : rayons X, disparition. L'année suivante, il subit l'ablation du rein droit. L'opération fut parfaitement réussie, mais l'éruption reparut, et le radiologue refusa de lui donner davantage de traitements par rayons X, en raison d'une possible surexposition. On lui donna lotions et pommades qui n'eurent aucun effet. Nous le trouvâmes dans un très mauvais état de santé ; ses pieds étaient enflammés et l'irritation était intense, si intense qu'il ne pouvait dormir. Il était très fatigué, nerveux et avait perdu l'appétit. Il disait qu'il commençait à fuir le monde et à perdre intérêt à la vie : « Il me semble qu'il y a une éternité que la vie n'a plus pour moi le moindre attrait. » Mais ce qui le tourmentait le plus, c'était la possibilité de perdre son emploi et de ne plus pouvoir faire vivre sa famille. Il imaginait les siens sans toit et mourant de faim. On prescrivit RED CHESTNUT pour son anxiété au sujet de sa famille, STAR OF BETHLEHEM pour les chocs qu'il avait subis et CRAB APPLE pour lui purifier le corps et l'esprit. Dans le délai d'un mois, il nous dit que l'irritation de ses pieds et l'inflammation avaient diminué. Son état général s'était amélioré et il dormait bien la nuit. On répéta les mêmes Remèdes et, quatre mois plus tard, il déclara que son état général était très bon et que l'éruption cutanée avait une fois de plus disparu. Il écrivait : « Depuis que je prends les Remèdes, ma conception de la vie a changé, et même beaucoup ! J'en ai une grande gratitude. »

Femme, 38 ans, mariée. Son mari était malade, avec une dépression nerveuse, et son fils, âgé de six ans, était diabétique. Elle nous dit : « Il y a un an que je suis réellement malade et épuisée et, l'autre jour, j'ai perdu toute sensibilité dans ma jambe droite, depuis la hanche jusqu'à la cheville. Je me tourmente toujours pour mon mari et mon fils. S'ils sont hors de ma vue, je suis anxieuse à l'idée qu'il peut leur arriver quelque chose. Chaque matin au réveil, je me demande si mon fils ne va pas plus mal. » On prescrivit RED CHESTNUT pour son anxiété anormale au sujet de son mari et de son fils, et VERVAIN pour la tension et la crispation. Elle prit les Remèdes pendant deux mois. Peu après qu'elle eut commencé à les prendre, la sensibilité revint dans sa jambe ; elle devint plus calme et put de nouveau bien dormir. Bien que son mari dût être hospitalisé, elle disait qu'elle était beaucoup moins tourmentée à son sujet qu'avant. Elle se sentait plus forte et disait être pleine d'espoir pour l'avenir. Elle envisageait l'adoption d'un autre petit garçon pour donner un compagnon à son fils.

Femme âgée, grand-mère. Elle s'occupait de son petit-fils depuis la mort de la mère, et elle prenait très à cœur cette responsabilité. Elle était extrêmement anxieuse à son sujet, se demandant s'il n'allait pas avoir un accident sur le chemin de l'école ou prendre froid sous la pluie. Elle avait toujours peur pour lui. Elle-même souffrait de rhumes fréquents, d'indigestion et de maux de tête persistants. On prescrivit RED CHESTNUT, le Remède-type, pour sa sollicitude excessive à l'égard de son petit-fils et WHITE CHESTNUT parce qu'elle pensait continuellement à sa sécurité et à son bien-être. Moins d'une semaine après avoir pris les Remèdes, elle se sentait mieux qu'elle ne l'avait été depuis longemps. Elle continua de les prendre pendant six semaines encore. Au bout de ce temps, elle disait qu'elle se sentait plus heureuse et beaucoup moins tourmentée pour son petit-fils et déclarait même qu'il lui paraissait tout à fait capable de prendre soin de lui-même.

Femme d'un certain âge, mariée. Son mari venait d'avoir une crise cardiaque. Elle-même, très faible et portée à l'angoisse, se faisait beaucoup de souci pour l'état de son mari. On prescrivit RED CHESTNUT, pour son inquiétude et CHERRY PLUM parce que l'on craignait que son esprit surmené ne la menât à la dépression nerveuse. Elle continua de soigner son mari pendant qu'elle prenait les Remèdes. Au bout du premier mois, sa fille nous écrivit qu'elle était stupéfaite de voir combien l'état de sa mère s'était amélioré et qu'elle n'aurait jamais pensé qu'un tel changement fût possible en un temps si court.

Femme, âge moyen, veuve. Sa fille avait idéalisé son père et quand celui-ci disparut, elle rendit sa mère responsable de sa mort. La fille venait de faire une fausse couche, et ceci ajoutait de la contrainte à la barrière psychologique qui existait déjà entre les deux femmes. La mère avait été par nature une femme heureuse et gaie, un genre de femme positive, s'intéressant à beaucoup de choses. Quand elle vint nous consulter, elle payait le prix de la tension qui régnait entre sa fille et elle : mauvaise circulation, constipation et insomnie. On prescrivit RED CHESTNUT en raison du souci que lui causaient la santé et l'attitude de sa fille, CRAB APPLE comme purifiant du corps et de l'esprit et VERVAIN pour la tension survenue entre les deux femmes. Dans les deux semaines, elle rapporta qu'elle se sentait beaucoup mieux. La tension avait nettement diminué et la constipation commençait à céder au traitement. Elle prit le remède encore six semaines, au bout desquelles elle nous déclara : « La constipation est maintenant presque du passé. Je reprends goût à la vie et je n'éprouve plus d'anxiété en ce qui concerne ma fille. Nous sommes de nouveau bonnes amies et je suis sûre que c'est parce que mon attitude envers elle a changé. »

Femme, 75 ans, veuve. Elle nous écrivit : « Depuis que je prends le Remède (RED CHESTNUT) que vous m'avez envoyé, ma santé est bien meilleure, et je vais essayer de vous expliquer ce qui a changé. Je me suis toujours vivement intéressé à tout ce qui pouvait arriver à ma fille, anxieuse de l'aider si nécessaire et tourmentée si ça ne m'était pas possible. Maintenant, je me fais beaucoup moins de souci et, bien que je vive très près d'elle, je ne vais la voir que si elle me dit qu'elle a besoin de moi. Je ne suis plus toujours à m'inquiéter de ce qu'elle fait et à me demander si elle est ou non capable de se tirer d'affaire. « Le remède que vous m'avez envoyé a déterminé cet heureux résultat, et je vous en suis très obligée. »

Femme, 70 ans, mariée. Son mari, âgé de 80 ans, était à l'hôpital où il devait subir une grave opération. Elle était très inquiète à son sujet et se demandait quelles chances il avait de survivre à l'intervention. Le souci la tenait éveillée la nuit et elle oubliait ou négligeait de préparer ses repas. On prescrivit RED CHESTNUT seul. Au bout de quelques semaines, elle avait retrouvé le sommeil et repris de l'appérit. Elle voyait son mari tous les jours et était capable de parler avec lui avec entrain et bonne humeur. Elle se sentait elle-même très bien et optimiste.

CHAPITRE 27

ROCK ROSE

Mots-Clés : Terreur, panique, frayeur extrême

ROCK ROSE est le Remède à donner chaque fois qu'il y a terreur, que la personne qui l'éprouve soit en bonne santé ou non. Les personnes qui se trouvent dans cette disposition d'esprit sont habituellement dans un état sérieux ; c'est le Remède nécessaire en de telles circonstances, s'il y a eu ou si on a failli avoir un accident. *Il est également utile quand l'état du malade est si grave qu'il affecte l'entourage*. En, d'autres termes, chaque fois que la terreur est dans l'air, donner ROCK ROSE au malade et à ceux qui sont près de lui. Un patient relevant d'une maladie fit cette remarque à propos de l'attitude de ceux qui l'entouraient : « Ils me disent que j'étais inconscient ; en tout cas, j'étais bien tranquille et serein, lorsque je reçus comme un coup qui me frappa et je ressentis une vive douleur, j'étais très mal. Quoi que ce pût être, je tentais de le repousser. J'appris plus tard que, juste à ce moment, on avait dit à ma femme et à ma fille qu'elles devaient s'attendre au pire. » Peur extrême ou terreur peuvent assaillir ceux qui font face à une épreuve imprévue, inhabituelle. Elle peut être également causée par un spectacle terrifiant, tel que les corps des victimes dans un accident ; ce n'est heureusement qu'un état d'esprit temporaire. Les enfants éprouvent souvent de la terreur après un cauchemar. Chaque fois que l'on éprouve une grande peur, boire quatre gouttes de ROCK ROSE dans un peu d'eau par petites gorgées et à de fréquents intervalles. La victime sera vite calmée et apaisée.
Les aspects positifs de ROCK ROSE se trouvent chez ces héros militaires ou civils, ces personnes courageuses qui risquent volontairement leur vie pour aider les autres. C'est un état d'esprit dans lequel le moi est complètement oublié.

Cas traités

Fillette, 12 ans. Elle avait été terrifiée par la tragédie dont avait été victime une de ses camarades d'école. Elle commença à avoir des cauchemars qui la faisaient crier, s'agiter et se retourner toute la nuit, jusqu'à marcher en dormant. C'était une enfant d'un tempérament nerveux et la terreur lui faisait perdre l'appétit. Elle maigrissait rapidement. On prescrivit ROCK ROSE le Remède-type pour la terreur. Au bout des deux premiers jours, elle cessa de marcher en dormant, mais elle était toujours agitée, troublée et parlait dans son sommeil. A la fin du premier mois, elle dormait paisiblement, était plus calme, plus heureuse et recommençait à manger. On ajouta HONEYSUCKLE à ROCK ROSE pour l'aider à oublier les événements du passé. Au bout de cinq mois, sa mère nous écrivit qu'elle était complètement rétablie, qu'elle allait bien et était émotionnellement équilibrée.

Homme, âge moyen. Il était hospitalisé dans un état critique, avec l'intestin paralysé à la suite d'une grave opération abdominale. En raison de sa grande peur, amplifiée par la panique et la terreur de sa femme, on lui donna une gorgée de ROCK ROSE toutes les dix minutes. Une demi-heure après la première dose, le mouvement péristaltique était rétabli et l'intestin fonctionna. Cela lui sauva la vie. Par la suite, on lui donnna d'autres Remèdes adaptés à ses humeurs jusqu'à ce qu'il fût complètement rétabli.

Femme, 54 ans, veuve. Elle était terrifiée par tous les moyens de transport : bus, train ou voiture. Elle ne pouvait jamais dormir la veille d'entreprendre un voyage et elle se sentait littéralement « tomber en morceaux » de panique. En de telles occasions, elle souffrait de sérieux maux de tête et ses mains tremblaient tellement qu'elle était incapable de boutonner son manteau ou de tenir son sac à main. On prescrivit ROCK ROSE, le Remède-type, et on lui conseilla d'en prendre une dose supplémentaire juste avant de partir en voyage. Au bout d'un mois, elle nous écrivit : « Je me sens infiniment mieux et au lieu de faire mes courses en ville à pied, j'ai pris le bus, et ça ne s'est pas trop mal passé. Cependant, mon fils se marie dans deux semaines et je redoute le voyage en voiture jusqu'à l'église. » On ajouta LARCH à la prescription originale pour lui donner confiance. Le rapport suivant indiquait qu'elle avait fait le voyage en voiture et envisageait avec plaisir d'autres excursions en auto. Des maux de tête avaient diminué et elle dormait bien. Sa dernière lettre nous disait que ses maux de tête avaient entièrement disparu et que sa guérison la rendait, tout comme sa famille, beaucoup plus heureuse.

Fillette, 11 ans. Les examens scolaires la mettaient dans un état de panique, ceci en dépit du fait qu'elle était une élève très brillante et savait que pour ses parents il était sans importance qu'elle soit reçue ou non !

Elle en était si terrifiée qu'elle ne pouvait dormir et si, elle y parvenait, elle avait des cauchemars et se réveillait en criant. Elle avait chaque matin un sérieux mal de tête et perdait l'appétit. Il était évident qu'elle était en train de devenir vraiment malade. On prescrivit ROCK ROSE, le Remède type, pour son extrême terreur. Dans les quatre jours elle était beaucoup plus calme. Elle mangeait mieux et dormait bien. Un semaine plus tard, elle était revenue à la normale, de nouveau heureuse et gaie. Elle mangeait et dormait bien et disait qu'après tout, elle pensait que les examens ne se passeraient pas si mal. Elle les réussit fort bien.

Femme, 55 ans, célibataire. C'était une femme que nombre de choses effrayaient. La douleur, son état de santé, la mort la terrifiaient. Il lui était difficile de prendre des décisions ; elle hésitait, remettait à plus tard et s'épuisait nerveusement. Physiquement, elle souffrait de constipation, de flatulence et d'aigreur d'estomac ; elle vomissait fréquemment. Ces conditions duraient depuis de nombreuses années, mais à l'exception d'un prolapsus abdominal, l'examen médical et la radio n'avaient rien révélé d'anormal. Elle prétendait que les médicaments qu'on lui prescrivait lui donnaient « des taches noires, huileuses devant les yeux », et depuis des années, son régime consistait en un petit morceau de poisson, toast et thé. Elle avait récemment subi beaucoup de chocs ; il y avait eu plusieurs décès dans sa famille et des maladies graves parmi ses amis. A notre avis, la peur était à la base de ses troubles et la cause de son état physique. On prescrivit ROCK ROSE comme le Remède-type pour ses terreurs, et STAR OF BETHLEHEM pour les chocs qu'elle avait subis. Les Remèdes, nous dit-elle, n'avaient pas d'effet nocif sur elle et elle n'avait pas eu de vomissements depuis qu'elle avait commencé à les prendre. Bien que la constipation persistât, son estomac allait mieux et les aigreurs avaient cessé. Elle se sentait en général moins craintive. Elle prit les Remèdes encore trois mois. Toutes ses craintes s'étaient apaisées et la constipation avait presque disparu.

Femme, 60 ans, veuve. Elle était d'un type très nerveux, avec des craintes profondément enracinées qui lui donnaient d'effrayants cauchemards, dont elle s'éveillait en criant. Il y avait plus de trente-trois ans qu'elle connaissait cet état de terreur. Quand son mari vivait, il lui parlait et l'apaisait, mais maintenant qu'elle était seule, elle redoutait ces terreurs nocturnes. Elle avait récemment souffert d'une phlébite et de fatigue générale. On prescrivit ROCK ROSE pour ses terreurs et HORNBEAM pour lui donner des forces. Moins d'un mois plus tard, elle nous écrivit : « Je suis très contente de moi. Je ne crie plus dans mon sommeil depuis que je prends votre remède. Mes jambes ne me font plus mal et je peux travailler au jardin sans ressentir de fatigue. Je suis bien plus heureuse. » Elle nous écrivit par la suite que ses troubles n'étaient pas revenus.

Femme, 74 ans, mariée. Elle était remplie de craintes, notamment d'être à la charge des autres ou de perdre son mari. Elle craignait les accidents quand elle en lisait la relation dans les journaux et elle pensait qu'elle ne serait jamais de nouveau bien. Quand elle vint nous voir, elle souffrait d'une irritation de la peau et de prurit. Elle nous dit qu'elle était normalement une femme gaie et heureuse et qu'elle s'efforçait de garder pour elle ses anxiétés. On prescrivit ROCK ROSE pour sa terreur et AGRIMONY, le Remède-type, parce qu'elle essayait de ne pas montrer ses craintes. En moins d'un mois, elle nous fit savoir qu'elle dormait bien et que l'irritation de la peau allait mieux. Elle continua de prendre les mêmes Remèdes les deux mois suivants, au bout desquels elle nous dit qu'à l'exception de deux petites rechutes, son état s'était beaucoup amélioré, physiquement et émotionnellement. On ajouta GENTIAN à la prescription suivante pour neutraliser le découragement dû aux rechutes. Au bout d'un nouveau mois, elle nous dit qu'elle était complètement guérie et qu'elle ne s'était jamais mieux sentie, physiquement et mentalement.

Fillette, 10 ans. Quand on nous appela auprès d'elle, elle était dans un semi-coma, atteinte de pneumonie ; elle avait une température élevée et était très agitée. Les parents étaient dans un état de panique et le médecin de famille était présent. On donna immédiatement ROCK ROSE à l'enfant et à ses parents, ceci pour neutraliser la gravité de son état et contrecarrer la terreur qui lui était communiquée par la panique et la crainte des parents. On lui humectait par intervalles lèvres et gencives avec le Remède ROCK ROSE. Dans les deux heures, la température avait fortement baissé et pendant toute la nuit on lui donna toutes les heures une dose de ROCK ROSE. Elle s'éveilla le lendemain et, bien que sa température fût normale, elle était encore très faible et agitée. On ajouta à ROCK ROSE le Remède CENTAURY, qui convient à ceux qui ne peuvent faire que peu d'efforts en raison de leur faiblesse, et CHICORY, le Remède de ceux qui sont agités. Les progrès furent alors constants et excellents et en peu de temps, elle était rétablie.

CHAPITRE 28

ROCK WATER

Mots-Clés : Répression, renoncement, rigorisme envers soi-même

Il est intéressant de méditer sur les raisons qui ont pu amener le Dr Bach à choisir l'eau comme un des trente-huit Remèdes, alors que les trente-sept autre proviennent de plantes et d'arbres ! Il avait probablement reconnu l'état d'esprit allégé par ce Remède comme un état de grande inflexibilité, en un sens, aussi dur que le roc. Un tel état d'esprit a besoin des bénignes gouttes d'eau qui, en fait, peuvent éroder la pierre la plus dure ! Le Dr Bach lui-même disait que ce Remède convenait à ceux qui ont une ferme opinion sur la religion, la politique ou la réforme ; il est pour ceux qui règlent leur vie et leur esprit d'après les théories qui leur sont chères. Les gens du type ROCK WATER sont de durs maîtres pour eux-mêmes. Ils sont stricts dans leur manière de vivre ; il se sont fixé un idéal élevé dont on ne peut les faire dévier et auquel ils se contraignent à faire honneur. Ils pratiquent le renoncement et se soumettent à une forme de martyre afin de maintenir la règle de conduite ou l'état de santé qu'ils considèrent comme conforme, voire même saint. C'est une forme de domination de soi. Ils se gouvernent d'une main de fer : ils ne peuvent comprendre que des pratiques telles que les jeunes sont le résultat, non la cause de la croissance spirituelle ! Le type ROCK WATER est l'opposé du type VINE, car WATER, en règle générale, ne se mêlent pas de la vie desautres. Ils sont bien trop occupés de leur propre perfection et du parfait exemple qu'ils veulent être pour tous. On dit d'une personne ROCK WATER : « Elle se tient très droite, elle "se contient" et s'efforce toujours d'être si bien que tous ceux qui l'entourent soient influencés par son attitude et son exemple. » Un autre a dit de lui-même : « J'étudie et suis très strictement mon régime. Je ne mange pas de viande, mais je mange beaucoup de fruits. Je ne bois ni thé ni café. Je ne mange ni pain blanc ni pâtisserie. Je mène une vie saine. Je ne fume pas et ne touche pas à l'alcool. » A noter que sa rigidité de vues lui faisait beaucoup plus de mal que ne lui en aurait fait un morceau de pain blanc ! Ce sont les gens du « cilice », les fakirs qui mortifient leur chair, les martyrs qui se refusent les plaisirs de la vie les plus simples de peur de violer le code rigide qu'ils ont établi pour eux. L'un d'eux écrivait : « Ne vous fiez-vous pas au conseil du sage ancien "Tu planteras la mauve, mais tu ne mangeras pas son fruit" ? C'est-à-dire que nous devons être doux et indulgents pour les autres, mais pas pour nous. » A une telle question, nous répondons par un non catégorique. Nous ne pouvons vivre dans un état de ressentiment ou, pire encore, de rancœur, même envers nous-même. Nous sommes enfants d'amour et aimer, c'est pardonner ; seuls ceux qui ont appris à se pardonner peuvent vraiment pardonner aux autres !

Les aspects positifs se voient dans ces personnes qui ont un idéal élevé, mais qui sont prêts à renoncer à leurs théories et croyances quand elles sont convaincues d'une vérité plus forte, plus profonde. Ce sont des gens qui ont l'esprit souple. On ne les influence pas aisément, parce qu'ils savent d'avance qu'il leur sera révélé de plus grandes et plus hautes vérités. La joie et la paix qu'ils éprouvent dans la vie incitent les autres à suivre leurs traces.

Cas traités

Femme, 70 ans, veuve. Elle était très stricte avec elle-même et avait institué un mode de vie rigide ; il semblait qu'elle fût incapable de voir les choses autrement. C'était une rêveuse et une fanatique. Depuis la mort de son mari, elle travaillait comme dactylographe à domicile, mais des engelures, été comme hiver, nuisaient beaucoup à son rendement. Ses pieds étaient également affectés et elle était souvent réveillée la nuit par de pénibles crampes. On prescrivit ROCK WATER, le Remède-type, avec CLÉMATIS pour son état rêveur. Dans les quatre semaines elle nous fit savoir que, bien que le froid fût venu, les engelures avaient presque disparu des mains comme des pieds ; il lui arrivait d'avoir encore des crampes, mais elles étaient beaucoup moins pénibles qu'avant. Elle disait qu'elle se sentait plus détendue de corps et d'esprit. Elle prit les Remèdes pendant six mois et nous écrivit : « J'ai travaillé dans une maison non chauffée pendant tout l'hiver et sans gants pendant cette dernière période de froid. Les engelures ne sont pas revenues et je n'ai plus eu de crampes la nuit. Combien j'apprécie d'être libérée de ces troubles endurés toute ma vie ! Je m'aperçois aussi que je deviens moins dure pour moi-même. Je me rends maintenant compte que j'ai été dans le passé beaucoup trop rigide dans ma façon de voir et me suis privée à tort des agréments ordinaires de la vie. »

Homme, 53 ans, célibataire. Il ne buvait ni ne fumait et suivait fanatiquement son régime. Il n'aurait pas mangé quelque chose qui lui plaisait, de crainte que ça lui soit contraire. Il se surmenait sans merci à son bureau et, s'il ne pouvait venir à bout du travail de la journée, il l'emportait à la maison pour le terminer. Il était toujours sur la brèche, avec le sentiment qu'il se devait à lui-même de ne pas déchoir du niveau élevé qu'il s'était assigné. Il ne supportait pas les gens bruyants, les « pollueurs » des endroits publics et se montrait intolérant pour tout ce qu'il considérait être stupidité de la part des autres. Physiquement, il était atteint de légers troubles cardiaques, de tachycardie arythmique ; il avait aussi de l'insomnie, souffrait de tension nerveuse et d'indigestion, surtout après avoir mangé tard le soir. On prescrivit ROCK WATER, le Remède type, pour sa sévère auto-discipline, et BEECH pour son intolérance des autres. Il se sentit mieux dès le premier mois ; il était plus détendu et moins enfoncé dans son travail. Il commença à se donner quelques plaisirs de la vie et à gagner en tolérance et en compréhension. Au bout de trois nouveaux mois, il était guéri. Son état cardiaque était normalisé, sa digestion améliorée ; ils mangeait bien et, le bien plus important, il agissait et se comportait de nouveau comme un être humain.

Femme, 35 ans. Infirmière diplômée. Elle étudiait pour devenir infirmière à domicile. Elle avait travaillé autrefois aux Bahamas, où elle avait été atteinte de poly-arthrite chronique évolutive, qui la faisait beaucoup souffrir. Quand elle vint nous consulter, elle était quelque peu améliorée, bien qu'elle eût eu récemment une sérieuse crise. Cela lui était arrivé alors qu'elle se trouvait en visite chez des parents, lesquels, disait-elle, l'avaient beaucoup déçue ; ils ne vivaient pas selon son idéal. Elle nous dit qu'elle s'était toujours tenu la bride serrée. Elle se permettait peu de plaisirs et était, en ce qui la concernait, un véritable tyran. Elle disait : « J'ai découvert que chez moi les obstacles sont l'arrogance et l'orgueil. Je croyais pouvoir vivre ma vie sans l'aide de Dieu ni des hommes, en maintenant mes propres idéaux de perfection. » On prescrivit ROCK WATER, le Remède-type, pour sa sévère auto-discipline, et WATER VIOLET pour son orgueil. Quand elle revint nous voir, elle nous dit : « La douleur dans mes jointures a diminué et, assez étrangement, je désire prier et être humble, mais ça m'est encore difficile. Ça me déprime beaucoup. » On ajouta GENTIAN, pour son découragement, à la prescription de base. Cela l'aida dans une certaine mesure et à la visite suivante elle nous dit : « Je ne suis pas du tout d'accord sur ce que mes professeurs me disent d'apprendre, car je crois qu'ils ont tort. Je suis prise d'une telle panique que je me demande si je pourrai terminer le cours. Je suis irritée et pleine de ressentiment aussi. » On lui donna une autre prescription comprenant les Remèdes suivants : ROCK WATER, WATER VIOLET, plus ROCK ROSE pour la panique et WILLOW pour le ressentiment. Elle prit les Remèdes pendant trois mois. Quand au bout de ce temps elle nous écrivit, ce fut pour nous dire qu'elle avait terminé son cours et était maintenant infirmière visiteuse. Elle disait : « Ma vie a beaucoup changé depuis que j'ai commencé à prendre les Remèdes. Je deviens chaque jour plus forte. Si je n'avais pas éprouvé l'effet des Remèdes, je ne pourrais y croire ! Ils ont pris mon mal et l'ont converti en joie. »

Femme, âge moyen. Elle était acquise à une stricte auto-discipline et était très dure pour elle-même. Elle nous dit qu'elle souffrait de constipation depuis l'âge de trois ans et qu'elle n'avait jamais pu avoir un fonctionnement normal de l'intestin sans purgatif. Emotionnellement elle souffrait de craintes d'origine inconnue et d'indécision. On prescrivit ROCK WATER, le Remède-type, pour sa stricte auto-discipline, SCLERANTHUS pour son indécision, et ASPEN pour les peurs d'origine inconnue. Dans les trois semaines, elle nous faisait savoir que pour la première fois ou presque de sa vie ses intestins fonctionnaient normalement et qu'elle n'avait pas besoin de laxatifs. Elle disait aussi qu'elle était libérée de ses peurs et était maintenant parfaitement capable de prendre une décision. Elle ajoutait qu'elle était vraiment très heureuse ! Bien des années plus tard, elle nous écrivit qu'elle n'avait pas connu de rechute.

Homme d'affaires, 54 ans. Depuis dix-huit mois, il avait une douleur croissante dans le cou qui montait jusqu'au sommet du crâne et prenait l'oreille gauche. La radio indiquait une spondylite et il était traité par un médecin ostéopathe. Il était d'un naturel actif, impatient, sachant ce qu'il voulait. Il aimait et recherchait la tranquillité. Il avait un idéal très élevé et se refusait beaucoup de joies dans la vie parce qu'il craignait qu'elles ne missent obstacle à son évolution spirituelle. Il se comparait lui-même à un taureau se tenant tête baissée et prêt à défendre les hauts principes qu'il s'était fixés. Il appliquait son idéalisme aux affaires et prenait sérieusement ses responsabilités. On prescrivit ROCK WATER pour son auto-discipline, IMPATIENS pour son tempérament naturellement impatient et ELM, parce qu'il prenait trop sérieusement ses responsabilités dans ses affaires. L'amélioration fut lente, mais au bout de deux mois il nous dit que la raideur de son cou avait diminué, et sa femme nous écrivit plus tard : « Mon mari peut maintenant rire quand il est à la maison. » Il continua le traitement pendant plusieurs mois encore et son cou raide commença graduellement à se détendre. Durant cette période, il eut à faire face à une crise dans ses affaires, ce qui provoqua le retour immédiat de la douleur et de la raideur, et il se sentit pris de panique. On ajouta ROCK ROSE à la prescription pour le sentiment de panique, et STAR OF

BETHLEHEM pour le choc. Au cours d'une autre entrevue, il nous dit qu'il pensait que c'était l'orgueil qui causait son mal, car il s'enorgueillissait de ses idéaux et de son mode de vie, de même que de son travail. On ajouta WATER VIOLET à la prescription originale de ROC WATER, IMPATIENS et ELM. Au bout de quelque temps, il nous écrivit qu'il sentait un progrès modéré mais certain. Il disait que bien que'il se fût livré à un gros travail de jardinage, le cou et l'épaule ne le gênaient plus et il ajoutait : « Je souhaite pouvoir mener une vie tranquille à la campagne. Je n'ambitionne plus d'être un homme d'affaires qui réussit, mais je désire profiter de la vie et de mon chez-moi. » Son cou était entièrement libéré de toute raideur et sa femme nous écrivit qu'il n'était plus le même. Il était doux, gentil et sans impatience. En fait, il prenait la vie beaucoup plus facilement qu'avant et il avait même modifié ses impossibles hautes visées !

Femme, âge moyen. Mariée, trois enfants. Elle disait : « Je mène une vie de discipline et poursuis le développement de la Vie Intérieure, qui est mon moi réel. » Son histoire médicale était longue et complexe. Elle souffrait d'indigestion ; elle était prise soudainement de terribles maux d'estomac. La dernière crise avait duré dix semaines. Ses médecins ne trouvaient aucune raison pathologique à ces douleurs et ne pouvaient que lui donner des médicaments pour la soulager. La douleur revenait périodiquement et, bien qu'elle eût vu plusieurs spécialistes, ces derniers ne pouvaient rien non plus pour elle, si ce n'est de lui conseiller d'apprendre à vivre avec son mal. Elle était d'une nature très active, avec le dynamisme de la perfectionniste ; il lui arrivait cependant de s'endormir sur sa chaise en présence d'une autre personne. On prescrivit ROCK WATER pour sa rigueur envers elle-même, VERVAIN parce qu'elle se contraignait à ne pas s'arrêter, et CLÉMATIS pour sa somnolence incontrolable qui était en fait une évasion de ses difficultés. Elle continua le traitement pendant des mois. La douleur diminua progressivement à la fois d'intensité et de fréquence. Elle nous écrivit : « C'est un énorme soulagement de n'être plus aussi somnolente et de ne plus souffrir autant. » Elle prit les Remèdes pendant plus d'un an et nous écrivit de nouveau pour dire : « Mon état digestif s'est énormément amélioré. Je n'ai eu aucune douleur pendant tout ce temps et les autres symptômes ne sont plus aussi sérieux. Je suis beaucoup plus détendue et je ne cherche plus à travailler aussi durement que je le faisais ni à mettre trop de zèle dans ce que je fais. » Finalement, au bout de six nouveaux mois, elle nous écrivit : « Je vais parfaitement bien sous tous les rapports et j'en suis si heureuse ! Mes douleurs ne sont jamais revenues ! »

Femme, 70 ans. Elle avait des calculs rénaux et on lui conseillait l'opération. Quand elle vint nous voir, elle souffrait beaucoup mais par intermittence et elle attendait qu'un lit fût libre à l'hôpital. C'était une personne de nature douce, indépendante, qui reflétait les plus hauts idéaux et qui s'efforçait de se perfectionner, de façon à ce que les autres pussent profiter de son exemple. On prescrivit ROCK WATER pour son attitude plutôt rigide envers elle-même, et CRAB APPLE pour purifier son corps des calculs rénaux. Presque immédiatement après qu'elle eût commencé à prendre les Remèdes, la douleur fut stoppée. Elle continua à prendre les Remèdes jusqu'à son entrée à l'hôpital. L'opération réussit fort bien et son état général s'améliora beaucoup. Elle devint beaucoup moins dure pour elle-même et sa vie fut mieux remplie, infiniment plus heureuse qu'elle ne l'avait été auparavant.

CHAPITRE 29

SCLERANTHUS

Mots-Clés : Incertitude, indécision, hésitation, manque d'équilibre

SCLERANTHUS est le Remède de ceux qui souffrent d'indécision. Ils n'arrivent pas à prendre une décision et balancent entre deux choses ou possibilités. Le type SCLERANTHUS passe aussi par les extrêmes de la joie à la tristesse, de l'énergie à l'apathie, du pessimisme à l'optimisme, du rire aux larmes. Dans une certaine mesure, ils sont peu sûrs et on ne peut compter sur eux, parce qu'ils sont incapables de se concentrer et que leur façon de voir change constamment. Il est difficile d'avoir avec eux une conversation suivie, parce qu'ils ont tendance à sauter d'un sujet à l'autre. Malgré cela, ce sont des gens tranquilles, et ils ne demandent pas conseil à tout le monde comme le fait la personne CERATO. Ils perdent un temps précieux parce qu'ils ne peuvent pas prendre une décision et laissent parfois échapper une occasion pour n'être pas arrivés à prendre un parti. Dans la maladie, leurs symptômes vont et viennent ou se déplacent. Il y a d'abord douleur à un endroit puis à un autre ; la température peut monter ou descendre et le progrès est irrégulier. Le manque de pondération et d'équilibre propre au type SCLERANTHUS peut causer des formes variées de maladies dues au mouvement, telles que le mal de l'air ou le mal de mer. Des extraits de lettres de malades renferment des remarques comme celles-ci : « Mon esprit est comme un kaleïdoscope, fait de pièces et de morceaux » ou « Ma mentalité est celle d'une perdrix, sautant toujours d'un sujet à un autre d'une façon décousue », et encore « Pendant la journée, je suis très active et sûre de moi, mais la nuit, c'est un complet revirement, je doute de mes décisions et regrette certaines activités, ce qui me réveille ou m'empêche de m'endormir. » La fille d'une patiente nous écrit : « Ma mère souffre depuis son jeune âge de crises d'asthme périodiques. Elle passe par les extrêmes d'une activité intense — quoique non productive — à un épuisement total. Il lui est difficile de garder le juste milieu. » D'autres disent : Mes humeurs varient comme une mer agitée » ou « Je saute aux nues quand les choses vont bien et suis déprimée quand les choses, même les plus insignifiantes, vont mal. » Ces remarques sont typiques de l'état d'esprit scleranthus.

Les aspects positifs de SCLERANTHUS reflètent le calme et la détermination. De telles personnes se décident rapidement et sont promptes en action. Ce sont celles qui gardent leur sang-froid et leur équilibre en toutes circonstances.

Cas traités

Homme, 70 ans, veuf. Il était d'un naturel tranquille et bon. Il souffrait de constipation depuis soixante ans et disait que cela était dû à son indécision et au souci qui en résultait. Chaque fois qu'il était appelé à prendre une décision, que ce soit chez lui ou à son travail, l'irrésolution le mettait au supplice jusqu'à ce qu'il pût se décider. Il lui avait fallu trois mois pour se décider à venir nous consulter ! C'est la mort subite de sa femme et la solitude qui s'ensuivait, qui finalement l'y poussèrent. On prescrivit SCLERANTHUS, le Remède type pour son indécision, GORSE pour sa désespérance et STAR OF BETHLEHEM pour le choc causé par la perte de sa femme. Il nous fit savoir dans les trois semaines que, bien qu'il n'y eût pas d'amélioration du côté constipation, il se sentait mieux et plus optimiste. Le plus important de tout, c'est qu'il disait avoir pris des décisions sur le cours futur de sa vie, SCLERANTHUS, le Remède-type, fut prescrit seul. Deux mois après, il déclara qu'il n'était plus troublé par l'indécision ni par la constipation et qu'il était beaucoup plus sûr de lui que précédemment. Quelques années plus tard, il nous écrivit qu'il n'y avait pas eu de rechute et qu'il ne s'était retrouvé dans aucune des conditions précédentes.

Femme, 40 ans, veuve. On venait de la demander en mariage, mais elle était incapable de se décider. Elle nous écrivait : « J'ai l'esprit dans un état constant de conflit. C'est un tourbillon continuel quant au parti qu'il convient de prendre. » Elle disait aussi qu'elle était triste à certains moments et gaie à d'autres, qu'elle était tantôt énergique, tantôt léthargique. On prescrivit SCLERANTHUS, le Remède-type, pour son incertitude et ses humeurs fluctuantes, ainsi que WILD OAT pour l'aider à voir plus clair en ce qui concernait sa vie et ses projets d'avenir. Les résultats furent rapides et imprévus. Elle finit par nous écrire qu'elle était mariée et heureuse et qu'elle n'était plus tourmentée par l'indécision.

Femme, 51 ans, veuve avec deux filles à sa charge. Elle travaillait dans un hôpital comme réceptionniste et, bien qu'elle aimât son travail, il lui était de plus en plus difficile de prendre des décisions. Elle n'arrivait pas à choisir entre quitter son emploi ou rester à l'hôpital et l'incertitude la déprimait et la décourageait. Depuis l'âge de trente-neuf ans, elle avait des accès de bile et des vomissements, avec migraines. Ces crises duraient environ deux jours et la violence des vomissements l'épuisait et lui faisait perdre du poids. Les médecins consultés ne pouvaient rien pour soulager ces crises et on lui avait dit qu'il lui faudrait s'en accomoder. Pour ajouter à ses troubles, elle arrivait à l'âge de la ménopause et vivait dans la crainte constante de soudaines nausées, au point de ne presque rien manger. Le Remède-type était SCLERANTHUS et on le lui prescrivit pour son indécision, ainsi que GENTIAN pour son découragement et MIMULUS pour sa crainte d'une crise. Au bout du premier mois, elle nous dit qu'elle n'avait plus de nausées, mais elle fit mention de la ménopause. On ajouta WALNUT à la prescription originale pour neutraliser les changements qui intervenaient dans sa vie et mettaient entrave à ses activités. Au bout de trois nouveaux mois, elle nous dit qu'elle allait beaucoup mieux. Elle n'avait plus d'accès de bile, ses périodes étaient faciles et sans malaises et elle n'avait que de légers maux de tête. Elle avait décidé de rester à l'hôpital. Elle continua à prendre les Remèdes deux mois encore et nous annonça alors qu'elle était guérie, complètement libérée de ses anciens symptômes.

Garçonnet, 12 ans. Il nous dit qu'il avait une « drôle de sensation » à l'estomac. C'était un enfant qui manquait de confiance en lui et s'ennuyait continuellement. Il ne savait pas ce qu'il voulait faire et ne pouvait s'arrêter à rien. On prescrivit CLERANTHUS ppour son indécision et LARCH pour son manque de confiance. Il y eut pour un temps amélioration, mais il s'éveilla un matin avec une douleur à l'estomac. On ajouta GENTIAN à la prescription précédente pour contrecarrer son découragement et sa dépression. Après qu'il eut pris ces Remèdes pendant un mois, sa mère nous déclara : « Il est maintenant tout à fait bien et très stable. Il a décidé d'adhérer au scoutisme. »

Femme, 40 ans, veuve. Après la mort de son mari, elle était très indécise pour son avenir. Elle ne savait pas si elle irait s'installer en Cornouailles ou si elle resterait où elle était. Elle disait dans sa lettre : « Je suis dans le brouillard. » On prescrivit SCLERANTHUS, le Remède-type, et elle nous écrivit peu après : « Je suis curieuse de savoir ce que vous m'avez donné. Je me sens beaucoup mieux et, chose étrange, ma vision mentale s'est éclaircie. Je me suis subitement aperçue que mes pensées étaient devenues nettement définies et c'est alors que j'ai compris combien elles avaient été confuses pendant si longtemps. »

Femme, 28 ans, célibataire. Elle était actrice de profession et fille unique de parents italiens. Il lui avait toujours été difficile de prendre une décision et elle en changeait continuellement. Elle était sujette à des accès de dépression, sans aucune raison connue, et elle souffrait alternativement de constipation et de diarrhées. On prescrivit SCLERANTHUS pour son incapacité à prendre une décision, et MUSTARD pour les dépressions de cause inconnue. Il en résulta quelque amélioration. Au bout du premier mois, elle nous écrivit qu'alors qu'elle n'avait mal nulle part, elle était tourmentée par l'idée qu'il se pourrait bien qu'elle soit souffrante au cours de ses prochaines règles. Elle se disait également gênée par la leucorrhée. On ajouta CRAB APPLE à la prescription précédente comme purifiant. Deux mois plus tard, elle nous écrivit : « Je n'ai plus eu de douleurs et reprends du poids. Colite et leucorrhée sont stoppées. Il semble que je sois une autre femme et j'ai bien meilleure mine. Je mange et dors bien et, c'est le plus important je suis maintenant capable de prendre des décisions. »

Femme, 37 ans, mariée. Elle nous écrivit : « Je n'arrive pas à me décider. J'attends toujours le dernier moment pour foncer, mais j'ai alors du retard. J'ai deux fils et, durant la guerre, j'ai travaillé dur pour pouvoir nourrir ma famille, m'occupant du ménage et changeant çà et là de domicile pour la mettre hors de portée des bombes et assurer la sécurité des enfants. Maintenant l'assurance me manque et je me sens mal à l'aise parmi des étrangers. Je veux sérieusement être bien et je me rends compte que je rends les choses difficiles pour ma famille autant que pour moi, que je gâche ces belles années familiales par ma vaine agitation et mon manque d'assurance. On prescrivit SCLERANTHUS pour son indécision et LARCH pour son manque d'assurance. Au début les progrès furent lents. Au bout de deux mois, elle nous écrivit : « Je me sens beaucoup plus stable et infiniment mieux physiquement. » Elle nous disait dans cette lettre qu'elle était diabétique. On ajouta CRAB APPLE à la prescription originale et les résultats furent excellents. Elle écrivit de nouveau : « J'ai réduit la quantité d'insuline que je prends journellement ; les choses semblent donc s'arranger aussi de ce côté. » Après deux nouveaux mois, nous reçûmes une nouvelle lettre d'elle qui disait : « Je suis vraiment mieux et plus brillante et j'arrive maintenant à me décider avec résolution. Ma mère se dit enchantée de me voir tellement mieux à tous égards. »

CHAPITRE 30

STAR OF BETHLEHEM

Mots-Clés : Séquelles d'un choc, mental ou physique

STAR FO BETHLEHEM est l'un des cinq Remèdes inclus dans le RESCUE REMEDY, et son rôle est de neutraliser le choc, quelle qu'en soit la forme. Servez-vous en toujours en cas d'accident, grave ou non, car il y a invariablement un choc lié à un accident. Si le choc est neutralisé, la récupération physique est accélérée dans une grande mesure. De subites mauvaises nouvelles, une grande frayeur, une cruelle déception, tout cela produit choc aussi bien que chagrin. Le Dr Bach appelait ce Remède « Le consolateur et l'adoucisseur des douleurs et des peines ». L'effet de choc mental se manifeste parfois presque immédiatement dans le corps. Ce fut le cas d'une femme, auparavant en bonne santé, qui était assise sur les marches de l'escalier d'une cave, à Londres, pendant un bombardement aérien particulièrement dur. Quand elle voulut se relever après le raid, elle put difficilement y parvenir ; ses hanches paraissaient bloquées et ses jambes ne répondaient pas. Son médecin lui dit que le choc qu'elle avait subi avait provoqué de l'arthrite dans les articulations des hanches. Une autre femme fut frappée d'un mal de tête atroce quand elle apprit que sa fille unique avait été tuée dans un raid aérien. Elle souffrit de terribles maux de tête pendant de longues années jusqu'à ce qu'elle fût finalement guérie par les Remèdes Bach. Un autre patient, un musicien, écrivit : « Avec du recul, je vois que presque toutes mes maladies ont été le résultat d'un choc. Ce fut certainement le cas pour mon arthrite chronique ! On m'avait accusé d'avoir cassé une assiette chinoise ancienne de grande valeur, ce qui était faux. Ce fut pour moi un tel choc que mes mains se raidirent et je dus abandonner la musique. » Il arrive que l'effet de choc soit réprimé, mais on peut être sûr qu'il n'en est pas moins là : quand il y a eu choc, il y a toujours un effet ! Une personne qui a reçu un choc peut paraître calme sur le moment, mais plus tard, des semaines, des mois, ou mêmes des années après, l'effet du choc se manifestera, alors que l'incident qui en fut le point de départ est depuis longtemps oublié. Il peut se révéler comme dépression nerveuse, une maladie de peau, des troubles coronaires ou quelqu'une de ces nombreuses maladies physiques ou mentales auxquelles on ne trouve aucune cause. C'est pourquoi, quand on traite un cas qui ne correspond pas aux Remèdes prescrits, il est bon de penser à STAR OF BETHLEHEM ; il pourrait bien être le catalyseur qui manquait ! Appliquez-vous tout doucement à découvrir si le patient ou la patiente a subi dans le passé un grand choc. Tâchez de savoir s'il y a eu récemment dans sa vie contrainte ou déception. N'oubliez jamais que la plupart des gens ont un jour ou l'autre souffert d'un grave choc. STAR OF BETHLEHEM neutralisera rapidement les effets qu'il a causés.

Cas traités

Jeune femme, célibataire. Elle nous écrivit en 1941 pour nous dire : « Je suis restée à Londres jusqu'à la fin du mois de novembre dernier (1940), quand nous étions continuellement bombardés. Je commence seulement maintenant à ressentir l'effet de la tension nerveuse à laquelle j'ai été soumise durant ces semaines-là. J'ai l'impression d'avoir la tête et le cou dans un cercle de fer et les glandes du cou sont gonflées. » STAR OF BETHLEHEM était le Remède indiqué pour le choc à retardement, et VERVAIN pour la tension qu'elle décrivait dans sa lettre et qui ne lui permettait ni repos ni détente. Elle nous écrivit six mois plus tard qu'elle était une tout autre personne et que ses douleurs de tête avaient à peu près disparu. On répéta les deux mêmes Remèdes et elle nous écrivit un mois après : « Les douleurs de tête sont tout à fait parties et les glandes sont de nouveau normales. Avant de vous écrire pour la première fois, j'avais eu un examen des yeux, qui n'allaient pas très bien. Le médecin m'avait dit qu'ils n'avaient rien et que c'était seulement nerveux. L'état de mes yeux est maintenant redevenu si bon que je n'ai pas besoin de lunettes. Ma langue, qui était toujours chargée, est maintenant rose et nette. Je me sens mieux que je ne l'ai été depuis des années. » Elle nous écrivit plus tard pour nous dire qu'après des années il n'y avait eu aucune récidive.

Femme, âge moyen, mariée. Elle nous écrivit : « Je passe par une période d'indicible chagrin. Celui que j'aime le plus au monde meurt d'un cancer. » On prescrivit STAR OF BETHLEHEM pour le choc et CHICORY, parce que nous sentions que son amour et son chagrin étaient de nature possessive, et que cet état d'esprit ne les aiderait ni elle ni son mari. Elle nous écrivit de nouveau, peu après avoir reçu les Remèdes, et nous dit : « C'est merveilleux. J'ai pu pleurer et le sentiment de désolation est parti. »

Femme, 56 ans, veuve. Quand elle vint nous consulter, elle souffrait d'une série de chocs. Six mois auparavant, on lui avait enlevé le sein gauche. Ceci avait été suivi d'une thrombose à la jambe gauche. Cinq semaines après, son mari mourait subitement. Elle avait le bras gauche enflé et ne pouvait pratiquement pas s'en servir. Elle dormait mal parce que son esprit n'était jamais en repos. On prescrivit STAR OF BETHLEHEM seul. Deux mois plus tard, elle pouvait signaler qu'elle se sentait mieux ; son état physique s'était amélioré et elle pouvait de nouveau dormir toute la nuit d'un somme. Mais elle disait qu'elle avait toujours des pensées tristes qu'elle ne parvenait pas à chasser malgré tous ses efforts. On ajouta WHITE CHESTNUT pour contrecarrer les pensées obsédantes qui la troublaient. Elle prit les Remèdes deux mois encore et il y eut amélioration graduelle, mais sûre. Elle put finalement écrire : « Je me sens beaucoup mieux. En fait, je ne suis plus la même. Mon bras et ma jambe sont redevenus normaux. Je ne prends plus les Remèdes que lorsque le besoin s'en fait sentir. » La patiente resta en contact avec nous pendant quatre ans et n'eut durant ce temps aucune rechute.

Femme, 50 ans, célibataire. Elle nous écrivit : « Je suis inquiète à cause de dépressions mentales qui surviennent par intervalle, et cela depuis nombre d'années. Ces dépressions ont commencé alors que je passais par une épreuve personnelle très pénible. Ce fut pour moi un grand choc dont je pense ne m'être jamais remise. Maintenant, lorsque j'ai à faire face à des événements ou à une situation malheureuse, je suis de nouveau en proie à une dépression, qui s'accompagne d'une extrême agitation, de nervosité et d'une sensation de panique. Je ressasse mes symptômes. Mes pensées tournent et tournent dans ma tête et il ne me semble guère que la vie vaille la peine d'être vécue. » On prescrivit STAR FO BETHLEHEM pour le choc occasionné par la pénible épreuve qu'elle avait subie des années auparavant, et WHITE CHESTNUT pour ses pensées obsédantes. Au bout de deux mois, elle nous écrivit : « Dieu merci, je me sens mieux que je ne l'ai été depuis des années. C'est vraiment merveilleux de n'avoir plus à prendre ces drogues violentes que je prenais avant. Je n'ai jamais pu les supporter, en raison de leurs effets secondaires très désagréables qui me rendaient physiquement malade. » Elle prit une autre bouteille des Remèdes et nous dit sa joie de constater qu'elle n'avait plus de dépressions et qu'elle avait l'esprit en paix.

Homme, âge moyen, banquier. Il avait récemment subi un grand choc par suite de revers financiers et en avait été tourmenté pendant plusieurs mois. Il souffrait de ce que son médecin diagnostiquait comme ulcères d'estomac lorsque l'appendice fut atteint, et le malade était hospitalisé quand ses intestins furent frappés de paralysie. Le traitement médical se montrait inefficace et la situation était extrêmement grave. On prescrivit immédiatement STAR OF BETHLEHEM pour les chocs qu'il avait subis et ROCK ROSE pour la terreur que lui inspiraient sa maladie, les médecins et l'hôpital. Une demi-heure après qu'il eut pris la première dose, son intestin atrophié redevint actif et il était sauvé. Bien qu'il fût très faible, il retrouva alors son sens de l'humour et sa peur disparut en grande partie, de sorte qu'il put envisager les choses plus sereinement. On prescrivit de nouveau STAR OF BETHLEHEM, OLIVE pour son état de faiblesse et AGRIMONY pour la torture mentale qu'il gardait pour lui. Il retrouva rapidement ses forces et quitta l'hôpital pour passer sa convalescence chez lui. Les progrès furent rapides et en peu de temps il était complètement rétabli.

Femme, 46 ans, veuve. Quand elle vint nous consulter, elle souffrait des suites d'une série de chocs, ainsi que d'épuisement nerveux et de dépresssion. Voici ce qu'elle avait vécu : Sa fille unique, qui vivait au Portugal, avait subitement perdu son mari et était revenue vivre dans sa famille avec ses deux petites filles. Peu après le retour de sa fille, le mari de la patiente décédait sans que rien ne l'eût laissé prévoir. Pour ajouter à ce malheur, un court-circuit dans le poste de radio détruisit la maison de fond en comble et il leur fallut trouver un autre domicile. A peine étaient-elles installées dans leur nouvelle maison que la mère, qui fait l'objet de ce rapport, eut une crise cardiaque et dut garder le lit pendant deux mois. On découvrit à cette occasion qu'elle avait des troubles thyroïdiens et qu'une opération s'imposait. L'intervention se passa bien et la patiente se sentit mieux pendant quelque temps, mais une autre maladie l'obligea à garder de nouveau le lit la plus grande partie de la journée. On prescrivit STAR OF BETHELEHEM pour les nombreux chocs qu'elle avait reçus, et OLIVE pour son état d'épuisement et sa dépression. Quatre semaines après avoir commencé le traitement, elle disait se sentir plus forte et pouvoir se lever et s'habiller seule. Elle allait chaque jour un peu mieux et put quitter le lit de plus en plus longuement. Au bout d'un nouveau mois, elle sentit les forces lui revenir et put faire de courtes promenades. Elle dormait bien et n'avait pas de dépressions. Elle continua de prendre les Remèdes encore un mois, au bout duquel elle nous dit qu'elle se sentait mieux qu'elle ne l'avait jamais été avant et que ses cruelles épreuves appartenaient maintenant au passé.

Homme, 70 ans, veuf. Quelques semaines avant de venir nous consulter, il avait perdu sa femme, morte soudainement, et le choc avait été très grand. Il était déprimé et la vie n'avait plus d'intérêt pour lui. On prescrivit STAR OF BETHLEHEM pour le choc et GORSE pour sa grande désespérance. Deux semaines plus tard, il nous écrivit qu'il n'avait eu aucune amélioration et il ajoutait qu'il souffrait de constipation depuis plus de soixante ans. On ajouta alors MUSTARD à la prescription originale pour neutraliser ses sombres dépressions et sa mélancolie. Au bout de six semaines, il nous fit savoir que les dépressions avaient disparu et qu'il avait retrouvé sa tranquillité d'esprit. Il ajoutait qu'à son grand étonnement, il constatait avec gratitude que la constipation qui l'avait incommodé pendant si longtemps ne le gênait presque plus.

CHAPITRE 31

SWEET CHESTNUT

Mots-Clés : Angoisse mentale extrême, désespérance, accablement désespéré

A propos de ce Remède, le Dr Bach a écrit : « C'est celui qui convient pour cette terrible, cet effroyable prostration mentale, quand il semble que l'âme elle-même est en voie d'anéantissement, le désespoir total de ceux qui ont le sentiment d'avoir atteint la limites de leur endurance. » C'est la torture mentale au dernier degré. L'esprit en est au point de ne pouvoir en supporter davantage. Il a résisté le plus possible au stress ; maintenant tout n'est plus que vide, à la fois pour le passé et pour le futur. L'esprit et le corps s'abandonnent ; pour l'un comme pour l'autre l'épuisement est total. Un patient a décrit cet état dans une lettre : « Je crois savoir (bien que je ne sois pas très courageux physiquement) ce que c'est que d'être jeté dans un monde où l'on voit sans voir et où l'on entend sans entendre, où la personne la plus proche est éloignée de millions de kilomètres, où la mort même ne peut venir à votre aide. » Les personnes de type SWEET CHESTNUT ont du caractère. Elles ne sont pas enclines au suicide comme le sont celles du type CHERRY PLUM. Elles ont le plein contrôle de leurs émotions et elles gardent leur détresse pour elles. Elle sont à cet égard semblables aux gens AGRIMONY, qui, eux aussi, gardent pour eux leurs soucis, mais la détresse du type SWEET CHESTNUT est de beaucoup la plus grande. La désespérance qui afflige le type SWEET CHESTNUT est plus aiguë que celle éprouvée par le type GORSE ; les personnes du type SWEET CHESTNUT souffrent avec une intensité qui semble aller au-delà de la capacité d'endurance de l'homme. Ceux qui éprouvent ce terrible désespoir et qui y résistent de leur mieux ont souvent l'impression qu'ils vont craquer, à l''encontre même de leur volonté ou de leur intention.

Un patient qui depuis des années était en proie à l'angoisse mentale écrivait : « Je sens que je suis à bout. Je ne suis même plus capable de prier. L'avenir est dans le noir complet. Je n'ai aucun espoir, aucune paix. Tout n'est que vide en moi. Je suis si seul. »

L'aspect positif se trouve chez ceux qui, bien qu'en proie à une angoisse si grande qu'elle leur paraît impossible à supporter, peuvent encore faire appel à Dieu et mettre leur confiance en Lui. Alors, comme le dit le Dr Bach, « l'appel à l'aide est entendu et c'est le moment où s'accomplissent des miracles. » Ceux qui sont passés par cette forme de souffrance la comprennent et ont le désir de venir en aide à tous ceux qui sont dans le désespoir.

Cas traités

Homme, 70 ans, veuf. Sa vie avait été des plus difficiles au cours des quarante dernières années, remplie de déceptions, de chocs et de chagrins, qu'il avait supportés avec une grande force d'âme et sans désespérer. Mais à la mort de sa femme, il sentit que c'en était trop et qu'il avait atteint les limites de son endurance. Il était abattu, déprimé, solitaire, désespéré. Il sentait qu'il n'y avait plus rien à quoi il pût se raccrocher. Quand il vint nous voir, sa santé physique était bonne, à part une constipation chronique qui l'obligeait à prendre chaque jour un laxatif. On prescrivit SWEET CHESTNUT, le Remède-type pour la dépression et la désespérance. Au bout d'un mois, son premier rapport était encourageant. Il disait : « La dépression se dissipe, je me plais à le reconnaître. Je sors des ténèbres et reprends confiance. » Il continua de prendre SWEET CHESTNUT deux mois encore et nous écrivit : « La profonde dépresssion est complètement partie et il y a une grande amélioration au point de vue constipation. Je n'ai plus besoin de prendre de laxatifs. Par-dessus tout, j'ai gagné une réelle tranquillité d'esprit. »

Femme, 56 ans, mariée. Elle s'était mariée très jeune, tout à fait ignorante des relations sexuelles ou conjugales. Elle eut trois enfants coup sur coup avant de pratiquer le contrôle des naissances. Cependant, quelqu'un lui dit que cette pratique tenait du meurtre, ce qui la troubla beaucoup pendant que croissait en elle un sentiment de culpabilité. Elle n'arrivait pas à s'en libérer et avait l'impression qu'elle ne serait jamais pardonnée. Quand elle vint nous voir, elle souffrait d'insomnie et de terrifiants cauchemars. Elle craignait d'en arriver par moments à perdre tout contrôle d'elle-même jusqu'à faire du mal à quelqu'un et, à cause de cela, n'aurait pas laissé son plus jeune enfant dormir avec elle. C'était une femme désespérément malheureuse, qui se sentait arrivée au bout de son rouleau et était incapable de résister encore longtemps à la tension imposée à son esprit. Elle ne voyait aucune issue, n'entrevoyait ni repos, ni espoir, ni avenir ; rien que les ténèbres désespérantes du grand inconnu. On prescrivit SWEET CHESTNUT, le Remède-type pour son grand désespoir, et CHERRY PLUM pour le manque de contrôle émotionnel. L'amélioration fut progressive. Au bout de deux mois, elle pouvait dire que les sentiments de violence se calmaient et qu'elle dormait un peu mieux, mais elle était toujours pleine de remords et de l'idée qu'elle ne serait jamais pardonnée. On ajouta PINE à la prescription originale pour neutraliser cet état d'esprit. Au bout de deux autres mois, elle nous écrivit qu'elle se sentait toujours beaucoup mieux et qu'elle commençait à reprendre espoir. Deux mois plus tard, elle nous écrivit : « Je me suis mieux sentie ce mois-ci que je ne l'étais depuis des années. » Le traitement fut poursuivi quelques mois de plus et il ne fut jamais question d'une rechute.

Homme, 70 ans, veuf. Quand il vint nous voir, il nous exposa la série de malheurs qui, depuis nombre d'années, rendaient sa vie misérable. Ses deux fils avaient été tués à la guerre. Sa femme et son plus vieil ami étaient morts récemment, à quelques semaines d'intervalle. Il était seul, sans rien qui l'attachât à la vie. Il disait que, depuis la mort de sa femme, il était privé d'amis et d'affection. Il se sentait abandonné de Dieu même et ne pensait pas pouvoir endurer encore longtemps son angoisse mentale. On prescrivit SWEET CHESTNUT, le Remède-type, pour son sentiment de désespoir et son angoisse mentale. Sa réaction au traitement fut lente, mais certaine. Il commença graduellement à entrevoir une petite lumière, un mince rayon d'espoir. Le destin se mit alors de la partie sous l'aspect d'un petit chien perdu qu'il recueillit et dont il prit soin. Ce fut un moment décisif. Quelques mois plus tard, il nous écrivit qu'il avait retrouvé sa foi en Dieu et qu'il était capable d'envisager hardiment l'avenir.

Jeune homme, 26 ans. Militaire. Pendant la guerre, il avait servi la plupart du temps en Afrique du Nord. C'était un solide garçon, fin et sensible. très aimé de ses hommes. Il avait été blessé trois fois et souvent décoré pour sa bravoure. Quand il fut démobilisé en 1946, il commença à se ressentir des nombreuses et terribles épreuves par lesquelles il était passé avec ses hommes pendant la guerre. Il ne pouvait effacer de sa mémoire le spectacle des champs de bataille où il avait combattu. Il se mit à faire de terrifiants cauchemars dont ils s'éveillait tremblant de peur en poussant des cris. Il se replia sur lui-même et commença à fuir ses amis. Il disait qu'il se sentait seul dans les ténèbres, où il n'y avait ni lumière ni joie, rien d'autre que tristesse et la terrible angoisse de son âme. Il se demandait combien de temps encore il pourrait conserver sa raison et se disait abandonné de Dieu. Il lui fallait pourtant travailler, car il avait une femme et une famille à sa charge. On prescrivit SWEET CHESTNUT pour son angoisse mentale et ROCK ROSE pour sa terreur. Il commença peu à peu, au cours des semaines, à reprendre courage et un peu d'espoir. Les progrès furent lents, mais sûrs, et il persévéra jusqu'à ce qu'il fût redevenu lui-même, calme et courageux, et que les souvenirs du passé se fussent estompés. Vingt-trois années se sont écoulés depuis lors et il n'a jamais eu de rechute ni d'autres troubles. Il est aujourd'hui en pleine forme et heureux.

Femme, 63 ans, célibataire. Elle avait eu une enfance malheureuse et toute sa vie avait été difficile. Un de ses parents s'était suicidé et ses jeunes années avaient été des années de contrainte, de pauvreté et de chagrins. Elle était musicienne de profession et d'une grande sensibilité. Quand elle vint nous trouver, elle nous dit qu'elle vivait avec une amie qui était toujours malade et pour le moins une personne très dificile à vivre. Elle commençait à avoir de graves dépressions et craignait de ne plus être en état de poursuivre son activité. Les dépressions augmentaient à mesure que sa santé se détériorait et elle était au bord de l'effondrement. Elle n'attendait plus rien de la vie ; ses dépressions devenaient atroces et il n'y avait autour d'elle que ténèbres. Aucun secours, aucun soulagement en vue. On prescrivit SWEET CHESTNUT pour son accablement et son désespoir, avec OLIVE pour fortifier le corps et l'esprit. Bien que le mieux fût lent à se manifester, elle commença à se remettre au piano, ce qui fit naître l'espoir de la voir retrouver le goût de vivre. Les forces lui revinrent progressivement et elle finit par accepter quelques élèves. Les dépressions se firent moins dures et moins fréquentes. Elle prit les Remèdes pendant plus d'un an et fut finalement guérie. Elle nous écrivit : « Cela valait vraiment la peine de lutter pour me rétablir ! Je suis revenue à la musique que j'aime. Je joue de nouveau dans des concerts ! Mon amie est entrée à l'hôpital, où elle reçoit tout les soins dont elle a besoin. »

Femme, 66 ans, mariée. Pendant la majeure partie de son existence, elle s'était montrée normalement heureuse de vivre. Cependant, depuis quatre mois, la gorge et la langue la faisaient beaucoup souffrir. Sa gorge était continuellement irritée et sa langue était sèche, avec de petites taches blanches à la surface. Elle était tout à fait convaincue qu'elle avait un cancer et se refusait à ajouter foi aux assurances de son médecin qui lui affirmait le contraire. Elle était la proie d'un sombre désespoir dont elle ne pouvait se défaire et qu'elle se sentait incapable d'endurer longtemps encore. Elle n'en avait rien dit à son mari et s'efforçait de supporter seule sa détresse. La première fois que nous la vîmes. elle avait perdu à peu près tout espoir. On prescrivit SWEET CHESTNUT pour sa profonde dépression et son désespoir, ainsi que STAR OF BETHLEHEM pour le choc occasionné par la pensée qu'elle était atteinte d'un cancer. Au bout du premier mois, elle nous dit qu'elle était passée de son profond désespoir à un état d'esprit plus calme et plus heureux, et comme elle le disait : « à ma grande surprise et avec gratitude. » Sa langue, dont l'état s'était amélioré, était à peu près dégagée et elle ne souffrait plus de sa gorge. Au cours de l'entretien suivant qu'elle eut avec nous, elle nous dit : « Je ne dois pas faire de ma maladie ma pensée dominante, jusqu'à envahir mon esprit à l'exclusion de tout le reste. Je n'ai que trop tendance à me fixer sur le passé. » On ajouta HONEYSUCKLE à la nouvelle prescription pour combattre cette tendance à vivre dans le pasé. Elle continua le traitement pendant six mois. Il y eut des rechutes occasionnelles, mais de nature bénigne, et qui se firent moins fréquentes avec le temps. Finalement, elle put nous dire : « Je vais maintenant de l'avant. Ma gorge va bien, ma langue est claire et, bien entendu, je sais maintenant qu'en fin de compte, ce n'était pas un cancer. »

CHAPITRE 32

VERVAIN

Mots-Clés : Effort, stress, tension, excès d'enthousiasme

VERVAIN est le Remède indiqué pour les excès d'énergie mentale qui se manifestent par un effort démesuré, la contrainte et la tension. Il convient aux personnes qui s'astreignent, par un pur effort de volonté, à faire des choses qui sont au-dessus de leurs forces physiques. De telles personnes « vivent sur leurs nerfs » et cela se traduit par l'épuisement physique, la maladie et les dépressions nerveuses. Le type VERVAIN professe des opinions et des idées très fermes dont il ne change pour ainsi dire jamais et qu'il désire imposer aux autres. Ils s'accrocheront à une chose « jusqu'à la mort » s'ils la croient juste. Ce sont les fanatiques, les réformateurs, les convertisseurs et les martyrs pour une cause. Ils possèdent un grand courage et affrontent volontairement le danger pour défendre leurs principes. Ils ont en général la parole et le geste rapides, le corps sec et nerveux. Ils s'impatientent et se tracassent quand ils ne peuvent faire tout ce qu'ils veulent. Quand ça ne va pas assez vite à leur gré, ils sont poussés à de plus grands efforts encore. Une déclaration typique est celle-ci : « Mon esprit a toujours deux bonds d'avance sur mon corps. Je m'agite et mon pouls est immédiatement accéléré. » Un autre écrit : « Je suis dans un état de tension et d'hyper-anxiété qui trouble fortement mon sommeil. J'abuse de mes forces et cela aussi me tient éveillé la nuit, ou bien, si je m'endors, je suis brusquement réveillé par des pensées qui me tracassent et mon sommeil est gâché. » Leur ardeur est telle que ni leur corps ni leur esprit ne peut se détendre, ce qui cause extrême fatigue et surmenage. C'est un gaspillage et un mauvais usage de l'énergie, car il vide le corps de sa vitalité et donne une moindre résistance à la maladie. Un patient écrivait : « Je sais que je suis nerveux et tendu à l'extrême. Dans ma jeunesse, on me disait rapide comme l'éclair. Je n'ai pas l'habitude de douter de mon jugement et j'ai une foi immense dans la justesse de mes vues. » Le Dr Bach a écrit à propos du type VERVAIN : « Ils ont l'enthousiasme et l'excitation de ceux qui possèdent une grande connaissance et l'ardent désir d'y amener tous les autres, mais leur enthousiasme peut nuire à leur cause. VERVAIN est le Remède contre l'effort excessif. Il nous enseigne que c'est en étant soi-même, maître de soi, que l'on accomplit de grandes choses, plutôt qu'en agissant et en se livrant à l'action désordonnée. »

Le côté positif de VERVAIN se voit chez l'homme calme, sage, qui sait ce qu'il veut et comprend parfaitement que les autres aussi ont le droit d'avoir leur opinion. Un tel homme garde l'esprit souple ; il est toujours prêt à écouter les autres et à changer d'opinion s'il est convaincu qu'il est nécessaire de le faire.

Cas traités

Extrait des dossiers du Dr F.J. Wheeler, M.R.C.S., L.R.C.P.

« Homme, âge moyen, un homme aux nerfs tendus, énergique et entier dans ses opinions. Il avait depuis des années une douleur à l'aine gauche. On avait d'abord diagnostiqué de la flatulence, mais un examen radiographique avait ensuite révélé un calcul dans le rein gauche. L'homme refusait d'être opéré. Ceci se passait en février 1933. Entre cette date et octobre, quand il vint à mon cabinet me consulter, il avait trois sérieuses crises par semaine. La douleur l'empêchait de rester tranquille dans son lit. Je lui donnai AGRIMONY pour sa torture mentale et IMPATIENS pour la tension nerveuse. Cela le soulagea et il put retourner travailler. Cinq jours plus tard, la douleur récidiva et il souffrait beaucoup la nuit. Cette fois, j'ajoutai VERVAIN pour sa tension et sa ferme volonté, ainsi que pour sa détermination de ne pas se laisser aller. Il était 9 heures ; je reçus plus tard un mot de lui me disant : « Vers 10 h 30, je suis allé à la salle de bains pour uriner. Pendant une minute, rien me vint, puis la pierre passa en me causant une douleur aiguë ! Je viendrai chez vous ce soir en sortant de mon travail. L'homme était allé à son travail vers 13 h 30 après avoir pris VERVAIN. Il m'apporta la pierre : elle pesait environ 3 grains [1]. En dehors d'une légère gêne pendant quelques jours après l'expulsion de la pierre, il s'était senti très bien. Son dernier rapport, en 1951, le montrait en parfaite santé. Il n'avait plus ressenti de troubles. »

---

1. 1 grain = Og, 0648 (NT).

Femme, 49 ans, veuve. Elle était dans un continuel état de tension, hyper-anxieuse et portée à des peurs sans fondement qui faussaient son jugement et troublaient son sommeil. Elle ne trouvait jamais un moment de détente. Dans la journée, elle se montrait active et assurée, mais, la nuit, elle était torturée par la crainte et sa déraisonnable anxiété. Sa vie n'était que travail, sans distraction. On prescrivit VERVAIN, le Remède type, pour sa nature hyperactive et la tension qu'elle engendrait ; ASPEN pour la peur et l'anxiété sans cause ; WHITE CHESTNUT pour l'hyperactivité de son cerveau et les pensées harcelantes qui troublaient son sommeil. En moins de quatre semaines, elle eut une grande amélioration. Elle était beaucoup plus calme et elle n'avait passé qu'une mauvaise nuit depuis le début du traitement. Son sommeil était devenu naturel et reposant et elle trouvait même le temps de se détendre.

Homme, 52 ans. Il se décrivait dans sa lettre comme un « lutteur », une personne active, mais frustrée. Il écrivait : « Quand je me fais du souci, je suis porté, comme en toutes choses, à l'exagération et je me tourmente en diable. » Il se reprochait sévèrement certains faits de jeunesse. Ce sentiment de culpabilité lui occasionnait une continuelle tension nerveuse, de sérieux troubles gastriques avec hyperacidité et douleur. On prescrivit VERVAIN, le Remède type, pour sa nature agressive, tendue, et PINE pour ses remords. Après avoir pris les Remèdes pendant deux mois, il était en mesure de nous dire que les douleurs gastriques avaient diminué progressivement pour finalement disparaître tout à fait. Il ajoutait qu'il avait acquis le sens de l'humour, qu'il prenait la vie comme elle venait et y prenait goût.

Homme, âge moyen. Il avait perdu la vue d'un œil dans un accident. Un matin, alors qu'il lisait son journal au lit, sa vue s'obscurcit soudainement et il devint aveugle. Le spécialiste qu'il consulta lui dit qu'il retrouverait peut-être la vue dans les trois mois, mais ne peut rien lui promettre de plus. Il consentit à essayer les Remèdes Bach comme ses amis l'en pressaient. Pendant la consultation, il nous fit remarquer qu'il était un perfectionniste et que seule la perfection pouvait le satisfaire. VERVAIN était indiqué pour son perfectionnisme et lui fut prescrit seul. Sa vue fut complètement rétablie en une semaine. Depuis lors, il conduisait sa voiture et allait régulièrement au cinéma, mais la crainte subsistait en lui de perdre de nouveau la vue et de subir le même choc émotionnel que précédemment. On prescrivit STAR OF BETHLEHEM seul, ceci comme préventif d'un autre choc et pour chasser de l'esprit du patient l'idée même d'un choc quelconque. Il nous écrivit plusieurs années plus tard pour nous dire qu'il n'y avait eu aucune récidive de cécité.

Femme, 74 ans, veuve. C'était une personne active et énergique à la fois de corps et d'esprit. Elle était très positive et toujours prête à persuader les autres qu'elle avait raison. Depuis l'âge de vingt ans, elle souffrait de migraines. Les crises étaient dures et survenaient habituellement quand elle voulait sortir pour rendre visite à ses amis. Elle était de nature fougueuse et s'irritait des limitations apportées par ses maux de tête aux activités qu'elle se proposait. On prescrivit VERVAIN, le Remède type pour son impétuosité et sa manière d'être entière, ainsi que WILLOW pour son ressentiment. Son premier rapport, après qu'elle eût pris les Remèdes pendant deux mois, signalait qu'elle n'avait eu qu'une seule crise de maux de tête. Sa dernière lettre nous fit savoir que durant le dernier mois elle n'avait eu aucune crise et que pour elle la vie était devenue plus paisible et plus agréable.

CHAPITRE 33

VINE

Mots-Clés : Dominateurs, inflexibles, ambitieux

Les gens de type VINE sont efficients, sûrs, de forte volonté et ambitieux. Ils ont la pensée rapide et on peut compter sur eux dans les cas d'urgence pour donner les ordres qu'il faut et diriger les autres avec assurance. Ils ont cependant tendance à user de leurs grandes qualités pour prendre de l'autorité et dominer les autres, à qui ils demandent et dont ils attendent une obéissance inconditionnelle. Ils recherchent le pouvoir, sont avides d'autorité et se montrent impitoyables pour parvenir à leurs fins. Ils ne mettent jamais en doute leur supériorité et tentent d'imposer leur volonté à tous. Voici des extraits typiques de lettres concernant le type VINE : « Elle est efficiente, fait bien tout ce qu'elle fait et veut que chacun fasse ce qu'elle dit » ; « Elle fait la loi chez elle et l'impose à tous ses amis qui, en conséquence, viennent rarement la voir. » Ils peuvent être des tyrans et des dictateurs, comme le sont ces parents qui imposent chez eux une discipline de fer. Ils semblent véritablement jouir de leur pouvoir sur les autres, car ils sont durs et cruels, sans aucune compassion pour leur entourage. Quand ils sont malades ; ils sont enclins à donner des leçons au docteur et ceux qui les soignent ont fort à faire pour essayer de suivre leurs instructions. Ils discutent rarement, parce qu'ils sont très sûrs d'eux. Les gens de ce type n'ont aucun désir de convertir les autres à leur façon de penser. Ils demandent simplement une obéissance aveugle, absolue, car ils estiment qu'ils ont raison. Quand ils ne peuvent prendre de l'ascendant sur quelqu'un, ils s'en désintéressent rapidement et l'ignorent. L'attitude rigide et l'inflexible volonté du type VINE, jointes à leur tempérament naturellement dur, ont souvent pour résultat une extrême tension. Celle-ci, à son tour, conduit à de douloureuses maladies physiques telles que les affections qui comportent raideur, hypertension, durcissement des artères et autres formes d'infirmité physique.

Le beau côté positif de type VINE se voit chez le dirigeant, le leader ou l'enseignant avisé, bon et compréhensif. Celui qui possède ces qualités et qui les emploie pour guider les autres n'a nul besoin de dominer ; il les aide à se connaître et à trouver leur voie dans la vie. C'est le chef capable de communiquer à ceux qui l'entourent son inébranlable confiance et sa conviction.

Cas traités

Femme, 38 ans, mariée. Elle écrivait : « Je suis donneuse de sang et j'ai exagéré. Maintenant, j'ai des maux de tête et ça me rend très nerveuse ; je ne peux plus porter de chapeau. Je suis d'une nature très déterminée. J'aime mon mari et mon chien, mais je les mène à la baguette. Je m'entends bien avec les gens s'ils voient les choses à ma manière et s'ils font les choses à ma façon. » On prescrivit VINE, le Remède type, pour sa nature dominatrice, et MIMULUS pour la crainte de la nervosité que lui causaient ses maux de tête. Deux mois plus tard, elle nous écrivit : « Je vais beaucoup mieux. Les maux de tête ont disparu et je peux de nouveau porter un chapeau. Je ne suis plus aussi agressive. »

Femme, 45 ans, mariée. Elle était mère de trois enfants dont elle exigeait une obéissance absolue. C'était une femme capable et décidée. Quand elle vint nous voir, elle souffrait d'arthrite dans un genou ce qui l'empêchait de faire bien des choses qu'elle aurait voulu faire et lui donnait un sentiment de frustration désespérant. On prescrivit VINE pour sa nature dominatrice, et GORSE pour le sentiment de frustration et son découragement. Il y eut amélioration progressive pendant une durée de trois mois ; elle put ensuite marcher normalement sans aucune douleur dans le genou qui, cependant, restait un peu raide. Elle disait qu'elle se sentait elle-même beaucoup mieux et que la famille entière était beaucoup plus heureuse à la maison. Le traitement fut continué encore un mois et, depuis lors, il n'y a pas eu de rechute.

Homme, 65 ans, marié. Médecin. C'était un homme très déterminé et énergique, et également un excellent médecin. Il exigeait que ses patients et sa famille lui obéissent aveuglément, ce qui généralement se justifiait. Quand on nous appela, il souffrait d'un lumbago au côté droit et de crampes dans les mollets. Il avait en même temps une mauvaise grippe et une forte fièvre. Son seul souci était de se trouver dans l'incapacité de s'occuper de ses patients. On prescrivit VINE, le Remède type, pour sa nature autoritaire ; ELM, parce qu'il avait le sentiment de manquer à sa responsabilité envers ses patients ; ROCK ROSE parce que son état était sérieux et sa température élevée. Deux jours après le début du traitement, sa température était normale, il avait bien meilleure mine et, en ce qui concerne le lumbago, l'amélioration était importante. On ajouta alors HORNBEAM aux Remèdes pour le fortifier. En une semaine il fut en mesure de reprendre sa pratique. Toute douleur avait disparu de son dos et de ses jambes. Et sa fille ajoutait : « Il est devenu aussi beaucoup plus doux ! »

Homme, 47 ans, marié, appartenant à l'administration coloniale. Père de trois enfants ; il exigeait une obéissance immédiate non seulement d'eux, mais aussi de tous ceux qui travaillaient sous ses ordres. Quand il vint nous voir, il était dans un très mauvais état physique. Il souffrait de troubles intestinaux occasionnés par un lait impur, ainsi que d'hémorroïdes avec écoulement anal involontaire ; à l'Ile Maurice, cet état avait été aggravé par une dysenterie amibienne. Il avait un gros excès de poids. Il disait qu'il ne se sentait pas réellement malade, mais qu'il avait des douleurs dans les épaules, une douleur sourde à l'abdomen et que l'écoulement l'irritait beaucoup. On prescrivit VINE, le Remède type, pour sa nature dominatrice. IMPATIENS pour son irritabilité et CRAB APPLE comme purifiant pour l'écoulement. Son premier rapport indiqua que la douleur abdominale avait diminué et qu'il dormait mieux, mais les douleurs dans les épaules et l'écoulement subsitaient. Ils nous redonna des nouvelles dans les deux mois et nous disant qu'il était dans une disposition d'esprit plus heureuse et plus optimiste et que l'écoulement diminuait. Il continua le traitement jusqu'à ce qu'il pût finalement nous faire savoir qu'il était guéri. L'écoulement avait cessé, les douleurs abdominales et aux épaules avaient disparu ; il avait perdu du poids. Il se montrait beaucoup moins sévère et plus heureux, un fait grandement apprécié par sa famille.

Femme, 45 ans, guérisseuse professionnelle. Une de ses amies disait d'elle : « Elle dit à tous, petits ou grands, et à première vue, ce qu'ils devraient faire, quels sont leurs points faibles et quelles qualités leur manquent qu'ils doivent cultiver. Elle est pénible à supporter pour ses amis et relations. » Elle s'était surmenée jusqu'au collapsus, et elle souffrait également d'hémorroïdes saignantes. VINE, le Remède-type, fut prescrit en gouttes et aussi à ajouter à la base d'un onguent à appliquer sur les hémorroïdes après chaque selle. Son premier rapport indiquait qu'elle se sentait beaucoup mieux et que les hémorroïdes avaient cessé de saigner, bien qu'elles n'eussent pas disparu. Dans son second rapport, elle disait qu'elle se sentait tellement mieux qu'elle pouvait reprendre le travail. Une hémorroïde subsistait, mais sans saignement. Son dernier rapport signalait la disparition des hémorroïdes et la montrait travaillant de nouveau à plein. Elle ajoutait qu'elle s'était découverte capable de voir maintenant les qualités des autres au lieu de leurs défauts et que ses amis étaient ravis.

Femme, mariée sans enfants. C'était une femme travailleuse, mais qui voulait dominer tout le monde, y compris son mari. Elle voulait toujours agir pour le bien de tous, que ça leur plaise ou non. Elle disait qu'elle s'entendait bien avec les gens qui voyaient les choses à sa manière, et sa manière était la bonne manière de voir les choses ! Quand elle vint nous consulter, elle était en mauvaise condition physique. Elle avait fréquemment des rhumes et porter un chapeau lui donnait des maux de tête. On prescrivit VINE, le Remède type, pour sa personnalité dominatrice, et IMPATIENS pour la tension et les maux de tête. Au bout de six semaines, elle nous fit savoir que les maux de tête avaient disparu et qu'elle pouvait de nouveau porter un chapeau. Elle n'avait plus eu de rhumes et se sentait très bien. Mais le plus important de tout, elle le disait en ces termes : « Vous savez, je suis loin d'être aussi agressive que je l'étais avant et mes amis m'en ont fait la remarque ! »

Homme, 69 ans. On l'avait connu toute sa vie comme un bon travailleur et quelqu'un qui ne perdait pas la tête dans une situation critique. Il avait un caractère déterminé, solide et aimait que les choses fussent faites comme il l'entendait. Quand il eut pris sa retraite, il fut frappé de polyarthrite chronique évolutive au dos et aux hanches et son état empira après la mort de sa femme. Quand il vint nous voir, il était très déprimé et désespéré ; il voyait la vie en noir et était solitaire. La douleur était si forte qu'il ne pouvait se redresser. VINE fut prescrit pour son caractère très déterminé, GORSE pour sa désespérance et IMPATIENS pour sa tension mentale et physique. Il commença le traitement en novembre 1967. Sa façon d'envisager la vie se modifia peu à peu ; il reprit confiance et devint moins pessimiste quand il constata qu'il se tenait plus droit et que la douleur diminuait avec le temps. Il continua le traitement jusqu'en juillet 1968. Il put alors faire facilement près de 4 kms à pied sans aucune douleur. Il pouvait faire tout le travail de la maison et s'occuper sérieusement du jardinage sans en être fatigué. Il était gai et plein d'allant, toujours prêt à donner un coup de main aux voisins dans leurs jardins. Son état arthritique s'était beaucoup amélioré. Bien que les articulations des hanches fussent encore quelque peu raides, il ne ressentait plus aucune douleur et l'arthrite était considérée comme stoppée. Il resta en contact avec nous et ne nous signala jamais de rechute.

CHAPITRE 34

WALNUT

Mots-Clés : Hypersensibilité aux idées et influences ; le briseur de chaînes

Le type WALNUT a des idéaux et des ambitions bien définis dans la vie. Les buts qu'ils sont soucieux d'atteindre ont pour eux une telle importance qu'ils ne tiennent aucun compte des conventions qui pourraient y mettre obstacle. Les personnes WALNUT ne sont que rarement influencées par les autres ; elles peuvent cependant subir l'ascendant d'une plus forte personnalité ou la contrainte de quelque circonstance. Un lien avec le passé, une attache familiale ou l'habitude peuvent s'opposer à leurs projets et les faire avorter, changer même le cours de leur existence. Il leur faut se libérer de tels liens pour accomplir leur mission. Walnut est le briseur de chaînes ; c'est le Remède qui les dégagera de telles entraves et les mettra à l'abri des influences étrangères. Le Dr Bach a écrit : « WALNUT est le Remède des stades d'évolution, premières dents, puberté, changement de vie. Pour les grandes décisions prises au cours de la vie, telles qu'un changement de religion, un changement d'occupation, un changement de pays. Le Remède pour ceux qui ont décidé de faire un grand pas en avant, de briser les anciennes conventions, d'échapper aux anciennes limites et restrictions et de s'engager sur une nouvelle voie. Ceci entraîne souvent une souffrance physique en raison de légers regrets, de déchirements de cœur à la rupture d'anciennes attaches, d'anciennes relations, à l'abandon d'anciennes idées. Un grand libérateur, à la fois des choses du passé communément appelées hérédité, et des circonstances présentes. »

L'aspect positif du caractère WALNUT est constance et détermination ; ceux qui vont jusqu'au bout de leurs convictions et de l'œuvre de leur vie sans être affectés par les circonstances adverses ou arrêtés par la raillerie ou l'opinion des autres. Tels sont les pionniers et les inventeurs. Le Dr Bach fut lui-même un bon exemple de ce type WALNUT. Il renonça à ses anciennes idées sur la manière de guérir pour découvrir une meilleure méthode de traitement. Il le fit en dépit des railleries, du manque d'encouragement et de l'avis contraire émis par ses anciens confrères. Il persévéra même contre la forte influence de sa propre formation médicale.

Cas traités

Femme, 50 ans, mariée. Quand elle vint nous consulter, elle passait par la ménopause. Elle avait des pertes utérines, de l'inflammation, des bouffées de chaleur et souffrait de constipation. Elle était irritée et déprimée, pleine de ressentiment, démoralisée et en conflit avec tout le monde. Elle avait chaque mois de sévères maux de tête et des accès de bile. Elle avait été une femme bien équilibrée, énergique et travailleuse, mais elle se sentait maintenant à peine capable d'arriver au bout de la journée et la vie était pour elle un fardeau. WALNUT était le Remède indiqué pour le changement radical de la période critique, et GORSE pour la dépression. Les trois premières semaines n'apportèrent aucun changement à son état, mais vers la fin du premier mois, elle nota que les pertes étaient stoppées et que l'inflammation avait diminué. Elle n'avait eu pendant ce mois ni maux de tête ni accès de bile. Au cours de cet entretien, elle nous dit qu'elle avait peut être été trop possessive vis-à-vis de sa fille. Elle s'était sentie très seule après le départ de la jeune fille. On ajouta alors CHICORY aux deux Remèdes précédents pour son attitude hyper-possessive. Elle nous fit un second rapport un mois plus tard, nous disant que les pertes avaient complètement cessé et que l'inflammation avait disparu ; elle se sentait mieux à tous égards. Elle continua le traitement encore trois mois, au bout desquels elle nous dit : « Je suis vraiment infiniment mieux et plus énergique, beaucoup plus heureuse aussi avec plus d'entrain. C'est un réel « changement de vie » dans le meilleur sens du terme ! Je ne pense plus maintenant qu'au bonheur de ma fille. »

Femme, 45 ans, célibataire. Elle avait été sous la domination d'une amie pendant des années et ce n'est que récemment qu'elle avait réussi à s'en libérer. Depuis ce temps, elle était constamment malade et accablée de souci. Quand elle vint nous consulter, elle était très déprimée. Elle passait par une série de rhumes, sinusites et avait de la raideur dans le cou. Elle nous dit qu'« elle s'était beaucoup intéressée à la vie, mais que tout allait mal désormais pour elle ». Elle avait essayé nombre de traitements, mais sans résultats. La patiente se persuadait qu'elle s'était libérée de l'influence dominante de son amie, mais le lien n'était pas rompu ; elle était toujours remplie de crainte et de haine à l'égard de son ancienne compagne. On prescrivit WALNUT pour la protéter contre toutes influences indésirables et pour l'aider à consommer la rupture ; ROCK ROSE pour la crainte, qui allait jusqu'à la terreur. Sa santé commença presque immédiatement à s'améliorer ; elle se remettait plus vite de ses rhumes, mais la raideur du cou subsistait. Elle dormait mieux, mais se réveillait souvent en proie à une profonde mélancolie. On ajouta MUSTARD à la prescription originale pour neutraliser cette mélancolie. L'état de la patiente continua de s'améliorer et elle reprit espoir avec un nouvel intérêt pour la vie. C'est alors qu'elle comprit qu'il lui fallait éliminer à la fois la crainte et la haine si elle voulait être entièrement libérée des influences du passé. WALNUT, ROCK ROSE et CENTAURY formèrent la combinaison suivante des Remèdes destinés à lui donner des forces et à la confirmer dans sa détermination. Elle continua à prendre les Remèdes quelques mois encore, jusqu'au complet rétablissement de sa santé. Le plus important, c'est qu'elle se sentait libre de vivre sa vie comme elle l'avait toujours désiré, libre de toutes influences étrangères.

Femme, 40 ans, célibataire. Une femme d'affaires, avec une situation comportant des responsabilités ; elle était d'un caractère très ferme. Au début de l'année 1957, elle devint sujette à de soudaines attaques de la maladie de Ménière et dut s'arrêter de travailler. Elle était prise d'étourdissements et de vomissements et ne pouvait plus marcher droit. Quand elle s'adressa à nous, elle était craintive et nerveuse. On prescrivit WALNUT pour l'entrave que mettait dans sa vie son état physique ; MIMULUS pour ses craintes, et SCLERANTHUS pour neutraliser ses étourdissements et l'instabilité de sa marche, qui indiquaient de l'incertitude dans son caractère. On lui donna le remède, mais elle décida de ne le prendre que lorsqu'elle se sentirait malade et d'arrêter lorsqu'elle se sentirait bien. Ceci était nettement contraire aux instructions qui lui avaient été données. En conséquence, elle eut quelque amélioration, mais les symptômes reparurent en automne, et elle eut des crises fréquentes, toutefois légères. Après une nouvelle consultation, elle résolut de prendre les Remèdes suivant nos instructions et régulièrement. On changea la prescription en lui donnant WALNUT, SCLÉRANTHUS et OAK, ce dernier parce qu'elle avait persévéré en dépit de son infirmité. MIMULUS fut éliminé parce qu'elle n'avait plus peur des crises. Son état s'améliorait maintenant régulièrement et en janvier 1960, elle nous écrivit : « Je suis heureuse de vous faire savoir que depuis Noël 1957, je n'ai plus eu de crises sérieuses. Je peux maintenant vous donner d'autres bonnes nouvelles. Les bourdonnements d'oreilles, que je ne vous avais pas signalés, et qui avaient commencé il y a quatre ans environ, avant les crises, ont maintenant cessé. Ainsi, l'audition s'améliore elle aussi ! »

Femme, 50 ans, mariée. Elle passait par la ménopause et était incommodée par des bouffées de chaleur désagréables, qui la gênaient dans l'accomplissement de sa tâche d'assistante sociale dans la ville où elle résidait. Elle nous dit qu'on la poussait à interrompre son travail pour prendre du repos. Elle ne voulait pas suivre ces conseils, bien qu'on exerçât sur elle une forte presssion à cet effet. On prescrivit WALNUT pour contrecarrer cette pression et aussi pour le changement intervenu dans sa condition physique qui modifiait la routine de sa vie normale. (WALNUT est le Remède pour neutraliser l'effet de tout changement qui intervient dans les activités normales de la vie d'une personne). De tels changements peuvent être amenés par les premières dents, le passage à l'âge adulte, la ménopause ou même une nouvelle belle-mère). Au bout de six semaines, elle nous écrivit : « Le remède a fait merveille sur moi. C'est comme si j'avais fait un rêve. Je suis maintenant une autre personne. Je n'ai plus de bouffées de chaleur. »

Femme, 84 ans, une psychologue. Elle était devenue si hypersensible qu'elle prenait sur elle les conditions physiques de ceux qui venaient la trouver pour être traités. Son corps s'affaiblissait et s'ouvrait à la contagion des maladies des autres. Elle commençait à ressentir une si grande faiblesse que son travail en était gêné à tel point qu'elle pensait devoir abandonner sa pratique. On prescrivit WALNUT pour la protéger contre les influences des autres personnes. En l'espace de quelques semaines elle nous dit qu'elle se sentait beaucoup mieux, et plus forte, et elle ajoutait qu'elle n'était plus sujette aux malaises et maladies de ses patients.

Jeune homme, 22 ans. Il avait été un enfant prodige et savait lire à l'âge de quatre ans. Il avait enseigné l'histoire dans une grande école, mais avait dû abandonner son poste, parce qu'il commençait à entendre des voix et à faire de terrifiants cauchemars. Il attribuait son état à l'influence d'un homme qu'il avait rencontré quelques années auparavant. On prescrivit WALNUT pour le libérer de l'influence que l'homme avait sur lui, car celle-ci le gênait dans le travail qu'il aimait, et ROCK ROSE pour la terreur causée par les cauchemars et les voix. Son premier rapport nous informa qu'il arrivait à la détente complète de son corps, qu'il pouvait dormir sans cauchemars et que les voix s'éloignaient. Il continua le traitement pendant sept mois en tout et fit pendant ce temps de bons progrès, malgré quelques petit reculs. Le mélange comprenait toujours WALNUT, avec d'autres Remèdes prescrits suivant son état d'esprit. Il finit par se sentir de nouveau un homme libre et il avait complètement rompu avec celui qui était responsable de ses troubles. On lui offrit un excellent poste d'enseignant qu'il accepta.

Femme, 39 ans, célibataire, conseillère. Elle vivait avec une tante très dominatrice, qui n'aimait pas du tout sa profession et faisait tout ce qu'elle pouvait pour l'empêcher de l'exercer. Quand elle vint nous consulter, elle était en très mauvaise santé et entrait dans la période de ménopause. Elle nous dit qu'elle aimait son travail, qu'elle avançait régulièrement et qu'elle était résolue à ne pas l'abandonner. Il lui était seulement difficile de résister à l'opposition de sa tante, ce qui par ailleurs l'exaspérait. On prescrivit WALNUT pour la libérer de l'influence de sa tante, et WILLOW pour son ressentiment. Elle revint nous voir au bout de six semaines environ. Elle se sentait plus calme, plus forte, éprouvait moins de ressentiment à l'égard de sa tante, mais elle était plus que jamais décidée à persévérer dans la profession qu'elle avait choisie. Au bout d'un nouveau mois, elle nous dit qu'elle pouvait tenir tête à sa tante sans en être affectée et qu'elle ne s'était jamais sentie aussi bien depuis nombre d'années.

Voici l'extrait d'une lettre que nous écrivit une mère à propos de son enfant : « Mon petit garçon avait de grandes difficultés à percer ses dents : il était agité, dormait mal et pleurait souvent. Tout ce que je faisais ne servait à rien et je me rappelai alors que le Dr Bach indiquait WALNUT comme une aide dans « tout stade d'évolution de la vie » et que les premières dents étaient un de ces stades. Je donnai WALNUT à l'enfant ; il commença à bien dormir presque immédiatement, à être moins agité et moins nerveux. C'est maintenant de nouveau un heureux bébé. »

CHAPITRE 35

WATER VIOLET

Mots-Clés : Orgueil, Amour-propre, fierté, attitude réservée

Les personnes WATER VIOLET sont de nature placide. Elles se plaisent seules, parce qu'elles ont une grande sérénité et une grande paix intérieure. Elles sont indépendantes ; elles vont leur chemin et ne se mêlent pas des affaires des autres, mais en même temps ne tolèrent aucune ingérence dans les leurs. Elles supportent en silence leurs peines et leurs soucis et n'en accablent jamais les autres. Quand elles sont malades, elles préfèrent qu'on les laisse seules et tranquilles. Elles sont intelligentes et douées et ce sont leurs capacités et leur profond savoir qui les font paraître fiers et distants. Elles se sentent souvent supérieures aux autres et se montrent parfois dédaigneuses et condescendantes. C'est alors qu'elles sont sujets à des maux physiques, car l'orgueil et la rigidité mentale se manifestent souvent dans le corps par de la raideur et de la tension. Le type WATER VIOLET est différent du type HEATHER, car ce dernier profite de l'attention et de la compassion des autres, avec lesquels il aime discuter de ses problèmes et de ses maladies. La personne WATER VIOLET est l'exact opposé du type VINE. Le type VINE aime dominer les autres, et ceci répugne à la personne WATER VIOLET qui, dans sa grande tolérance, n'intervient jamais dans les affaires d'autrui, même si elle les désapprouve fortement.

Les qualités positives du type WATER VIOLET se trouvent chez ceux qui mettent au service d'autrui leurs grandes capacités. Le Dr Bach les a décrits comme : « Ceux qui ont une grande mansuétude, qui sont de calmes, sympathiques, sages et prudents conseillers, des gens dignes et pondérés, qui passent avec grâce à travers la vie. »

Cas traités

Femme, 60 ans, célibataire. Elle était directrice d'un grand pensionnat pour jeunes filles. Une grande femme douce et sereine, d'allure très distinguée. Elle dirigeait le pensionnat avec compétence et avait pour règle de ne jamais déranger le personnel, à moins que ce ne fût absolument nécessaire. Quand elle vint nous consulter, elle souffrait de sérieux maux de tête. Elle nous dit qu'elle savait que la cause résidait en elle-même. Depuis quelque temps, ce qui était tout à fait contraire, à sa nature, elle était exaspérée par un membre du personnel, sans toutefois le lui montrer. Elle nous dit : « Je me reproche de m'émouvoir de cette manière. » On prescrivit WATER VIOLET, le Remède type, en raison du calme et de la paisible dignité de sa nature, et PINE pour les reproches qu'elle s'adressait. Après avoir pris les Remèdes pendant trois semaines, elle dit : « Je suis nettement plus détendue le matin et maintenant, les maux de tête sont moins fréquents et moins sérieux. Je suis capable de voir et de comprendre les difficultés de ceux qui autrefois m'exaspéraient. » Un mois plus tard, elle nous faisait savoir que ses maux de tête avaient totalement disparu.

Femme, 70 ans, veuve. Durant les années de sa vie professionnelle, elle avait occupé maints postes de responsabilité ; elle était maintenant retraitée et vivait dans un appartement à Londres. C'était une femme pleine de dignité, qui parlait et se déplaçait posément et qu'en principe rien ne troublait. Elle était l'exemple même de la sagesse et de la sérénité. Elle s'aperçut soudainement que le bruit de ses proches voisins et de la circulation la gênait et la rendait nerveuse. Quand elle vint nous consulter, elle avait de l'insomnie, était très fatiguée et à bout. On prescrivit WATER VIOLET, le Remède type, avec IMPATIENS, pour le désagrément que lui causait le bruit, et son impatience. Elle nous fit bientôt savoir qu'elle retrouvait sa tolérance et qu'elle commençait à mieux dormir. Après avoir pris les Remèdes un mois de plus, elle commença à se plaire dans son appartement londonien et ne fut plus gênée par les bruits d'une grande ville.

Homme, 70 ans. Il était par nature réservé dans ses propos, calme et capable. Normalement patient avec les autres, il était cependant devenu très impatient envers lui-même. Quand nous le vîmes, il souffrait de bronchite chronique qui revenait régulièrement chaque année en automne. On prescrivit WATER VIOLET, le Remède type, en raison de sa nature calme, capable et réservée ; CRAB APPLE pour purifier son organisme, et IMPATIENS à cause de son impatience envers lui-même. Il commença le traitement vers la fin de l'année et nous fit part d'une rapide amélioration. Sa poitrine était dégagée et son état de santé général était bon. Mais le mois suivant, alors qu'il était en vacances, il eut une attaque de grippe et dut garder le lit pendant deux semaines. Après s'en être remis, il se foula le genou droit, qui se tuméfia et devint très douloureux. Il avait perdu du poids et était très déprimé. On prescrivit WATER VIOLET, le Remède·type, CRAB APPLE comme purifiant du corps et de l'esprit, avec OLIVE pous sa faiblesse et sa dépression. Quatre semaines plus tard, il nous fit part de remarquables progrès. Son genou était redevenu normal ; son état de santé s'était amélioré et ses dépressions étaient choses du passé. Un moins plus tard, il nous écrivit : « Je suis beaucoup mieux à tous points de vue. J'ai plus confiance dans les Remèdes que dans tout ce que les médecins ont jamais fait pour moi. »

Femme, 51 ans, célibataire. Elle était physiothérapeute. C'était une femme très capable, tranquille, absolument sûre d'elle et quelque peu distante. Elle vint nous consulter pour une grosse et fâcheuse verrue brune qu'elle avait derrière l'oreille. Elle s'en inquiétait beaucoup et pensait qu'elle pouvait être de nature maligne. Elle n'avait pas peur de la grosseur, mais voulait en être débarrassée le plus vite possible sans opération. On prescrivit WATER VIOLET, son Remède type, avec CRAB APPLE pour purifier le corps et l'esprit. Moins d'un mois après avoir pris les Remèdes, elle revint nous montrer que la grosseur s'était desséchée et avait complètement disparu.

Femme, 46 ans, célibataire. C'était une femme calme, tranquille et capable, qui aimait être seule, mais n'en avait pas moins une bienveillante compréhension des autres. Elle avait soigné son père au cours d'une longue et fatale maladie et avait travaillé comme censeur pendant la guerre. Quand elle vint nous voir, elle souffrait de faiblesse cardiaque et était constamment oppressée. Elle disait que l'une de ses sœurs était morte de tuberculose, mais qu'elle-même n'en avait pas peur. Elle s'intéressait à beaucoup de choses, mais comme elle se fatiguait très vite, elle ne pouvait s'y attacher. On prescrivit WATER VIOLET, le Remède type, en raison de sa nature indépendante, sûre d'elle. Son premier rapport indiquait que sa santé s'améliorait rapidement. Le suivant la disait beaucoup plus forte et loin d'être aussi essoufflée que précédemment. Elle mentionnait également le fait que ses gencives ulcérées dont elle ne nous avait pas parlé avant étaient nettes. Elle continua à prendre les Remèdes encore cinq mois et nous écrivit alorss pour nous dire qu'elle se sentait réellement forte et pleine de vitalité. Elle n'avait eu aucun trouble d'aucune sorte du côté du cœur, qu'elle déclarait normal. Elle avait repris toutes ses anciennes activités et la vie était redevenue pour elle agréable. Ceci se passait en 1951. Dix-huit années plus tard, en 1969, nous reçûmes une autre lettre d'elle, dans laquelle elle nous disait qu'elle était restée en bonne santé et qu'aucun des anciens symptômes n'avait reparu ; elle était en bonne forme et heureuse.

Femme, 43 ans, célibataire, infirmière professionnelle. Par nature, c'était une personne calme, tranquille et efficiente. Une excellente surveillante, très aimée des infirmières qui étaient sous ses ordres, parce qu'elle les traitait avec compréhension et considération. Trois ans avant de venir nous consulter, elle avait eu un dur choc émotionnel quand son fiancé avait soudainement été tué dans un accident. Elle avait alors contracté une colite chronique ; bien qu'elle en souffrît souvent, son travail n'en pâtissait pas. On prescrivit WATER VIOLET, son Remède type ; WHITE CHESTNUT pour les pensées qui revenaient sans cesse et bouillonnaient dans sa tête ; HONEYSUCKLE pour ses pensées tournées vers le passé. L'intestin se normalisa rapidement et elle souffrit beaucoup moins. Elle continua le traitement encore six semaines et nous fit alors savoir que la colite avait entièrement disparu et qu'elle reprenait goût à la vie, libérée des pénibles souvenirs du passé.

Femme, 70 ans, célibataire. On nous appela quand elle était en proie à une légère mais douloureuse crise cardiaque. Durant la crise, on lui donna le RESCUE REMEDY à de fréquents intervalles. Cela arrêta la crise et supprima la douleur. La patiente était une personne calme et de sang-froid, aux gestes et à la parole posés, qui ne prenait pas les choses au tragique. Après que la crise fut passée, on prescrivit WATER VIOLET, le Remède type pour sa nature calme, avec HORNBEAM pour lui donner des forces. A la grande surprise de chacun, elle se rétablit complètement en quatre semaines ! Elle était debout, pouvait faire de longues promenades ; sa poitrine ne la faisait pas souffrir et elle se livrait à ses occupations habituelles. Elle se sentait de nouveau bien, mais cependant, et bien que son cœur fût normal, elle continua par prudence à prendre les Remèdes pendant quatre nouveaux mois. Quelques années plus tard, elle nous écrivit qu'elle allait mieux que jamais et qu'elle n'avait plus eu de troubles cardiaques.

CHAPITRE 36

WHITE CHESTNUT

Mots-Clés : Pensées importunes persistantes ; argumentation et discussion mentales

Nous avons tous, pour la plupart, connu des temps difficiles où, obsédés par un souci, un événement pénible, nous étions impuissants contre les pensées, les arguments ou la réflexion que « nous aurions dû dire » qui entraient dans notre esprit et y tournaient en rond comme un écureuil sur sa roue ! Cette façon de penser n'amène que fatigue et ne résout rien. Le Dr Bach appelait cela « l'état d'esprit » disque de quand l'aiguille déraille ! Comme l'écrivait un patient : « Je suis sans cesse en discussion mentale avec moi-même. Mon esprit tourne et tourne tel un carrousel. Combien je voudrais qu'il s'arrête pour avoir un moment de tranquillité ! Mais il ne me laisse pas de paix et je ne peux l'arrêter. » Parfois, cet état mental peut aller jusqu'à arracher hors du présent l'esprit d'une personne, de sorte que celle-ci n'entend pas qu'on lui parle. C'est là une condition dangereuse qui peut conduire à des accidents dans la rue ou pour le moins à un manque de concentration tel que notre travail journalier s'en ressente. C'est une vraie torture mentale sur laquelle celui qui en est la victime n'a aucun contrôle ; elle cause aussi de l'insomnie, car l'esprit torturé est sans repos. Un patient a écrit : « Je commence par m'endormir, puis je me réveille dans la nuit avec des élancements dans la tête, tous mes soucis revenus au galop, et je ne peux plus retrouver le sommeil. » Et un autre dit : « Je suis si déprimé. Le plus mauvais moment, c'est 4 à 7 heures du matin, car d'horribles pensées se pressent dans ma tête et je n'ai pas la force de les maîtriser. » L'état d'esprit WHITE CHESTNUT est tout à fait différent de l'état d'esprit CLÉMATIS, car ce dernier type est un rêveur, qui est heureux en construisant des châteaux en Espagne ou en y vivant en rêve avec une personne aimée. La personne CLÉMATIS se sert de sa pensée pour s'évader de ses pensées et revenir dans le monde. Cette hyperactivité de l'esprit a pour conséquence la dépression et la fatigue ; il y a souvent manque de concentration et une sensation de trop-plein dans la tête. Un patient a constaté que « son espèce de bavardage automatique continu » lui causait des maux de tête depuis des années, le plus souvent dans la région frontale et autour des yeux, et pour lui, « son cerveau ne semblait jamais se calmer ni s'éclaircir. »

L'aspect positif de ce Remède se trouve chez la personne qui a l'esprit paisible et calme. Une telle personne est en paix avec elle-même et avec le monde entier. Sa tranquillité n'est pas troublée par des influences extérieures et dans cette tranquillité se présente la solution à ses problèmes. Elle a appris à diriger sa pensée et son imagination et comment s'en servir à des fins constructives.

Cas traités

Femme, 49 ans, mariée. Elle souffrait depuis quelque temps d'un gonflement de la gorge, qui lui rendait la déglutition difficile. La radio n'avait rien révélé d'anormal, mais elle n'en était pas pour autant tranquillisée. Elle pensait continuellement à son état et en discutait mentalement avec son médecin ; elle ne voyait dans son imagination que les terribles conséquences d'une erreur de diagnostic. Elle n'arrivait pas à se débarrasser de ces pensées persistantes et elle passait ses nuits à les ruminer. On prescrivit WHITE CHESTNUT pour les pensées qu'elle ne pouvait contrôler, et on y ajouta ROCK ROSE pour la crainte qu'elle ne reconnaissait pas. Après avoir pris les Remèdes pendant deux mois, elle put nous dire que sa gorge était redevenue tout à fait normale, qu'elle dormait bien et qu'elle n'était plus tourmentée par des pensées harcelantes. Elle ajoutait : « De fait, je ne me tracasse plus pour des choses imaginaires. »

Femme, 53 ans, célibataire. Elle se réveillait chaque matin avec une douleur entre les yeux et parfois la migraine. Elle était employée de bureau et se tracassait la nuit pour son travail ; ses pensées tournaient et tournaient dans sa tête et elle ne pouvait dormir. Elle en arrivait à se demander si elle devait ou non abandonner son travail, mais elle était incapable de prendre une décision. On prescrivit WHITE CHESTNUT comme le Remède type pour les pensées harcelantes qui échappaient à son contrôle, avec SCLERANTHUS pour son indécision. Après avoir pris les Remèdes pendant quelques semaines, elle nous écrivit : « Je me demande si je ne prends pas mon désir pour une réalité ? » On ajouta GENTIAN à la prescription originaire pour neutraliser son doute d'une amélioration. Son dernier rapport disait : « Je peux dire avec certitude que je contrôle mieux mes pensées et que la douleur entre mes yeux a disparu. Je n'ai eu qu'un sérieux mal de tête au cours des trois derniers mois. J'en éprouve une grande gratitude. »

Jeune femme, 24 ans, célibataire. Elle avait beaucoup de soucis, à la fois à cause de parents malades et de questions liées à son travail. Elle dormait mal, des pensées lui trottant constamment par la tête. Il semblait qu'il n'y eût aucune solution à ses problèmes. Elle était très abattue quand elle vint nous consulter. WHITE CHESTNUT fut prescrit seul et l'effet fut presque immédiat. Elle nous dit que c'était comme si un mur tombait entre ses pensées et elle, qu'elle avait même essayé de poser sa main sur le mur pour les repousser, mais qu'elle n'avait pu y parvenir ! Elle n'eut plus d'autres troubles, mais elle gardait toujours à portée de la main une bouteille de WHITE CHESTNUT, à tout hasard !

Femme, 53 ans, célibataire. Elle était fonctionnaire et passait la plus grande partie de la journée à son bureau. Son travail était astreignant et, la nuit, elle constatait qu'elle avait apporté avec elle une bonne part de ses soucis et en avait la tête pleine. Le résultat était qu'elle ne pouvait pas bien dormir ; elle se réveillait avec une douleur au-dessus des yeux et, parfois, de l'indigestion. On lui donna WHITE CHESTNUT pour ses pensées désordonnées, avec OAK, parce qu'elle continuait de lutter en dépit de ses difficultés. Au bout du premier mois, elle put nous écrire : « J'ai vraiment l'esprit plus tranquille et la douleur au-dessus des yeux est partie. » Elle continua à prendre des Remèdes encore un mois ; elle nous dit alors que douleur et indigestion avaient disparu et que ses pensées obsédantes étaient choses du passé.

Femme, 65 ans, célibataire. Un examen radiographique, fait l'année précédant sa visite à notre cabinet, avait montré un ulcère d'estomac qu'un traitement avait complètement guéri. Elle se tourmentait à l'idée que l'ulcère ne revînt, parce qu'elle avait mal et souffrait de flatulence et de constipation. Ces pensées inquiétantes accaparaient son esprit, surtout la nuit, et l'empêchaient de dormir. Elle disait : « C'est comme un disque qui n'arrête jamais. » Elle avait été très énergique, mais se fatiguait maintenant facilement. On prescrivit WHITE CHESTNUT pour les pensées harcelantes, et GENTIAN pour la dépression et le sentiment de désespoir. Dans les trois semaines, elle déclara que le malaise général, ainsi que les gaz, avaient beaucoup diminué. Elle continua le traitement et au bout d'un nouveau mois. Elle écrivit : « Je n'ai plus d'indigestion, ni de flatulence, ni de constipation. Je dors très bien et je n'ai plus de pensées pénibles. J'ai retrouvé mon ancienne énergie. »

Femme, 60 ans, mariée. Elle portait des dentiers et l'appareil du bas frottait contre sa lèvre et la blessait. Ceci la tenait éveillée la nuit parce qu'elle craignait que ce fût un cancer. Elle avait aidé à soigner une amie, qui avait justement subi l'ablation d'un sein à cause d'un carcinome malin. Ceci lui avait non seulement causé un choc, mais avait accru son appréhension d'être elle aussi atteinte d'une tumeur maligne. Elle disait : « Mon esprit est plein d'idées noires. » On prescrivit WHITE CHESTNUT pour les sombres pensées qui l'obsédaient, et MIMULUS pour sa peur du cancer. Sa lèvre ne lui donna aucun souci pendant qu'elle prenait les Remèdes, mais, alors qu'elle attendait que la seconde bouteille arrive, la lèvre s'ulcéra de nouveau. Elle prit les Remèdes encore un mois et put alors écrire : « J'ai eu une merveilleuse amélioration. Je ne me soucie plus du tout de ma lèvre ou du cancer. L'endroit ulcéré est entièrement guéri. »

Femme, 59 ans, veuve. Elle venait de se rétablir d'une grave angine quand se déclara une phlébite à la jambe gauche. Quand on nous appela pour la traiter, il y avait sept jours qu'elle était alitée. Elle se sentait faible et découragée. Elle ne pouvait s'occuper de sa maison ni de son fils célibataire. Cela la contrariait beaucoup et elle disait : « Des pensées, des idées me viennent et reviennent, que je ne peux chasser. » Elle avait des idées très strictes et tendait à dominer son fils. On prescrivit WHITE CHESTNUT pour les pensées obsédantes qui la tourmentaient ; VINE, parce qu'elle était d'une nature dominatrice, et HORNBEAM, pour lui donner des forces. Au bout d'un mois, elle nous écrivit : « Je peux maintenant sortir pour faire mes courses. Ma jambe est entièrement guérie et je n'ai plus ces pensées torturantes. Ma santé générale s'est grandement améliorée. »

CHAPITRE 37

WILD OAT

Mots-Clés : Incertitude, découragement, insastisfaction

Les gens de type WILD OAT ont un caractère bien déterminé et sont très doués, mais ils semblent indécis sur ce qu'ils devraient faire. Ils sont habituellement ambitieux et peuvent avoir une idée générale sur la voie à suivre, mais leurs idées ne sont pas suffisamment claires et ils risquent de voir leur vie s'écouler vainement. Le retard apporté à trouver ce qui doit être l'œuvre de leur vie fait qu'ils se sentent déprimés et mécontents. Ils essaient beaucoup de choses, mais aucune d'elles ne semble les rendre heureux. Ils ont tendance à se laisser aller dans des milieux et des occupations peu favorables, ce qui ne fait qu'accroître leur sentiment de frustration. Voici un exemple typique de l'incertitude de la personne WILD OAT. Un jeune homme, âgé de 20 ans, s'intéressait aux questions sociales et à la protection des animaux, mais n'arrivait pas à se décider sur le choix d'une carrière. Il s'employa à maintes choses après avoir quitté l'école et s'engagea finalement dans l'armée. Il fut bientôt réformé avec une dépression nerveuse. Il essaya d'étudier l'agriculture, mais s'en lassa rapidement et abandonna parce qu'il n'était pas d'accord sur les méthodes employées avec les animaux. Il devint garçon de salle dans un hôpital et fut de nouveau en désaccord sur l'emploi des médecines et piqûres qu'il estimait être « contraires à la nature ». Il vint nous consulter, car il était dépressif et très malheureux, doutant de jamais parvenir à trouver sa voie. Après avoir été traité avec WILD OAT, il décida de mettre en culture à son compte un petit jardin maraîcher, une entreprise qui le rendit heureux et prospère. Un autre patient typiquement WILD OAT écrivit : « Je sais que je suis capable de bien faire les choses, mais je ne sais pas ce que je veux faire. Je suis dans une affaire où je gagne bien ma vie, mais je ne l'aime pas. J'ai travaillé dans cinq affaires différentes. J'ai gagné de l'argent dans toutes, mais ne m'y suis pas plu. Je me sens incapable de trouver quelque chose qui me plaise vraiment. Je ne suis pas paresseux. Je reste au travail pendant de longues heures souvent à partir de 5 heures du matin et comme je vis seul, je tiens ma maison moi-même. Si je savais quelle profession choisir, je sais que je serais capable de l'exercer et de bien l'exercer. » L'indécision de la personne WILD OAT est différente de celle du type SCLERANTHUS, car ce dernier ne peut se décider entre deux choses, alors que le type WILD OAT a tant d'idées et d'ambitions qu'elles restent vagues et qu'il ne se fixe sur aucune. Un dicton irlandais décrit exactement l'état d'esprit WILD OAT : « Un Irlandais ne sais jamais ce qu'il veut et est malheureux tant qu'il ne l'obtient pas. » Le Dr Bach a écrit à propos de WILD OAT et de HOLLY et de leur usage particulier, comment décider du Remède à prescrire (voir HOLLY, chapitre 16)

L'aspect positif du type WILD OAT se reflète dans ces personnes qui ont des ambitions bien définies et qui savent exactement de qu'elles veulent faire dans la vie. D'ailleurs, elles le font et ne souffrent rien qui puisse se mettre en travers de leur but. Elles vivent pleinement leur vie, une vie utile et heureuse.

Cas traités

Femme, 53 ans, veuve. Six mois avant de venir nous consulter, elle avait subi l'ablation de la vésicule et se sentait depuis lors fatiguée et déprimée. Elle disait que son principal souci était son impuissance à décider de ce qu'elle voulait faire. Elle avait la charge d'un magasin d'alimentation et était consciencieuse et minutieuse dans son travail, mais il n'avait plus aucun intérêt pour elle. Cela l'ennuyait de prendre des décisions et elle laissait aux autres le soin de les prendre à sa place, ce qui la rendait mécontente d'elle et malheureuse. On prescrivit WILD OAT pour son mécontentement et son sentiment de manquer à ce qu'elle devait faire ; CENTAURY pour le fait de laisser momentanément les autres influencer sa vie. Peu après avoir commencé à prendre les Remèdes, elle nous écrivit : « Je viens d'être placée devant un véritable problème et je suis heureuse de vous dire que je l'ai résolu d'une manière satisfaisante. J'ai aussi fait la connaissance d'un professeur de chant et d'un peintre d'une façon tout à fait imprévue. J'ai le sentiment que ce n'est pas par hasard, parce que je m'intéresse précisément à la peinture et au chant. » Les Remèdes furent répétés et en l'espace d'un mois la patiente put nous écrire : « Je me sens beaucoup mieux et plus forte ; je suis beaucoup plus positive et de nouveau heureuse. »

Une jeune femme mariée qui vit aux Etats-Unis nous a écrit ce qui suit : « Il y a un mois environ, je me sentais baisser de plus en plus. J'avais conscience de tant de choses en moi qui clochaient qu'il semblait que cinq ou six Remèdes fussent nécessaires. Je me rappelai alors WILD OAT et que vous m'aviez conseillé de trouver ma place dans la vie, puis, quand je l'aurais trouvée, de m'y donner de tout cœur. C'est ainsi que la semaine dernière je pris WILD OAT. Le lendemain matin, un rhume qui en était à son début fut soudainement stoppé. Je repris goût à la vie et commençai à me sentir de nouveau moi-même. Je savais que je devais me remettre à tout ce qui m'intéressait au dehors et je sentais tomber les voiles qui m'isolaient du monde, de sorte que je pouvais voir et me mouvoir dans un monde d'amour au-delà du souci de moi-même. »

Femme, 49 ans, célibataire. Elle était américaine de naissance. Elle nous écrivit une série de lettres dont nous rapportons ci-après l'essentiel. Elle était naturellement sûre d'elle, courageuse, rapide en pensée et en action. Mais récemment, nous disait-elle, s'était produit en revirement complet. Elle avait perdu toute confiance en elle ; elle était hantée par des craintes, était devenue inquiète et avait l'esprit troublé. Elle commença à commettre des erreurs et, à égarer les choses. Elle avait été congédiée de son emploi, en éprouvait un sentiment de défaite et était très mécontente d'elle-même. C'était une femme intelligente, chargée de cours sur des sujets médicaux. Elle nous dit que la ménopause avait commencé pour elle deux ans auparavant et qu'elle se sentait maintenant faible et facilement influencée par les autres. Elle pensait aussi n'avoir pas trouvé sa vraie place dans la vie. On prescrivit WILD OAT pour le sentiment qu'elle avait de n'avoir pas trouvé sa mission dans la vie, et SCLERANTHUS pour l'aider à décider de ce qu'elle ferait dans le futur. Après avoir pris les Remèdes pendant environ six semaines, elle nous écrivit : « Les Remèdes ont agi admirablement. Je suis redevenue moi-même et heureuse ; tout a bien tourné pour moi. J'ai retrouvé du travail et, cette fois, je fais exactement ce que j'ai toujours aimé faire. »

Homme, 42 ans. Quand il vint nous consulter, il était très malheureux. Il se sentait frustré parce que, au lieu de suivre sa propre inclination dans sa prime jeunesse, il s'était résigné à travailler dans une affaire familiale. Il avait une vue rigide des choses, qui était la cause de raideur dans son corps physique. WILD OAT fut prescrit pour le sentiment qu'il avait de n'avoir pas trouvé sa propre tâche dans la vie, et ROCK WATER pour sa rigueur envers lui-même. Tout de suite après avoir commencé le traitement, il fut hospitalisé pour un cas sérieux d'hémorroïdes qui requérait une opération d'urgence. Il continua, étant toujours à l'hôpital, à prendre les Remèdes, et cela avec des résultats plutôt étonnants. Le chirurgien et l'anesthétiste furent surpris de son refus de prendre des analgésiques après l'opération. Il n'en avait apparemment aucun besoin, car il ne sentait pas la douleur. Pendant son séjour à l'hôpital, il fit des plans pour se lancer dans une nouvelle entreprise et se sépara complètement de son ancienne firme. Il retrouva à la fois bonheur et santé.

Femme, 40 ans, célibataire. Institutrice. Elle s'était récemment rendu compte qu'elle était incapable de discipliner ses élèves ou de se concentrer sur son travail. Elle nous dit qu'elle n'était pas à sa place. Bien qu'elle ne fût pas sûre de ce qu'elle voulait faire, c'était une personne capable, avec de nombreuses possibilités d'orientation. Elle avait fait récemment une mauvaise chute qui avait lésé sa colonne vertébrale, et elle était soignée par un médecin ostéopathe. Elle avait eu une légère amélioration, mais elle ressentait encore une douleur aiguë dans le bas de la région lombaire. On prescrivit WILD OAT en raison de son incapacité à découvrir ce qu'était la tâche de sa vie ; OLIVE pour sa grande fatigue ; CLÉMATIS pour sa difficulté à se concentrer. Au bout de deux semaines, elle nous dit qu'elle se sentait moins fatiguée et que sa douleur dans le dos diminuait. Elle continua à prendre les Remèdes deux mois encore et nous dit qu'elle se sentait de nouveau bien et n'avait plus mal dans le dos. Son attitude avait changé et elle avait accepté un poste dans une autre école : elle disait qu'après tout elle croyait que l'enseignement était sa vocation.

Femme, 45 ans, veuve. Quand elle vint nous consulter, elle nous dit que ses pensées étaient dans un tourbillon ; il y avait beaucoup de choses qu'elle voulait faire, mais elle n'arrivait pas à décider de celle qu'elle préférait. Elle était sur le point de se remarier, mais elle hésitait entre redevenir une maîtresse de maison ou ne pas se marier et faire autre chose. Elle nous dit qu'elle était devenue léthargique à cet égard ; elle se sentait par moment incapable d'arriver jamais à prendre la décision qui était cependant d'une importance capitale pour son avenir. WILD OAT, le Remède type, fut prescrit seul. Elle le prit pendant six semaines environ et, durant ce temps, elle décida qu'elle voulait se remarier et le fit. Elle nous écrivit quelque temps après en disant : « Je suis très heureuse. Je me rends compte que m'occuper de ma maison et de mon mari est tout ce que j'ai toujours voulu faire dans la vie. »

Femme, 53 ans, célibataire. C'était une personne intelligente et heureusement douée, qui s'intéressait à nombre de choses, mais principalement à l'art de guérir, aux plantes et à la peinture. Elle ne parvenait pas à décider laquelle des trois activités elle préférait. Elle devint une herboriste pleinement qualifiée et patentée et se fit une bonne clientèle, mais elle n'en fut pas pour autant satisfaite et changea pour une autre forme de guérison. Elle fut de nouveau insatisfaite et se mit à la peinture. Elle disait : « Je prends de l'âge et il faut que je trouve quelque chose que j'aie réellement envie de faire et que je m'y tienne. » On prescrivit WILD OAT, le Remède type, pour son indécision. Elle décida finalement que la guérison par les couleurs était ce qu'elle voulait surtout faire. Elle alla étudier en Allemagne et, après avoir obtenu son diplôme, revint en Angleterre pour pratiquer. Elle a maintenant trouvé sa vocation et est très heureuse.

CHAPITRE 38

WILD ROSE

Mots-Clés : Résignation, apathie

WILD ROSE est le Remède de ceux qui se sont résignés à leur maladie, à leur travail ingrat ou à leur vie monotone. Bien qu'ils ne se plaignent pas, ils font peu d'efforts pour guérir, pour trouver un autre travail ou pour jouir des simples plaisirs de la vie. Ce sont les patients qui croient les médecins qui leur disent : « Autant vous y faire, puisqu'il vous faut vivre avec ». De telles personnes ont le sentiment que c'est leur destin de s'accommoder des conditions qui les affligent. Elles ne comprennent pas que le pouvoir de modifier ou d'éliminer ces conditions-mêmes est entre leurs mains ! Ainsi vont-elles souvent, dans la vie sans joie ni plaisir. Voici quelques déclarations typiques : « A quoi bon, je ne changerai jamais ; il faut me prendre comme je suis » ; ou « Je fabrique des histoires que je prends pour vraies dans ma vie et que j'accepte comme telles » ; ou bien encore « Je suppose qu'il me faut apprendre à vivre avec » Il leur arrive très souvent de croire que parce que tel membre de leur famille avait en lui une certaine anomalie, elles doivent naturellement, elles aussi, l'avoir héritée. Une telle personne est capable de dire : « C'est dans la famille, je dois donc m'attendre à souffrir aussi ». Elles sont également enclines à accepter ce verdict que tel état est « incurable » et à dire : « Comme j'aurai ça toute ma vie, il faudra bien que je l'endure. » Le type WILD ROSE s'est soumis à la vie et aux conditions qu'elle lui a imposées ; cependant, il faudrait qu'il le comprenne, c'est lui-même, justement, qui a créé ces conditions, qui les nourrit et qui les maintient ! Ces personnes sont toujours lasses ; elles manquent de vitalité et font de tristes compagnons. On dirait qu'elles n'ont pas seulement renoncé volontairement à la lutte, mais qu'elles sont plutôt satisfaites d'elles-mêmes de l'avoir fait !

Elles ne souffrent pas de la dépression des gens de type GORSE, car la leur est résignation ou apathie.

Le côté positif de WILD ROSE se voit chez ces personnes qui ont un vif intérêt pour tout ce qui arrive, si banal que ça puisse être, dans leur propre vie comme dans celle des autres. Leur intérêt même et leur vitalité leur attirent d'excellentes conditions de vie et elles ont le bonheur d'avoir des amis, sont heureuses et jouissent d'une bonne santé.

Cas traités

Homme, 40 ans. Il était d'un naturel tranquille et réservé, plutôt secret en ce qui le concernait. La conversation ne l'intéressait pas et il ne tentait pas de la poursuivre. Il disait : « Je suis las de tout. Pourquoi prendre la peine de parler avec les autres quand ça m'ennuie ? » Il était résigné à son état physique, mais il pouvait lui arriver d'« exploser », de devenir irritable et nerveux. Durant les douze derniers mois, il avait travaillé dans une tannerie, et il lui était venu des taches rouges, d'abord aux coudes, pour s'étendre ensuite sur tout le corps. Il avait été hospitalisé pendant trois semaines, mais il n'y avait eu aucune amélioration. Il avait alors changé de travail. Son nouvel emploi lui plaisait et sa peau était presque guérie quand le mal reparut. Une intense irritation le tenait éveillé la nuit. On prescrivit WILD ROSE, le Remède type, pour son sentiment de résignation et son attitude « A quoi bon » ; CHERRY PLUM pour son manque de contrôle sur ses émotions refoulées ; IMPATIENS pour son irritabilité ; CRAB APPLE pour purifier son organisme. Dès le premier mois, il signala qu'il se sentait mieux et avait retrouvé le sommeil ; l'état de sa peau s'améliorait. Il n'avait eu qu'une légère « explosion » durant cette période. Au bout de quatre mois au total, il nous fit savoir qu'il était parfaitement bien à tous points de vue et que l'irritation de sa peau avait entièrement disparu. Il nous récrivit quatorze mois plus tard pour nous dire qu'il n'avait eu aucune rechute.

Femme, 60 ans, célibataire. C'était par nature une personne tranquille et capable, qui aimait son travail, bien qu'elle connût des périodes de fatigue et d'apathie. Elle écrivait : « Je pense continuer de travailler, mais, par moments, cela me semble être une obligation et mon enthousiasme habituel s'évapore. En ce qui me concerne, ce n'est pas normal. Je suis en parfaite santé, j'aime mon travail et j'espère le continuer longtemps encore ». On prescrivit WILD ROSE pour le sentiment d'apathie. Au bout d'un mois, elle nous écrivit que le Remède avait un excellent effet sur elle. Elle avait perdu son sentiment d'apathie et était de nouveau une femme normale et heureuse. Un an plus tard, elle nous écrivit qu'elle allait parfaitement bien et qu'elle n'avait plus eu aucun trouble.

Homme, âge moyen, retraité. Il avait été commissaire de district en Rhodésie du Sud, mais il vivait maintenant en Angleterre. Il avait toujours eu le sentiment de n'être ni aussi intelligent que les autres membres de sa famille, ni aussi fort que ses camarades. Il s'était résigné à son attitude mentale négative et ne faisait aucun effort pour vaincre ce défaut. Il renonçait tout simplement. Il se laissait ballotter par la vie et comptait sur sa femme pour prendre les décisions de la vie de tous les jours. Deux ou trois fois par an, il avait un accès de fièvre, avec courbatures. Durant ces crises, il se tournait du côté du mur et refusait toute assistance. Son médecin ne pouvait trouver aucune raison physique à ces crises. Quand il vint nous consulter, il souffrait de rhumes fréquents et de violents accès de toux. On prescrivit WILD ROSE pour son abandon apathique aux conditions qui lui étaient imposées, et HORNBEAM pour lui donner la force de surmonter sa résignation. Après les deux premiers mois du traitement, il signala de bons progrès. Sa santé s'était améliorée et il avait retrouvé assez d'intérêt pour prendre part à une reconstitution historique en costumes dans son village. Deux mois plus tard, il nous faisait savoir qu'il était libéré des accès de fièvre, d'asthme et de toux. Il n'avait plus de rhumes et se sentait capable de faire face hardiment aux difficultés de la vie, avec une détermination qu'il n'avait jamais montrée jusque-là.

Jeune homme, 19 ans. Il y avait plus de quatre ans qu'il souffrait d'acné tenace au visage. Ses médecins lui avaient dit que l'acné disparaîtrait lorsqu'il serait un peu plus âgé, mais au lieu de disparaître, cette acné empirait. Le patient se résignait à cet état qui le défigurait, mais ceci avait pour résultat qu'il était toujours fatigué et avait perdu tout intérêt pour quoi que ce fût. Quand il vint nous voir, c'était un jeune homme très malheureux. WILD ROSE, le Remède type, fut prescrit à cause de sa résignation plutôt désespérée ; CRAB APPLE pour purifier son organisme, et MUSTARD pour neutraliser ses profondes et sombres dépresssions. Les Remèdes agirent rapidement. Au bout de six semaines, l'acné avait disparu. Le jeune homme était heureux et prenait beaucoup plus d'intérêt à la vie. Il étudiait pour devenir ingénieur mécanicien et obtint son diplôme. Il devint un homme heureux et réussit fort bien.

Homme, 64 ans. Quelques années avant de venir nous consulter, il avait perdu sa femme, décédée après une longue maladie qui avait duré douze ans. Quatre ans et demi auparavant, il avait eu une dépression nerveuse dont il ne s'était jamais complètement remis et il était obligé de rester couché tous les après-midi. Ses médecins ne pouvaient s'expliquer ce besoin de repos quotidien car, en dehors d'une basse pression sanguine, il paraissait être en bonne santé à tout autre égard. Il nous dit que, depuis la mort de sa femme, il avait perdu tout intérêt à la vie et n'avait plus fait aucun effort pour recouvrer sa santé. On prescrivit WILD ROSE, le Remède type, pour son indifférence en ce qui touchait sa santé ; HONEYSUCKLE pour l'aider à briser le lien qui le rattachait aux souvenirs du passé ; OLIVE pour remédier à son épuisement mental. Il poursuivit le traitement pendant six mois. Il nous fit alors savoir qu'il se sentait très bien et qu'il avait beaucoup plus de vitalité et d'endurance. Il avait recommencé à jouer au golf.

Femme, 54 ans, mariée. Elle nous écrivit : « J'accepte la vie comme elle est. Je prends les choses comme elles viennent et je ferais tout pour avoir la paix. Mon mari est un homme très autoritaire et je n'ai pas de vie propre, sans être apparemment désireuse de faire l'effort de m'en assurer une ». Elle avait chaque mois des migraines et des vomissements pendant deux ou trois jours et en sortait affaiblie et épuisée. On prescrivit WILD ROSE pour sa résignation, et CENTAURY pour lui donner la force dont elle avait besoin pour se défendre. Il y eut comme première réaction l'arrêt des vomissements tandis que les maux de tête persistaient. Au bout de deux mois, elle signalait qu'elle n'avait eu qu'une seule fois mal à la tête pendant cette période. Après avoir pris les Remèdes pendant quatre mois, elle nous écrivit que vomissements et maux de tête étaient choses du passé, mais le plus important était ceci : « Le plus grand changement est mental. J'ai perdu ce sentiment de tristesse, de découragement, et je suis capable de faire face en toute circonstance. J'ai adhéré au Service volontaire féminin et je me fais des amies ».

Homme, 39 ans, artiste de profession. Il avait depuis plus d'un an une éruption irritante aux mains, aux bras et aux jambes. Les traitements qu'il avait essayés avaient été sans effet et il s'était résigné à son état qu'il pensait être incurable. Son père était mort d'un cancer au moment où se manifestait l'éruption ; il nous dit qu'il ne s'était pas senti alors désespéré, mais frustré et irrité de son sort. Maintenant, il avait perdu intérêt à son travail, bien qu'il l'aimât beaucoup et qu'il en vécût. On prescrivit WILD ROSE pour sa résignation désespérée et son manque d'intérêt pour son travail ; CRAB APPLE comme purifiant de l'esprit et du corps ; STAR OF BETHLEHEM parce que nous pensions qu'il avait subi un grand choc à la mort de son père. La réaction fut rapide. Dans les quatre semaines, il nous écrivit : « Il y a eu d'abord aggravation, mais au bout de seize jours l'éruption avait entièrement disparu. Ma seule crainte maintenant, c'est qu'elle ne revienne. » On ajouta GENTIAN à la prescription originale pour l'aider à vraincre son doute d'être guéri définitivement. Deux ans plus tard, il nous écrivit : « La maladie de peau ne s'est plus jamais manifestée depuis que j'ai suivi votre traitement ».

CHAPITRE 39

WILLOW

Mots-Clés : Ressentiment, amertume

WILLOW est le Remède de ces gens qui regardent la vie avec amertume, de ces gens qui rendent tout le monde responsable, sauf eux-mêmes, de tout malheur, de toute adversité qui les atteint. Ils disent typiquement : « Je n'ai pas mérité cette infortune. Pourquoi cela m'arrive-t-il à moi, alors que les autres y échappent ? » Les personnes de type WILLOW ont l'impression d'avoir été marquées par le destin soit pour l'échec, soit pour souffrir, mais ne pensent jamais qu'il puissse y avoir une faute de leur part. Ils croient qu'ils sont été traités injustement et ils envient la bonne fortune, la bonne santé, le bonheur ou la réussite des autres. Ils souffrent de dépression et sont enclins à remâcher leurs soucis. Ce sont des rabat-joie qui se complaisent à répandre la tristesse et le désespoir. Ils ne portent aucun intérêt aux affaires des autres, si ce n'est pour parler avec aigreur et sans bienveillance de leur meilleure fortune ou pour dénigrer leur optimisme et leur bonheur. Les personnes WILLOW sont celles qui croient que leurs prières ne sont pas entendues et leurs efforts non récompensés ; cependant, elles prennent sans donner. Elles acceptent comme leur « dû » toute aide qu'on leur apporte, n'en ont aucune gratitude et s'aliènent ainsi ceux qui seraient prêts à les aider et à leur témoigner de la bienveillance. Ils ne peuvent comprendre qu'ils sont seuls responsables de leurs ennuis, qu'ils ont eux-mêmes provoqué les manifestations qui sont la susbstance solide de leurs pensées négatives. Quand ils sont malades, ils se comportent en patients difficiles. Rien ne semble leur plaire ni les satisfaire et ils ne veulent pas reconnaître une amélioration de leur état ; il leur arrivera souvent de dire quelque chose comme : « Il se peut que j'aie l'air mieux, mais je ne me sens certainement pas mieux ». Nous souffrons tous par moments de l'état d'esprit WILLOW. Il peut nous arriver de perdre notre sang-froid, de nous montrer irritables et déprimés. Il nous est alors extrêmement difficile de faire face. C'est une façon d'être du genre « Plutôt être furieux », et on se renfrogne, et on bougonne, et on se demande comment les autres peuvent être d'aussi bonne humeur. Ce sont justement ces moments-là que WILLOW va neutraliser, nous aidant ainsi à retrouver notre sens de l'humour et à donner aux choses leurs vraies proportions.

Le côté positif du caractère WILLOW révèle un grand optimisme et une grande foi. On le trouve chez celui qui a reconnu sa responsabilité dans les épreuves qu'il a rencontrées sur sa route. Une telle personne attire à elle le bon ou le mauvais selon la nature de ses pensées et a pleinement conscience qu'il est en son pouvoir de le faire.

Cas traités

Homme, 49 ans. Instituteur. Il était atteint de psoriasis sur tout le corps depuis cinq ans. Il ne réussissait pas très bien dans son travail, mais il avait l'impression que c'était dû au manque de compréhension du directeur et de ses collègues. Il disait qu'il avait la classe la plus difficile à mener ; les garçons se livraient toujours à quelque malice rien que pour l'irriter, et il le ressentait très vivement. On prescrivit WELLOW, le Remède type, pour son ressentiment et parce qu'il rendait les autres responsables de son manque de succès, ainsi que CRAB APPLE pour chasser de son organisme les toxines engendrées par ses pensées négatives. Au bout des quatre premières semaines, il nous dit que sa peau commençait à se dégager par endroits ; pour la première fois en cinq ans, il pensait qu'il pourrait y avoir une amélioration. Il ajoutait qu'il se sentait très fatigué et que maintenant qu'il était retourné à l'école après les vacances, l'amélioration ne durerait problablement pas. On prescrivit de nouveau les mêmes Remèdes et au bout de deux autres mois, il nous dit qu'il était forcé d'admettre que l'amélioration était maintenant constante, mais qu'il avait quelques rechutes qui le décourageaient. On ajouta GENTIAN pour neutraliser le découragement causé par les rechutes. Au bout de trois nouveaux mois, il nous fit savoir qu'à l'exception d'une légère sécheresse et de rougeurs, sa peau était entièrement nette. Il nous disait qu'il avait certaines raisons d'être plus satisfait de la vie. Il voyait maintenant les choses sous un nouveau jour et cela se reflétait dans son enseignement. Le directeur, ses collègues et lui-même étaient tous contents de son travail et les garçons ne lui causaient plus de soucis.

Femme, 70 ans, veuve. Elle avait le sentiment que les coups que le sort lui avait réservés étaient plus qu'elle n'en pouvait supporter. Elle nous dit que son unique enfant, un fils, s'était marié contre son consentement et qu'elle détestait intensément sa bru. Elle avait été obligée de vendre sa maison, qu'elle ne pouvait plus entretenir sans l'aide de son fils, et elle vivait maintenant comme pensionnaire dans un studio meublé. Elle disait qu'elle avait tout sacrifié pour son fils et qu'elle était maintenant là, laissée seule à son âge, livrée à elle-même pour lutter. Elle n'était pas la bienvenue chez son fils et trouvait cela très injuste et immérité. Elle disait : « Mon fils me manque. Ma maison me manque. Mon fils n'a jamais été digne de la mère et de l'amie que j'ai été pour lui. Il n'a aucune gratitude pour les sacrifices que j'ai faits pour lui ». On prescrivit WILLOW, le Remède type, pour son ressentiment à l'égard de son fils, et CHICORY pour son attitude hyper-possessive. Au bout de trois semaines, elle nous dit que ses pénibles dépressions avaient presque disparu et que sa dernière visite chez son fils s'était passée beaucoup plus agréablement. Elle conservait de l'amertume de vivre seule et ne parvenait pas à aimer sa bru. On ajouta HOLLY aux Remèdes de base pour sa haine et sa jalousie. Elle prit ces Remèdes pendant un mois et nous dit alors que son attitude envers sa bru s'était beaucoup adoucie. Elle en était venue à la conclusion qu'il lui fallait s'accommoder au mieux des choses telles qu'elles étaient et qu'elle ne devait pas ennuyer son fils en allant trop souvent lui rendre visite. Grâce à cette décision, il y eut beaucoup plus d'harmonie dans la famille et une atmosphère plus amicale.

Femme, âge moyen, veuve. Elle était Lettonne. Pendant la guerre, elle s'était réfugiée en Angleterre avec son jeune fils ; le reste de sa famille et ses parents étaient morts dans les camps de concentration. Elle avait trouvé du travail comme cuisinière dans une grande maison à la campagne, mais elle ressentait l'indignité de sa situation, parce qu'elle avait été très riche avant la guerre et qu'elle estimait qu'un tel travail la rabaissait. Elle devint très malheureuse, désespérée, remplie de ressentiment et de haine. La première fois que nous la vîmes, elle était en mauvaise forme physique. Elle se sentait la plupart du temps fatiguée et malade, et ses cheveux étaient tombés en abondance jusqu'à ce qu'elle fût presque chauve. Ceci ajoutait à son amer ressentiment de sa situation et des circonstances qui l'y avaient conduite. On prescrivit WILLOW, le Remède type, pour son profond ressentiment ; HOLLY pour sa haine intense ; GORSE pour son sentiment de désespérance. Elle prit les Remèdes pendant un bon nombre de mois ; elle réagit très lentement, mais, finalement, sa façon de voir et son état de santé général commencèrent à s'améliorer. Elle trouva un autre emploi, mieux adapté à sa personnalité et à ses intérêts, et ceci fut le point décisif. Son ressentiment et sa haine tombèrent ; ses cheveux commencèrent à repousser, d'abord clairsemés, puis sur toute la tête. Elle nous dit qu'elle se sentait beaucoup mieux et qu'elle reprenait goût à la vie.

Femme, 50 ans, mariée. Elle avait un ressentiment déraisonnable à l'égard de son gendre qui, pensait-elle, négligeait sa fille et leurs deux enfants. Son mari et elle avaient récemment déménagé dans une autre région et elle regrettait de ne plus voir ses vieux amis. Elle était irritée contre sa voisine, qui venait lui parler quand elle était en train de faire son ménage. Elle était devenue très déprimée ; Elle ne pouvait ni manger ni dormir et paraissait beaucoup plus âgée qu'elle ne l'était. On prescrivit WILLOW pour son ressentiment, que nous pensions être l'unique cause de ses difficultés. Les résultats furent rapides et heureux. Son premier rapport, au bout de quelques semaines, indiquait qu'elle dormait bien et que son appétit était revenu ; cependant, elle était toujours pleine de ressentiment. Elle continua à prendre les Remèdes encore six semaines. Elle nous dit alors que tout ressentiment l'avait quittée. Elle avait mis les choses au point avec son gendre et elle pouvait maintenant voir que, lui aussi, avait des problèmes ; en fait, elle commençait à sympathiser avec lui ! Elle paraissait des années plus jeune. Son visage s'était rempli et ses yeux brillaient de nouveau. Son amélioration émotionnelle eut aussi un effet marqué sur son mari ; ils formaient tous, une fois de plus, une famille unie et heureuse.

Femme, âge moyen, mariée. Elle nous écrivit : « Je suis pleine de ressentiment contre mon mari infidèle et je me le reproche beaucoup. Aidez-moi, je vous prie, à me délivrer de ce ressentiment, car tout ceci est peut-être en partie de ma faute ». On prescrivit WILLOW pour son ressentiment, et PINE pour son auto-accusation. Elle nous récrivit deux mois plus tard pour nous dire : « Je suis très heureuse de vous faire part d'une grande amélioration dans mon attitude mentale. Bien que les circonstances malheureuses durent depuis trois ans, je puis maintenant les envisager calmement».

Homme, 54 ans. Il était rempli d'un amer ressentiment. Il revenait continuellement sur les jours passés et en voulait à ceux qui lui avaient causé du tort. Il engageait avec eux des discussions mentales et appelait sur leur tête l'anathème du ressentiment. Il était en mauvaise condition physique ; Il souffrait d'hypertension et d'insuffisance respiratoire. On prescrivit WILLOW, le Remède-type, pour son ressentiment, et HONEYSUCKLE, parce que ses pensées se fixaient sur le passé. Au bout des quatre premières semaines, sa respiration s'améliora légèrement, mais il subit une rechute décourageante. On ajouta GENTIAN aux Remèdes pour neutraliser le découragement causé par la rechute. Il continua à faire des progrès, mais lentement. Les premiers effets furent physiques ; sa tension tomba dans des limites à peu près normales et sa respiration fut grandement améliorée ; il dormait mieux. Son ressentiment à l'égard des personnes et des événements du passé persistait. Il fallut encore quatre mois pour qu'il pût écrire : « Ma santé est infiniment meilleure à tous points de vue. Ma tension est normale, ainsi que ma respiration. Grâce à Dieu, je n'ai plus du tout de rancune. »

Femme, 77 ans. Elle nous écrivit : « J'ai eu avec de vieilles amies un malentendu que je n'ai pu éclaircir et je souffre d'insomnie. J'appartiens à un groupe de prière chrétien, que nous dirigeons, mes vieilles amies et moi. Mes amies ont mal pris certaines suggestions que j'avais faites et cela devant notre groupe. J'en éprouve de la rancœur et me sens très malheureuse, sans pouvoir chasser ces sentiments de mon esprit ». On prescrivit WILLOW pour le ressentiment ; CHICORY pour son apitoiement sur elle-même ; WHITE CHESTNUT pour les pensées obsédantes qui la tenaient éveillée la nuit. Elle nous écrivit dans les trois semaines pour nous dire combien grande était sa gratitude en ce qui concernait les Remèdes. Elle disait que son ressentiment à l'égard de ses vieilles amies avait fait place à la compréhension de leur attitude ; elle avait retrouvé le sommeil. Mais, le plus important de tout, c'est que ses vieilles amies et elle s'étaient réunies et avaient réglé toutes leurs difficultés. Le groupe travaillait de nouveau en parfaite entente.

LE REMÈDE COMPOSÉ

CHAPITRE 40

RESCUE REMEDY

(Remède de secours)

Le RESCUE REMEDY est un Remède composé qui fut formulé par le Dr Bach pour les cas d'urgence. Ce n'est pas le « 39e Remède » ni un Remède en soi, à proprement parler ; il se compose de cinq Remèdes. Néanmoins, en raison des possibilités de sauvetage inhérentes au RESCUE REMEDY, c'est presque une obligation pour tout praticien d'en avoir qui soit préparé et prêt à l'emploi immédiat. Le Dr Bach lui-même, et nombre de ses partisans, profanes et professionnels, se firent une règle d'avoir toujours avec eux une petite bouteille de RESCUE REMEDY. Le RESCUE REMEDY pourrait bien sauver une vie dans un cas d'urgence, quand les secondes comptent et avant l'arrivée d'une aide médicale qualifiée. Pour paraphraser un slogan de sécurité courant aux Etats-Unis : « Ayez toujours à portée de la main le RESCUE REMEDY. La vie que vous sauverez peut être la vôtre ! »

Formule

Les cinq Remèdes qui composent le Rescue Remedy sont :
STAR OF BETHLEHEM, pour le choc
ROCK ROSE, pour la terreur et la panique
IMPATIENS, pour le stress et la tension mentale
CHERRY PLUM, pour le désespoir
CLÉMATIS, pour la sensation de stupeur, d'absence, de dédoublement qui, en général, précède l'évanouissement ou la perte de conscience.

Préparation du Rescue Remedy

Dans une bouteille d'une once (30 cc) de brandy ou d'alcool, ajouter deux gouttes de chacun des cinq Remèdes ci-dessus, prises dans les flacons de base. Boucher soigneusement et étiqueter « RESCUE REMEDY »

Dosage

Trois gouttes de RESCUE REMEDY dans un verre d'eau, à faire prendre au patient par petites gorgées, d'abord à intervalles fréquents, puis, à mesure qu'il se calme, tous les quarts d'heure et ensuite toutes les demi-heures, suivant son état. Si le patient ne peut prendre l'eau par gorgées, ou s'il est sans connaissance, en frotter les lèvres, les gencives, le derrière des oreilles et les poignets. Si on ne dispose pas d'eau, employer le RESCUE REMEDY non dilué pour en humecter les lèvres, les gencives ou la langue. Si on l'emploie comme remède sur une longue période, donner les trois gouttes habituelles dans une cuiller à café d'eau quatre fois par jour. Le RECUE REMEDY convient également pour usage externe, en lotion sur l'endroit douloureux, comme en compresses froides ou cataplasmes chauds. Six gouttes pour un demi litre d'eau sont la dose habituelle.

Employer le RESCUE REMEDY dans tout état d'urgence, quel qu'il soit. L'employer pour un grand chagrin, pour de soudaines mauvaises nouvelles. L'employer après un accident, grave ou non, car après un accident, peu importe sa nature, il y a toujours présente l'émotion ressentie. La victime peut éprouver un choc, une peur qui peut aller jusqu'à la terreur ou la panique, du désespoir avec aussi l'effet paralysant qui en résulte, ou de la confusion. Dissiper la peur de la victime et rendre à cette dernière le calme et la confiance est d'une extrême importance pour son bien-être physique présent comme pour le futur. En cas d'accident, donner à la victime le RESCUE REMEDY, l'installer le mieux possible, la tenir au chaud et attendre l'aide médicale compétente. Le RESCUE REMEDY ne peut faire aucun mal, et il est parfaitement capable de sauver une vie humaine en attendant l'arrivée du médecin qualifié. En cas d'extrême urgence, ne pas oublier que le RESCUE REMEDY est un puissant moyen de premier secours ; il ne peut remplacer le traitement médical d'un professionnel et n'a pas été prévu pour le faire.

Cas traités

Le Dr Bach a d'abord employé le RESCUE REMEDY sous sa forme originale qui consistait en ROCK ROSE, CLÉMATIS et IMPATIENS. C'était en 1930 ; il n'avait pas encore découvert les deux autres Remèdes. Pendant une grande tempête, un petit bateau chargé de tuiles avait fait naufrage au large de Cromer, où vivait alors le Dr Bach. Les deux hommes qui composaient l'équipage s'attachèrent eux-mêmes au mât pour éviter d'être jetés par-dessus bord du bateau qui sombrait. En raison des énormes paquets de mer, ils durent rester dans l'eau de longues heures avant que le bateau de sauvetage pût finalement les secourir. Le plus jeune était sans connaissance, le visage violacé, les vêtements raidis par le sel marin. Le Dr Bach courut dans les brisants lorsqu'on le sortait du bateau de sauvetage et lui humecta les lèvres avec le RESCUE REMEDY. Il continua de lui donner des soins pendant qu'on l'amenait sur la plage puis vers un hôtel voisin. L'homme reprit connaissance avant d'avoir atteint l'hôtel et, quand il y fut déposé, demanda une cigarette.

La lettre suivante nous fut adressée au Dr Edward Bach Healing Centre par un ami d'Australie : « La semaine dernière, deux voitures se sont violemment tamponnées devant ma maison. Deux blessés : un jeune homme effrondré au volant, du sang de la tête aux pieds, et une jeune femme assise dans la voiture, avec une entaille à la gorge. Je me précipitai avec une bouteille de RESCUE REMEDY et leur en versai en jet dans la gorge. L'homme était de toute évidence profondément commotionné, la femme paniquée. Je leur donnai les premiers soins et trois doses de RESCUE REMEDY avant l'arrivée de l'ambulance. la femme cessa de paniquer et l'homme resta calme. A l'hôpital, on découvrit chez l'homme une fracture suspecte de la mâchoire, des déchirures aux deux genoux et d'autres coupures. Sa tête était passée à travers le pare-brise, mais le docteur ne le trouva pas traumatisé ! Il lui permit de rentrer chez lui le soir même, par le train, à 1 600 kms de là. Il nous écrivit qu'il était bien arrivé et qu'après trois jours de repos il pouvait travailler un peu dans sa ferme ».

Voici un autre rapport, d'une amie des Remèdes de Bach dans le Devonschire : « Je m'étais pris le pouce entre les châssis d'une fenêtre à guillotine qui fonctionnait mal et, pour m'en dégager, il fallut les écarter au moyen de pesées. Ce fut pour moi un grand choc, j'étais affolée et me sentais comme dans une crise de nerfs. La douleur était très forte et l'ongle était devenu noir. Je me jetai sur le RESCUE REMEDY, en pris par voie interne et en versai aussi dans un bol d'eau où je plongeai mon pouce pendant un quart d'heure. Mes nerfs se calmèrent presque immédiatement et je fus stupéfaite de voir la coloration noire disparaître en une demi-heure ; mon pouce resta seulement endolori jusqu'au lendemain. Je n'ai pas même perdu mon ongle ».

Un autre ami du Northumberland nous a rapporté cet accident : « Une petite fille de trois ans avait été très effrayée quand un fragment d'une pièce d'artifice lui était tombé sur la nuque. Un adulte qui se trouvait là étouffa la flamme et elle n'eut que les cheveux roussis, sans que le cuir chevelu fût atteint. Cependant, son sauveteur et elle avaient subi un grand choc et les cris de l'enfant étaient hors de toute proportion avec le mal. On leur donna à tous deux le RESCUE REMEDY et, quelques minutes après, la petite fille était de nouveau à l'endroit où s'était produit l'accident, toute disposée à regarder la fin du feu d'artifice ! »

Un ami du Berkshire nous a envoyé cette lettre : « Au cours des vacances de Noël, j'eu la malchance de perdre le plombage d'une dent, qui laissait le nerf à nu. Les jours suivants, en attendant de pouvoir aller chez le dentiste, je badigeonnai la dent avec le RESCUE REMEDY à intervalles réguliers, pour calmer la douleur exaspérante. La douleur cessa presque instantanément et une application fut généralement suffisante pour plusieurs heures ».

Voici la lettre très intéressante d'un ami d'Ecosse, qui nous fait le récit d'une aventure peu banale et de l'application du RESCUE REMEDY : « Mon ami et moi décidâmes de faire l'ascension du goulet en fourche sur Crutch Ardrain, une montagne à quelques miles de Loch Lomond. C'est une ascension bien connue de neige et de glace. Les conditions étaient excellentes, la montagne profondément recouverte de neige dure. La montée de la fourche se présentait toute droite, pénible cependant, en raison des nombreuses marches qu'il fallait tailler. Nous choisîmes la branche à main droite, qui est la plus difficile. Elle fit cette fois honneur à sa réputation, recouverte d'une glace extrêmement dure et, par endroits, presque à la verticale. A mesure que nous grimpions, le froid se faisait de plus en plus vif et, de fait, je n'en avais jamais connu de tel au cours des mes ascensions au Canada. Environ à mi-chemin de la dernière plaque difficile, nous étions tous deux si épuisés qu'en nous servant des deux mains, nous ne pouvions soulever nos piolets que de vingt cm environ, et nous en étions réduits à tout juste érafler la glace. Comme le soleil se couchait, nous étions peu disposés à nous arrêter à un tel endroit, mais l'état dans lequel nous étions nous y contraignit. Je me rappelai alors que j'avais une petite bouteille de RESCUE REMEDY dans la poche de poitrine de ma veste. Elle y était depuis cinq mois. Me retournant avec précaution jusqu'à ne plus faire face à la montagne, j'enfonçai dans la glace les pointes de mes talons à crampons et dis à mon compagnon que j'avais quelque chose qu'il nous fallait prendre tous les deux si jamais nous voulions terminer notre ascension. Après en avoir pris moi-même une bonne gorgée, je dis à mon ami : « Attrape et prends une bonne gorgée de ceci. » Ce fut une opération très délicate puisque sa tête était au niveau de mes pieds. Cependant, nous nous en tirâmes bien. Nous restâmes ensuite sans bouger pendant douze minutes, après quoi nous avions tous deux suffisamment récupéré pour poursuivre notre ascension et nous fûmes surpris de constater que nous étions venus à bout de la dernière plaque en une demi-heure, ce qui dans ces conditions tenait du record. Je suis absolument certain que nous n'aurions pas survécu à l'ascension si nous n'avions pas eu le RESCUE REMEDY. »

Enfin, voici l'extrait d'une lettre que nous avons reçue d'un ami du Berkshire : « Je coupais l'herbe d'un talus quand je dérangeai involontairement un nid de guêpes. Effrayées, elles sortirent en foule et me piquèrent à la tempe droite, à la joue et à l'intérieur de la narine droite. Effrayé moi aussi, je m'excusai à la hâte auprès des guêpes de les avoir dérangées et courus à la maison prendre une dose de RESCUE REMEDY et enduire d'onguent [1] mes pigûres. En deux minutes, la douleur était partie, et au lieu d'avoir le visage et le nez enflés, on n'y voyait le lendemain aucune trace des piqûres ! »

1. Le RESCUE REMEDY se présente également comme onguent dans un excipient homéopathique non gras.

POSTFACE

« Une radieuse perspective s'ouvre devant nous ! Nous voyons que la vraie guérison peut s'obtenir, non en repoussant le mal par le mal, mais en remplaçant le mal par le bien, le mauvais par le bon, les ténèbres par la lumière. Nous en arrivons aussi à cette compréhension qui fait que nous ne combattons plus la maladie avec la maladie, que nous ne nous opposons plus à la maladie avec les produits de la maladie, que nous ne tentons plus de chasser la maladie au moyen de substances capables de la provoquer. Au contraire, nous attirons la qualité opposée qui éliminera le défaut. »

Edward Bach

BIBLIOGRAPHIE

Heal Thyself, par Edward Bach, M.B., B.S., D.P.H., première édition en 1931, dixième impression en 1973.

The Twelve Healers, par Edward Bach, M.B., B.S., M.R.C.S., L.R.C.P., D.P.H., première édition en 1933, treizième impression en 1973

The Bach Remedies Repertory, par F.J. Wheeler, M.R.C.S., L.R.C.P., première édition en 1952, sixième impression en 1973.

The Medical Discoveries of Edward Bach, Physician, par Nora Weeks, première édition en 1940, septième impression en 1969.

The Bach Flower Remedies — Illustrations and Method of Preparation, par Nora Weeks et Victor Bullen. Aquarelles par Marjorie Pemberton-Piggott, première édition en 1964, deuxième impression en 1973.

Edités par :
The C.W. Daniel Company Ltd.
1 Church Path, Saffron Walden, Essex, CB10 1JP, England

Les livres ci-dessus peuvent être commandés soit aux éditeurs, soit à l'adresse suivante :

The Dr Edward Bach Healing Centre
Sotwell, Wallingforg, OXON,
OX10 OPZ, England

qui publie également « The Bach Remedies News Letter » (trimestriel)

Les deux premiers livres : *Heal Thyself* et *The Twelve Healers,* du Dr Edward Bach sont traduits en français sous le titre « La Guérison par les fleurs ». Editeur : Le Courrier du Livre, 21, rue de Seine 75006 PARIS. (N.D.T.)

INDEX

Conditions mentales et physiques, etc. dans les cas rapportés.

Abattement, 74-77.
Accablement, 87-90, 162-165.
Accidents, 63, 105, 208-211.
Accouchement, 22-24.
Acide urique, 134.
Acné, 197.
Affection ou attention (besoin ou manque d'), 68.
Affirmer (s') difficulté à, 50.
Agressivité, 169.
Alcool (désir d'), 38.
Amertume, 200-203.
Amour de soi, 66-68.
Amygdales (ablation des), 57, 75.
Anémie, 50.
Animaux (soins aux), 28, 30.
Angoisse, Anxiété, 27, 38, 40, 52, 84, 93, 115-118, 120, 129, 138-140, 144, 162-165.
Apathie, 71, 92, 116, 196-198.
Apitoiement sur soi-même, 62, 66-68, 97, 203.
Appendice (troubles de l'), 157-158.
Appétit anormal, 93.
Appétit (manque ou perte d'), 84, 116.
Anxiété, 42-44.
Arbres, végétaux, 29-31.
Arthritique (état), 113, 116, 147, 172, 174.
Assurance (manque d'), 112-114, 154.
Asthme, 39, 75, 84, 124.
Aversion, dégoût, défiance, mécontentement pour, de, envers soi-même, 47, 75, 76, 88.

Bile (accès de), 62, 153.
Blessures, 113, 209.
Bourdonnements d'oreilles, 177.
Boutons sur la face ou sur le corps, 27, 39, 70.
Bronches (troubles des), 45, 75, 80, 82, 88, 182.
Bruit (hypersensibilité au), 177.

Calculs rénaux (voir Reins).
Calvitie, 201.
Contrôle (perte de), 58-60.
Convulsions, 75.
Catarrhe, 101, 117, 125.
Cauchemars, 59, 162, 163, 178.
Changement (peur du), 55.
Changer (désir de) les autres, 45.
Chocs (séquelles d'un choc mental ou physique), 28, 29, 39, 43, 133, 138, 152, 156-159, 184, 198, 209.
Chutes, 113, 192.
Circulation (mauvaise), 72, 85.
Claustrophobie, 97.
Cloque, maladie des feuilles (voir Plantes).
Cœur, troubles cardiaques, 43, 147, 158, 183, 184.
Colère (crises de), 58.
Colite, 106, 184.
Collapsus, 173.
Côlon (irritation du), 100.
Commotion, 63.
Concentration (manque de), 27, 71.
Confiance en soi (manque de), 28, 44-45, 46, 52, 54-56, 70, 113, 118, 124, 191.
Constipation, 39, 85, 93, 105, 121, 148, 152, 154, 158, 176, 187.
Contrôle des pensées (et perte du), 58, 59-60, 196.
Contrôle (pertes de), 58-60.
Convulsions, 75.
Courage (manque de, reprendre), 41.
Craintes, 59 (voir Peur).
Crainte excessive, 138-140.
Craintes vagues, 42-44.
Crampes, 146, 172.
Crevasses (mains, pieds), 89, 104.
Cris, 143.
Crises
Critique (attitude), 44-45, 46-48, 67.
Culpabilité (sentiment de), 132-135, 162.
Cystite, 121.

Découragement, 40, 60, 62-64, 76, 80-82, 83-86, 87-90, 112-114, 190-192, 200.
Découragement désespoir, mais sans relâcher l'effort, 124-126, 153.
Défiance de son propre jugement, 54-56.
Dentition, 179, 210.
Dépression, déprimé, 28, 50, 60, 83-86, 89, 101, 105, 114, 116, 120-122, 128, 157, 162, 164, 197, (voir aussi chocs).
Dépression nerveuse, 39, 84, 93, 112, 114, 125, 138, 197.
Désespérance, désespoir, 28, 54, 58-60, 74-77, 87-90, 105, 120, 152, 162-185.
Détresse, 28, 38.

Diabète, 154.
Diarrhée, 85, 106, 154.
Digestion, 85, 124.
Domination par les autres, 48, 49, 50-52.
Dominateur, ambitieux, 172-174, 188.
Douleurs, 38-39, 58, 82, 173, 192.
Doute de guérir, 85, 87-89, 134, 187.
Doute de soi-même, des autres, de la vie, 54-56, 83-86.
Dysenterie, 173.

Echec et (peur de l'), 112-114.
Ecoulement, 105.
Eczéma, 47-48, 63, 115-116.
Effort exagéré, 168-170.
Egoïsme, 62-67, 92-94.
Egotisme, égocentrisme, inquiétude pour soi-même, 92-94.
Enfants, 24-27.
Enflures, 89, 105.
Engelures, 72, 146.
Entorse, foulure, 108.
Envie, 28, 96-97.
Epilepsie, 129.
Epuisement total, 128-130, 134.
Epuisement mental et physique, 49, 51, 68, 80-82, 104-106, 120.
Erreurs répétées, 61-64.
Eruptions (voir aussi Peau), 39, 44-45, 46, 68, 74, 93, 96, 102, 109, 138, 198.
Esprit (état d') troublé, désespéré, 58.
Estomac (maux d'), 45, 47, 149, 153, 157-158, 169.
Etouffer (peur d'), 41-42, 100.

Faiblesse, 32.
Fatigue, 48, 75, 80-81, 83, 93, 97, 104-106, 109, 113, 124, 128-130.
Fatigue mentale, 128-130.
Fibromatose, 52.
Fierté, dignité, attitude réservée, 182-184.
Flatulence, 187.
Foie (maladie de), 48.
Fractures, 138, 209.
Frayeur (voir Peur), 41, 142-144.
Fureur, 28.
Furoncles, 64.

Gencives (affections des), 39, 183.
Gorge (maux de), 96, 164, 186.
Goutte, 134.
Grippe, 51, 172.
Grossesse, 23-24.
Grosseurs et excroissances, 55-56.

Haine, 28, 96-97, 117, 201.
Hémorroïdes, 126, 173, 191.
Hésitation, 152-154 (voir aussi Indécision).
Humeur changeante, 66-67, 152.
Hyperacidité, 169.
Hypersensibilité, 176-179.
Hystérectomie, 83.

Impatience, 40, 46, 76, 108-110, 148.
Impureté (sentiment d'), 46, 63, 71, 74, 75, 76.
Inconscience, 70-72.
Incontinence nocturne, 118.
Indécision, 28, 54-56, 104, 106, 152-154, 190-192.
Indifférence à tout, 70-72.
Indigestion, 43, 101, 105, 149.
Infériorité (sentiment d'), 55
Inflammation, 45, 138, 176.
Influence des autres, 50-52, 176-179.
Inquiétude excessive, 152-154, 190-192.
Insatisfaction, 190-192.
Insomnie, 50-51, 80, 89, 93, 109, 117, 124, 134, 147, 157, 162, 203.
Insouciance, 64.
Insuffisance (sentiment d'), 80-82.
Intérêt et joie dans la vie et/ou le travail (manque d'), 51, 59, 70-71, 96, 129.
Intestin (inertie de l'), 158.
Intestinales (affections), 173.
Intolérance, 46-48, 147.
Irritabilité, 45-46, 47, 55, 68, 75, 76, 89, 108-110, 173.
Irritation, cutanée, 39.

Jalousie, 28, 67, 96-97.

Larmes (crises de) enfants, 27.
Lassitude, 104-106.
Lenteur à comprendre ou à apprendre, 62-64.
Leucorrhée, 76, 125, 133, 154, 176.
Lumbago, 122, 172.

Mains crevassées
Mal (désir de faire du), 60.
Malpropreté (crainte de), 27.
Mélancolie, 28, 84, 122, 177.
Membres (perte de sensibilité dans les) ou impotence, 75.
Mémoire (manque ou perte de), 71, 75, 84.
Ménière (Maladie de), 84, 177.
Ménopause, 153, 176, 178, 179.
Menstruation, 108.

Migraine, 62, 124, 153, 170, 198.
Mort et (peur de la), 27.

Nausées, 43.
Nervosité, 38-41, 55, 59, 116.
Nostalgie, mal du pays, 100-102, 105.

Obésité (voir Poids).
Obscurité (peur de l'), 116.
Opinion des autres (désir de l'), 49, 51, 54, 55.
Oreilles (maux d'), 177.
Organes internes (affaissement des) — Voir Ptoses.
Orgueil

Palpitations, 42, 93, 134.
Panaris, 85.
Panique, 109, 157, 209.
Passé (vivre dans le), 100-102, 105.
Peau (maladies de), 39, 46, 144, 196.
Pénicilline, 39, 90.
Pensées confuses, désagréables, harcelantes, importunes, morbides, 48-52, 157, 184, 186-188, 203.
Perfectionnisme, 80-82, 149-169.
Persévérance, 177.
Pessimisme, 84, 89.
Peur, 27, 60, 142-144.
Peur inexplicable déraisonnable ou sans fondement, 42-43, 94, 115-118.
Peur de l'école, des leçons, des examens et du professeur, 93.
Peur du feu, 42.
Peur d'étouffer, de suffoquer, 42.
Peur de la maladie, 43, 93, 105-106, 188.
Peur de perdre son contrôle, 58-60.
Peur de voyager ou de sortir de chez soi, 60, 142.
Phénobarbital, 129.
Phlébite, 188.
Piqûre de guêpe, 209, 211.
Plantes (maladies des), 31-32.
Pleurésie, 124.
Pneumonie, 90.
Poids (excès de), 94, 173.
Poids (perte de), 42, 106, 117.
Possessivité, 66-68, 156-157, 201.
Prurit, 144.
Psoriasis, 76, 88, 200.
Ptoses, 105, 132, 134.
Purification du mental et/ou de l'organisme, 27, 44-45, 76, 89, 94, 101, 109, 153, 173.

Radiographique (examen), 138.
Raideur articulaire, dos, 90, 113, 176.
Rayons X 138.
Rigorisme envers soi-même, renoncement, 146-150.
Régime alimentaire (fanatique du), 147.
Reins (maux de), 48, 138, 149, 168.
Remords, 28.
Résignation, 196-198.
Respiration, 47, 116, 202.
Ressentiment, 40, 76, 94, 100, 129, 179, 200-203.
Rêverie, rêvasserie, monde imaginaire, 27-44, 46, 70-72, 146.
Rêves pénibles
Rhumatismes, 38, 39.
Rhumes, 49, 51, 61-62, 88, 93, 174, 191, 197.
Rhume des foins, 126.
Rigidité de vues, 44-45, 191.
Rouille des plantes, 31.

Sang dans les crachats et en toussant, 90, 129.
Sciatique, 46, 133.
Seul (désir d'être), 48.
Seul (peur d'être), 27.
Sinus (affections des), 49, 51, 54, 58, 90, 125.
Sommeil agité, 88, 102, 105, 143.
Sommeil lourd, 118.
Somnifères, 80, 122.
Somnolence, 71, 149.
Soucis, 38-40, 138-140.
Spondylite, 148.
Stress 168-170 (voir Chocs).
Sueurs froides, 43.
Suicide, 28, 59.
Suffocation, 41-42, 88.
Supériorité (attitude de), 45, 47.
Syncope, 75.

Teigne tondante (voir Animaux).
Tension sanguine, 51, 197, 202.
Tension émotionnelle et mentale 28, 49, 58, 108-110, 124, 168-170 (voir aussi Chocs).
Tension nerveuse, 59, 80, 112, 156.
Terreur, 27, 42, 108-109, 142-144.
Tête (maux de), 49, 51, 63, 67, 75, 88-89, 117, 174, 176, 182.
Thrombose, 90, 157.
Thyroïde (troubles de la), 158.
Tic douloureux, 63.
Timidité, 116.

Torture mentale, 38-40.
Toux, 88, 197.
Toxines (nettoyer l'organisme des), 64.
Travail (tracassé par son, accablé de, incapacité d'y faire face ou d'en venir à bout, abandon), 80-82, 104.
Tremblements, 59.

Ulcères, 62, 94, 109.
Urgence (cas d') Rescue Remedy, 207-211.

Varices, 82-93, 104, 118.
Ventre, abdomen (douleurs), 106.
Verrues, 183.
Vésicule (troubles de la) — Voir Bile.
Violence, 58.
Voix (Défaillance de la), 42-43.
Voix (entendre des), 178.
Volonté (forte), 50.
Volonté faible, 50-52.
Vomissements, 58, 198.
Vue négative des choses, 87.

Yeux (troubles des), 156, 169.

CHEZ LE MÊME ÉDITEUR :

Dr Edward Bach

LA GUÉRISON PAR LES FLEURS

126 pages, 2e édition (traduit de : *Hael Thyself* et de *The Twelve Healers and other Remedies*)

Bactériologiste puis homéopathe, Edward Bach acquit fort jeune une grande réputation pour ses recherches sur le rapport entre les maladies chroniques et l'intoxication intestinale, recherches qui aboutirent à une thérapeutique en renom.

Mais bientôt, insatisfait des ressources offertes par la médecine orthodoxe, il abandonna à ses confrères le fruit de ses recherches et laissa ses fonctions, son laboratoire, sa clientèle et les profits qui en résultaient afin de poursuivre au sein de la nature sa quête de la vraie médecine à sa source même.

Il apporta alors à l'étude des plantes son don d'observation et la même minutie que dans ses recherches précédentes. Aidé par une sensibilité hors de pair, il découvrit ainsi trente-huit remèdes naturels correspondant à trente-huit états d'esprit négatifs courants chez l'homme, à la fois causes premières de la maladie et obstacles au rétablissement de la santé.

Dans ce livre sont réunies deux brochures : la première où l'auteur expose ce qu'est la maladie et comment s'en libérer la seconde énumère les états d'esprit qui peuvent être corrigés par les extraits de fleurs. La méthode d'application est très simple. Ses résultats, nombreux, sont consignés dans le bulletin publié périodiquement par le Dr Ed. Bach Healing Center (G.-B.).

Achevé d'imprimer le 30 septembre 1994
dans les ateliers de Normandie Roto Impression s.a.
61250 Lonrai
N° d'imprimeur : I4-1831
Dépôt légal : septembre 1994

Imprimé en France